U0237462

临床内科疾病诊治与
传染病防治

主编 江 科 李 维 孙玉敏 樊宏英

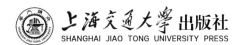

上海交通大学 出版社
SHANGHAI JIAO TONG UNIVERSITY PRESS

内容提要

本书分为临床内科疾病诊治与传染病防治两部分,内科部分重点介绍了神经系统疾病、呼吸系统疾病、消化系统疾病、心血管系统疾病及内分泌系统疾病的内容,选取具有特色的临床相关疾病,分别从疾病概念、病因与发病机制、临床表现、诊断与治疗几个方面进行论述;传染病防治部分介绍了几种典型传染病的流行病学、诊断与鉴别诊断、预防与控制等内容。本书适合临床内科工作者,传染病、卫生防疫和其他医药工作者从事临床、教学及科研工作时阅读使用。

图书在版编目(CIP)数据

临床内科疾病诊治与传染病防治 / 江科等主编. --
上海 : 上海交通大学出版社,2021
ISBN 978-7-313-26092-5

Ⅰ.①临… Ⅱ.①江… Ⅲ.①内科-疾病-诊疗②传染病防治 Ⅳ.①R5②R183

中国版本图书馆CIP数据核字(2021)第254532号

临床内科疾病诊治与传染病防治
LINCHUANG NEIKE JIBING ZHENZHI YU CHUANRANBING FANGZHI

主　　编:江　科　李　维　孙玉敏　樊宏英
出版发行:上海交通大学出版社　　　　　地　　址:上海市番禺路951号
邮政编码:200030　　　　　　　　　　　电　　话:021-64071208
印　　制:广东虎彩云印刷有限公司
开　　本:710mm×1000mm 1/16　　　　经　　销:全国新华书店
字　　数:245千字　　　　　　　　　　印　　张:14
版　　次:2023年1月第1版　　　　　　　插　　页:2
书　　号:ISBN 978-7-313-26092-5　　　印　　次:2023年1月第1次印刷
定　　价:198.00元

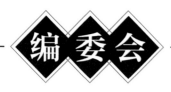

编委会

◎ **主　编**

江　科　李　维　孙玉敏　樊宏英

◎ **副主编**

刘光兴　陈艳丽　弋中涛　卢小敏

◎ **编　委**（按姓氏笔画排序）

弋中涛（新疆医科大学第八附属医院）

王丽丽（山东省栖霞市疾病预防控制中心）

王海娟（山东省栖霞市翠屏街道社区卫生服务中心）

卢小敏（湖南医药学院）

刘光兴（山东省德州市陵城区人民医院）

刘艳丽（山东省宁阳县第二人民医院）

江　科（山东第一医科大学第二附属医院）

孙玉敏（山东省滕州市疾病预防控制中心）

李　维（山东省滨州市无棣县佘家镇中心卫生院）

陈艳丽（山东省鄄城县疾病预防控制中心）

钱冲香（云南省滇南中心医院）

樊宏英（湖北省荆州市第一人民医院）

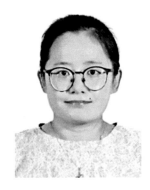

江 科

　　女，副主任医师，毕业于山东第一医科大学内科学专业。现就职于山东第一医科大学第二附属医院内科，兼任山东省医学会诊断学分会多学科诊疗组委员、中国医学装备协会现场快速检测（POCT）装备技术分会医学救援POCT专业委员。擅长对心血管内科常见病、多发病的诊疗。发表论文6篇，出版著作2部。

前言

　　随着社会的发展和人民生活方式的改变，人类疾病谱发生了极大的变化，内科病的发病率也呈逐年上升趋势，目前已成为人类主要的死亡原因，越来越引起社会各界特别是医学界的关注和重视。同样，传染病也一直是全球公共卫生的重大问题。进入21世纪以来，全球已发生大小疫情2 000多起，其中以缺乏预防性疫苗的古老传染病种最为常见；而近几年来，新发传染病已成为最易造成人员伤亡和社会经济危机的主要传染病。内科疾病隐蔽性强、病程长、并发症多，面对复杂的内科疾病，医师大多经历询问病史、收集临床资料、分析资料、做出初步的诊疗方案、观察病情的发展和变化，并以此验证诊治正确与否等。这就需要临床医师具备足够的思考辨析能力，去伪存真、去粗取精，把疾病根源从繁杂的临床问题中剥离出来，从而简化临床诊断步骤、缩短诊断时间，给患者提供最优化的治疗方案。与内科疾病相比，传染病具有流行性、地方性、季节性的特点，因此，针对传染病的预防显得尤为重要。此外，随着全球经济的快速发展，国际交流和旅行活动日益增多，这对传染病的预防和控制提出了更高的要求。为帮助广大的临床医师形成严谨、缜密的临床诊疗思维，提高临床内科疾病诊疗及传染病防控水平，我们编写了这本《临床内科疾病诊治与传染病防治》。

　　本书分为临床内科疾病诊治与传染病防治两部分，内科部分重点介绍了神经系统疾病、呼吸系统疾病、消化系统疾病、心血管系统疾病及内分泌系统疾病的内容,选取具有特色的临床相关疾病,分别从疾病概念、病因与发病机制、临床表现、诊断与治疗几个方面进行论述。传染病防治部分介绍了几种典型传染病的流行病学、诊断与鉴别诊断、预防与控制等内容。本书在编写过程中,坚持"三基""五性"的原则,力求内容翔实,论述全面,突出了科学性和实用性,适合临床内科工作者,传染病、卫生防疫和其他医药工作者从事临床、教学及科研工作时阅读使用。

编者们以高度的事业心、责任心以及传承、求实、创新的精神编成本书。谨希望本书的出版,能对提高内科临床诊治水平、加强传染病防治起到积极的作用。然而,由于编者知识和经验的局限,书中难免存在疏漏之处,望各位读者批评指正!

《临床内科疾病诊治与传染病防治》编委会
2021 年 10 月

目 录

CONTENTS

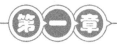

神经系统疾病

第一节　皮质下缺血性脑血管病

一、定义

皮质下缺血性脑血管病又称皮质下血管性痴呆、皮质下血管性认知功能障碍等,是由脑部小血管疾病导致的、以皮质下多发性腔隙性梗死和缺血性脑白质病变为主要病理损害的一组缺血性脑血管疾病。病变部位主要在皮质下,包括基底核、内囊、丘脑、放射冠、半卵圆中心等;性质是缺血性,包括腔隙性梗死、微梗死性完全性梗死和脑深部白质病变的完全或不完全梗死(低灌注)。

二、病理生理及发病机制

皮质下缺血性脑血管病的病理生理学改变包括血管壁增厚,血-脑屏障功能受损,脑灌注下降,脑组织水肿、缺血、脱髓鞘、轴突脱失和胶质增生等。发病机制尚不完全明确,多认为主要是在多种脑血管病危险因素共同作用下,脑小血管硬化、狭窄、闭塞或深穿支动脉供血区广泛低灌注,引起多发性腔隙性梗死和皮质下缺血性脑白质病变,破坏了以长联络纤维和前额叶-皮质下环路为主的神经通路,导致疾病发生。

腔隙性梗死病变主要分布于深部白质及灰质核团,反复发生形成多发性腔隙性梗死或称为腔隙状态。当腔隙性梗死或深部白质病变损害前额叶-皮质下环路认知功能和情感调节通路时,会出现执行功能下降和情感行为异常。最容易导致认知功能障碍的腔隙性梗死灶部位包括尾状核头部、苍白球、额叶背内侧和丘脑前部。

脑白质病变或称白质疏松，主要是脱髓鞘、血管周围间隙扩大、少突胶质细胞缺失及反应性星形胶质细胞增生。多位于半卵圆中心深部白质，侧脑室枕部，额叶皮质下白质，胼胝体膝部、压部和内囊后肢等，病变范围多广泛，可呈灶性融合。一般认为，脑白质病变达到相应脑区白质的 30％～65％ 即有临床意义。研究发现，深部白质病变破坏额枕束、上纵束和扣带回等在神经元环路间交互连接的传导束，即可导致额叶执行功能障碍；侧脑室室周和深穿支白质病变的严重程度与认知功能下降、语言流畅性及皮质下损害症状（步态、排尿障碍，运动失调等）呈正相关。

三、临床表现

皮质下缺血性脑血管病主要表现为多种形式的认知损害和皮质下损害症状、体征，是血管性认知功能障碍和血管性痴呆中最主要而常见的亚型，占血管性认知功能障碍的 40％～60％。其中由腔隙性梗死状态引起者约占 85％，由皮质下动脉硬化性脑病引起者约占 15％。

（一）情感障碍与抑郁

前额叶-皮质下环路与人类情感调节和认知功能相关，其损害可使皮质下缺血性脑血管病患者易出现抑郁-执行功能障碍综合征，表现为精神运动迟缓、兴趣减少、情感淡漠、自知力差、自罪感减少和明显的运动障碍，其中多认为情感淡漠是该病最常见的特征。抗抑郁药治疗效果差。

（二）步态异常

步态异常是主要症状之一，早期表现为小步步态、步基增宽，精神失用性步态，患者转弯时常以一条腿为支点，动作缓慢；进一步发展，可出现"磁性足"或"冻结步态"，表现为起步极其困难，一旦行走可近似正常，停步后再行走再显起步困难，并在平衡、转弯和移动时出现姿势异常；最后可发展为以两下肢为主的"脑性瘫痪"，完全不能步行。Liston 等将血管因素引起的高级水平步态障碍分为以下几种。①起步失用：起步困难、摇摆、拖曳、"冻结步态"，主要为辅助运动区皮质及其环路受损；②平衡失用：共济失调样步态，平衡差、易跌倒，主要为运动前区皮质及其环路受损；③混合性失用。

皮质下缺血性脑血管病的步态异常发生机制：与多发性腔隙性梗死、脑白质病变损害神经核团及相关环路有关。脑白质疏松主要引起步幅变化，位于基底核区、内囊的白质疏松和位于额叶、丘脑的腔隙性梗死与步速缓慢相关。主要损害部位是：①基底核-丘脑-皮质环路；②双侧额内侧回和小脑前叶；③联系两侧半球纤维的胼胝体变性萎缩；④如系多发病灶可损害大脑皮质运动、感觉及视听等中枢系统，可引起姿势不稳、平衡障碍等。

(三)排尿功能障碍

突出表现为尿频、尿急、尿失禁及夜尿等。前额叶-皮质下环路损害可能是其病理机制，靠近额叶和基底核区的梗死或白质病变可能会减少排尿反射通路的抑制传入，并引起逼尿肌反射亢进，从而出现排尿功能障碍。研究提示白质疏松与尿急关系密切，腔隙性梗死与尿失禁、尿急有关。

(四)假性延髓性麻痹

假性延髓性麻痹是由双侧上运动神经元病损，使延髓疑核及脑桥三叉神经运动核失去上运动神经元支配，发生了中枢性瘫痪，引起构音困难、吞咽困难、饮水呛咳等。另外，研究发现皮质下缺血性脑血管病主要引起皮质下型言语障碍，主要特点是语言表达障碍、构音困难及发声困难，是由缺血性皮质下白质病变及基底核区(如苍白球及丘脑)损害所致。

(五)执行功能障碍

执行功能是认知的高级水平，是个体在实现某一特定目标时，以灵活、优化的方式控制多种认知加工过程协同操作的神经机制，包括抽象思维、计划、工作记忆、持续注意、持续动作、定势转移或心理灵活性以及动作产生和监控等一系列功能。执行功能障碍通常是隐蔽的，需仔细观察，常可发现行为缺乏计划性、认知过程速度减慢等。患者的记忆力损害较阿尔茨海默病者轻，主要表现为健忘和自发回忆受损，但经提示或暗示可以改善，语言、计算力及其他高级皮质功能常可保留。

四、诊断标准

(一)Erkinjuntti 标准(2000)

1.临床诊断标准

(1)认知功能障碍综合征。①执行功能障碍：目标形成、开始实施、计划、组织、程序编排、修改、维护、总结思维等均下降。②记忆损害：回忆能力下降而再认识能力相对保留，中度遗忘，但提示线索有助于回忆。③高级认知功能损害：已具备的高级认知功能，尤其是复杂的职业和社会活动受损，但并非单纯由脑血管疾病肢体功能障碍所致。

(2)脑血管疾病:①存在皮质下血管病相符的神经系统症状和体征,如轻偏瘫、中枢性面瘫、巴宾斯基征、感觉障碍、构音障碍、步态障碍、排尿异常、锥体外系症状等。②脑影像学(CT/MRI)检查显示相关脑血管疾病的证据。

2.支持诊断的临床证据

(1)轻微上运动神经元损害表现,如肢体无力、反射不对称、共济失调等。

(2)早期出现步态障碍,如小步步态、磁性步态、共济失调步态、帕金森病样步态等。

(3)走路不稳和频繁无明显诱因的跌跤等。

(4)早期尿频、尿急,和其他不能用泌尿系统疾病解释的排尿障碍。

(5)构音障碍、吞咽困难、锥体外系症状(运动减少和肌强直)。

(6)行为和心理学症候,如抑郁、人格改变、情感失禁和精神运动性迟滞等。

3.不支持诊断的临床证据

(1)早期出现记忆障碍和进行性记忆衰退;出现其他有关的认知功能损害,如语言(经皮质感觉性失语)、运动技能(失用症)、知觉(失认),且缺乏相应的脑影像学局灶性损害病灶。

(2)头颅CT/MRI检查未发现相应的脑血管病损害证据。

4.影像学诊断标准

(1)CT标准:①广泛脑室旁和脑深部白质损害。斑片状或弥散性,对称性低密度病灶,密度介于正常脑白质和脑脊液之间;边缘不清,可延伸至半卵圆中心;②至少有1个腔隙性梗死灶。

(2)MRI标准。①多发性腔隙性梗死突出型:脑深部灰质(强调灰质可能较正确,有描述为白质)多发性腔隙性梗死灶>5个;伴有至少呈中度的脑室旁白质和脑深部白质的白质疏松。②皮质下动脉硬化性脑病白质损害型。延伸至脑室旁和脑深部白质的长T_2信号:帽状扩展>10 mm(沿侧脑室前角轴向测量);或不规则晕(宽度>10 mm、不规则边界、伸至深部白质);和(或)弥漫性的融合的高信号(宽度>25 mm,边界欠规则);或广泛白质病变(无边界弥漫高信号);可伴有深部腔隙性梗死。

(3)排除下列疾病:①出血性脑损害;②皮质和(或)皮质-皮质下非腔隙性梗死及分水岭梗死(大血管性卒中);③正常颅压性脑积水;④其他特殊原因的脑白质病变(如多发性硬化、结节病和放射性脑病等)。

(二)简易诊断标准

鉴于上述标准复杂,临床有报道参照 Erkinjuntti 等诊断标准及《血管性认知功能损害专家共识》制订的简易标准。

(1)年龄≥55 岁。

(2)至少发生过 1 次急性缺血性脑血管病,病史 3 个月以上。

(3)认知功能损害有患者主诉或有家属证明。

(4)MRI 表现。①白质损害型:广泛深部和脑室周围白质病变;帽状扩展>10 mm(沿侧脑室前角轴向测量);或不规则晕(宽度>10 mm、不规则边界、伸至深部白质);和(或)弥漫性的融合的高信号(宽度>25 mm,边界欠规则);或广泛白质病变(无边界弥漫高信号);深部灰质的腔隙性梗死。②腔隙性梗死突出型:深部灰质中>5 个腔隙性梗死灶;中等程度白质病变(病变扩展为帽状,晕呈不规则、弥漫的融合高信号或为广泛白质病变)。

(5)排除:①皮质和(或)皮质-皮质下的非腔隙性梗死与分水岭梗死、脑出血、正常颅压性脑积水与其他原因的脑白质病变(如多发性硬化、结节病、放射性脑病等)。②其他原因的认知损害(如抑郁症、混合性痴呆、阿尔茨海默病和重度痴呆)。

五、分型

皮质下缺血性脑血管病的诊断主要依据认知功能、脑血管病及影像学上显示的皮质下腔隙性梗死和(或)脑白质损害程度,这种改变在不同个体间差异性较大,因此在临床上将其分为 3 型。

(一)腔隙性梗死突出型

影像学上以腔隙性梗死表现明显,脑白质病变较轻。

(二)脑白质病变突出型

影像学上脑白质病变明显,脑腔隙性梗死表现较轻。

(三)皮质下动脉硬化性脑病

具有高血压或其他脑血管病危险因素,反复卒中发作且伴有不同程度的神经损害体征,皮质下认知功能损害症状,多发性腔隙性梗死及明显的脑白质病变。

第二节 慢性脑脊髓静脉功能不全

静脉引流区功能不全通常引起被支配区静脉回流功能障碍,导致该部位组织脏器静脉高压,产生相应症状,如下肢静脉功能不全引起下肢肿胀,右心衰竭致肺静脉高压等。颈静脉或腹主静脉回流障碍或血液逆向反流,可引起慢性脑、脊髓功能不全。

慢性脑脊髓静脉功能不全是指中枢神经系统静脉回流功能异常或障碍的一种状态,以双侧颈内静脉和(或)奇静脉多发狭窄、侧支循环开放、脑血流量输出减少及平均通过时间下降等为主要特点,是一种新近被认识的中枢神经系统血管性疾病。

一、判断标准

通过高分辨率彩色多普勒超声结合经颅彩色多普勒超声检查颅内及颅外静脉情况,满足以下 5 项中 2 项者可诊断为慢性脑脊髓静脉功能不全:①颈内静脉和椎静脉反流;②深部脑静脉反流;③颈内静脉狭窄(静脉直径≤3 mm);④颈内静脉或椎静脉内未被多普勒探测到血流;⑤受体位控制的主要脑静脉流向发生反转,即在体位和呼吸改变时,也无法对静脉回流给予足够的补偿。正常时体位变化和呼吸的机械运动保证了脑脊髓静脉的正常流出,在呼气时胸膜腔内压在 -0.49 kPa(-5 cmH$_2$O),而在吸气时由于呼吸肌运动产生更低的胸膜腔内压 $[-0.79$ kPa(-8 cmH$_2$O)],压力梯度使静脉回流到右心。仰卧位时脑静脉通过颈内静脉流出,而立位时主要通过椎静脉和奇静脉回流。慢性脑脊髓静脉功能不全时体位和呼吸调节机制出现异常,逆流现象不能被逆转。

凡符合其中两项者可诊断为慢性脑脊髓静脉功能不全。上述慢性脑脊髓静脉功能不全诊断标准的敏感度为 100%,阳性预测价值为 100%。

二、临床意义

(一)病因

目前研究主要集中在多发性硬化与慢性脑脊髓静脉功能不全的相关性,认为慢性脑脊髓静脉功能不全是多发性硬化的发病原因,主要原因如下。

(1)多发性硬化病灶多沿静脉走向分布,提示其发病与静脉回流有关。

（2）静脉造影检查发现，多发性硬化患者颅外主干静脉存在有节段性硬化，而对照组无此表现。Zamboni 等研究发现，多发性硬化患者颈内静脉、奇静脉、椎静脉及腰静脉存在 4 种类型狭窄。①A 型：奇静脉近端或一条颈内静脉明显狭窄，通过对侧颈内静脉代偿；②B 型：双侧颈内静脉和奇静脉近端明显狭窄；③C 型：双侧颈内静脉狭窄，奇静脉正常；④D 型：多发奇静脉和腰静脉系统受累。若奇静脉和颈内静脉管腔直径减少超过 50% 为明显狭窄，则可见 86% 的多发性硬化患者出现奇静脉狭窄，多为与上腔静脉连接处的膜性梗阻；91% 的患者存在单侧或双侧颈静脉狭窄。

（3）研究发现慢性脑脊髓静脉功能不全者脑血流量下降，低灌注使轴突缺氧，ATP 的产生减少，可出现变性导致脱髓鞘。

（4）Omari 等发现 25 例多发性硬化患者中 84% 有明显的慢性脑脊髓静脉功能不全证据，25 例对照组则全为阴性；Simka 等发现 63 例多发性硬化患者中 90% 满足慢性脑脊髓静脉功能不全的诊断标准；Robert 等对 51 例多发性硬化患者和 33 例非多发性硬化对照组对比研究，采用增强前后磁敏感加权成像、经颅超声多普勒方法，计算总静脉体积、颅内静脉分数，结果显示伴有慢性脑脊髓静脉功能不全的多发性硬化患者有明显降低的总静脉体积和颅内静脉分数，且慢性脑脊髓静脉功能不全的严重性与磁敏感加权成像显示的脑深部静脉减少呈明显相关性。

（5）对多发性硬化患者进行经皮腔内血管成形术治疗后，颈内静脉和奇静脉压力明显降低，患者临床症状明显好转，特别是复发缓解型多发性硬化患者术后复发率未增加，头颅活动病灶减少。

总之，研究显示 90% 的多发性硬化患者存在慢性脑脊髓静脉功能不全，42.8% 的患者出现颈静脉或椎静脉逆流，87.1% 的患者存在颈静脉狭窄，52.9% 的患者没有探测到颈静脉或椎静脉血流。因此，Zamboni 等曾提出多发性硬化发病机制的所谓"血管假说"。

（二）慢性脑脊髓静脉功能不全导致多发性硬化的病理生理机制

（1）炎性反应：异常的脑静脉血流可以触发炎症反应，导致静脉屏障受损，可使血管内皮组织释放一种或多种促进炎症反应的因子，尤其是表面黏附分子表达增加，促进了巨噬细胞和 T 细胞黏附、移位、浸润，促使多发性硬化的发生。

（2）多发性硬化患者，脑和脊髓中有异常增高的氧化还原金属，尤其是铁。铁沉积于静脉壁周围，可能作为慢性多发性硬化的免疫调节剂，增强了自身免疫效应，通过趋化巨噬细胞并增强其免疫效应、阻断 IFN-γ/STAT 1 信号通路，从而在增加 IFN-γ 介导的神经元损伤潜力、激活 T 细胞等多个方面增强免疫炎症反应。

三、治疗

既然慢性脑脊髓静脉功能不全的主要病理改变是颅外静脉回流障碍,那么,通过球囊扩张和(或)支架成形术治疗颅外主要静脉的狭窄性病变,缓解颅内静脉回流障碍,消除逆流即成为有良好前景的疗法。据此,Zamboni 等对 65 例伴有慢性脑脊髓静脉功能不全的多发性硬化患者(35 例复发缓解型,20 例继发进展型,10 例原发进展型)用该法治疗,术后颈内静脉和奇静脉压力均显著降低($P<0.001$)。随访 18 个月,MRI 增强扫描发现病灶由 50% 减少到 27%($P<0.001$),无复发患者比率从 27% 上升到术后的 50%,通过体格检查,患者体征和精神评分得到改善。Ludyga 等的一项研究也有相似的结论,认为慢性脑脊髓静脉功能不全血管腔内治疗对缓解多发性硬化症状是有效的,尤其是复发缓解型多发性硬化患者。

血管腔内治疗的安全性:344 次介入操作(单纯球囊扩张术 192 例,球囊扩张效果不理想时放入支架,共进行了 152 例支架成形术),除有 2 例发生血栓阻塞支架(1.2%)和 1 例需切开股静脉以取出球囊外(0.3%),无严重手术操作相关并发症(大出血、静脉血栓形成、支架移位或神经损伤)。

上述学说目前未得到共识,争议较大。曾春等对 30 例复发缓解型多发性硬化患者和 30 例年龄、性别匹配的非多发性硬化对照组的颈内静脉改变与多发性硬化的关系进行了研究。发现多发性硬化患者中共有 5 例存在颈内静脉狭窄,对照组中 2 例存在颈内静脉狭窄,狭窄发生率无显著统计学差异。其结果不支持慢性脑脊髓静脉功能不全在多发性硬化病因学中起作用。Doepp 等对 56 例多发性硬化患者和 20 例非多发性硬化对照组进行研究,发现所有研究对象均无颈内静脉狭窄。

第三节　多发性脑神经损害

一、概述

多发性脑神经损害是指单侧或双侧、同时或先后两条以上脑神经受损而出现的功能障碍。解剖部位的关系和病变部位的不同组合成多发性脑神经损害的综合征。

二、病因

病因是多种多样的,包括炎症性疾病、感染后免疫功能障碍、脱髓鞘疾病、肿瘤、中毒、外伤、代谢性疾病等。

三、诊断步骤

(一)病史采集要点

1.起病情况

不同的病因,起病的急缓是不同的。炎症、外伤或血管病起病急,肿瘤的起病较慢,渐进发展。

2.既往病史

注意有无感染、肿瘤、化学物接触、代谢性疾病等,以期发现病因。

(二)主要临床表现和体格检查要点

受损脑神经的不同组合形成不同的综合征,将分别描述。

1.福斯特-肯尼迪综合征

嗅、视神经受损。表现为病侧嗅觉丧失、视神经萎缩,对侧视盘水肿。多见于嗅沟脑膜瘤或额叶底部肿瘤。

2.海绵窦综合征

动眼、滑车、展神经和三叉神经眼支受损。表现为病侧眼球固定、眼睑下垂、瞳孔散大、直间接对光反射和调节反射消失,眼和额部麻木疼痛、角膜反射减弱或消失,眼睑和球结膜水肿及眼球突出。见于感染、海绵窦血栓形成、海绵窦肉芽肿、动静脉瘘或动脉瘤等。

3.眶上裂综合征

动眼、滑车、展神经和三叉神经眼支受损。表现为病侧眼球固定、上睑下垂、瞳孔散大、对光反射和调节反射消失,眼裂以上皮肤感觉减退、角膜反射减弱或消失,眼球突出。见于眶上裂骨折、骨膜炎或邻近肿瘤等。

4.眶尖综合征

视、动眼、滑车、展神经和三叉神经眼支受损。表现为眶上裂综合征＋视力障碍。见于眶尖骨折、炎症或肿瘤等。

5.岩骨尖综合征

三叉神经和展神经受损。表现为病侧眼球外展不能、复视,颜面部疼痛。见于乳突炎、中耳炎、肿瘤或外伤等。

6.小脑脑桥角综合征

三叉、外展、面、听神经受损,病变大时可以累及脑干、小脑或后组脑神经。表现为病侧颜面部感觉减退、角膜反射减弱或消失,周围性面瘫,听力下降、眼震、眩晕和平衡障碍,小脑性共济失调。最多见于听神经瘤,还可见于炎症、血管瘤等。

7.阿费利斯综合征

迷走神经和副神经受损。表现为声音嘶哑、吞咽困难、病侧咽反射消失,向对侧转颈无力、病侧耸肩无力。见于局部肿瘤、炎症、血管病或外伤等。

8.杰克逊综合征

迷走、副和舌下神经受损。表现为声音嘶哑、吞咽困难、病侧咽反射消失,向对侧转颈无力、病侧耸肩无力,病侧舌肌瘫痪、伸舌偏向病侧。见于局部肿瘤、炎症、血管病或外伤等。

9.塔皮亚综合征

迷走和舌下神经(结状神经节以下的末梢)受损。表现为声音嘶哑,病侧舌肌瘫痪、伸舌偏向病侧。多见于局部外伤。

10.颈静脉孔综合征

舌咽、迷走和副神经受损。表现为病侧声带和咽部肌肉麻痹出现声嘶、吞咽困难、咽反射消失,向对侧转颈无力、病侧耸肩无力。见于局部肿瘤、炎症等。

11.枕髁-颈静脉孔综合征

舌咽、迷走、副和舌下神经受损。表现为病侧颈静脉孔综合征+舌肌瘫痪和萎缩。见于颅底枪弹伤、局部炎症、肿瘤等。

12.腮腺后间隙综合征

舌咽、迷走、副和舌下神经受损。表现同枕髁-颈静脉孔综合征,可有同侧霍纳综合征。见于局部肿瘤、炎症、外伤等。

(三)门诊资料分析

详细的病史询问和认真的体检,有助于明确病变范围和可能的原因。

(四)进一步检查项目

局部 X 线摄片、颅脑 CT/MRI 检查,必要时做脑脊液检查,有助于了解病变部位、范围、性质和病因。

四、诊断对策

根据临床症状和体征,明确受损的脑神经范围,结合病史和相应的检查以做出诊断,并尽量进行病因诊断。

五、治疗对策

针对病因治疗:感染要抗感染治疗,肿瘤、外伤或血管瘤可以选择手术治疗,脱髓鞘性疾病可予糖皮质激素治疗,代谢性疾病要重视原发病的治疗。

六、预后评估

不同的病因可以有不同的预后。

第四节　遗传性共济失调

遗传性共济失调指一组以慢性进行性脑性共济失调为特征的遗传变性病。临床症状复杂,交错重叠,具有高度的遗传异质性,分类困难。

遗传性共济失调有三大特征:①世代相接的遗传背景。②共济失调的临床表现。③小脑损害为主的病理改变。

部位:遗传性共济失调主要累及小脑及其传导纤维,并常累及脊髓后柱、锥体束、脑桥核、基底节、脑神经核、脊神经节及自主神经系统。

传统分类:根据主要受累部位分为脊髓型、脊髓小脑型和小脑型。

Harding(1993)提出根据发病年龄、临床特征、遗传方式和生化改变的分类方法已被广泛接受(表1-1)。近年来常染色体显性小脑性共济失调(autosomal dominant cerebellar ataxia,ADCA)部分亚型的基因已被克隆和测序,弄清了致病基因三核苷酸(如CAG)的拷贝数逐代增加的突变是致病原因。因为ADCA的病理改变以小脑、脊髓和脑干变性为主,故又称为脊髓小脑性共济失调(spinocerebellar ataxia,SCA),根据其临床特点和基因定位可分为SCA1-21种亚型。

一、Friedreich 共济失调

(一)概述

1.概念

Friedreich 共济失调是小脑性共济失调的最常见特发性变性疾病,由 Friedreich(1863)首先报道。

表 1-1　遗传性脊髓小脑性共济失调的分类、遗传方式及特点

病名	遗传方式	染色体定位		三核苷酸重复
早发性共济失调(20 岁前发病)				
常染色体隐性遗传				
Friedreich 共济失调	AR	9q	GAA(N<42, P>65~1 700)	13(婴儿~50)
腱反射存在的 Friedreich 共济失调				
Marinese-Sjögren 综合征				
晚发性共济失调				
常染色体显性小脑性共济失调(ADCA)				
伴有眼肌麻痹或锥体外系特征,但无视网膜色素变性(ADCAⅠ)				
SCA1	AD	6q	CAG(N<39,P≥40)	30(6~60)
SCA2	AD	12q	CAG(N=14~32,P≥35)	30(婴儿~67)
SCA3(MJD)	AD	14q	CAG(N<42,P≥61)	30(6~70)
SCA4	AD	16q		
SCA8	AD	13q	CTG(N=16~37,P>80)	39(18~65)
伴有眼肌麻痹或锥体外系特征和视网膜色素变性(ADCAⅡ)				
SCA7	AD	3q	CAG(N<36,P≥37)	30(婴儿~60)
纯 ADCA(ADCAⅢ)				
SCA5	AD	11cent		30(10~68)
SCA6	AD	19q	CAG(N<20,P=20~29)	48(24~75)
SCA10	AD	22q		35(15~45)
齿状核红核苍白球丘脑下部萎缩	AD	12q	CAG(N<36,P≥49)	30(儿童~70)
已知生化异常的共济失调				
共济失调伴选择性维生素 E 缺乏症				
低 β 蛋白血症				
线粒体脑肌病	母系遗传		线粒体 DNA 突变	
氨基酸代谢病				
肝豆状核变性	AR	13q14	点突变	18(5~50)

续表

病名	遗传方式	染色体定位	三核苷酸重复
植烷酸累积症			
共济失调-毛细血管扩张症	AR	11q	

2.发病特点

为常染色体隐性遗传,男女均受累,人群患病率为 2/10 万,近亲结婚发病率高,可达5.6%～28%。

3.临床特征

儿童期发病,肢体进行性共济失调,腱反射消失,巴宾斯基征阳性,伴有发音困难、锥体束征、深感觉异常、脊柱侧突、弓形足和心脏损害等。

(二)病因及发病机制

Friedreich 共济失调(FRDA)是由位于 9 号染色体长臂(9q13-12.1)*frataxin* 基因非编码区 GAA 三核苷酸重复序列异常扩增所致。95%以上的患者有该基因第 18 号内含子 GAA 点异常扩增,正常人 GAA 重复 42 次以下,患者异常扩增(66～1 700 次)形成异常螺旋结构可抑制基因转录。Friedreich 共济失调的基因产物 frataxin 蛋白主要位于脊髓、骨骼肌、心脏及肝脏等细胞线粒体的内膜,其缺陷可导致线粒体功能障碍而发病。

(三)病理

肉眼脊髓变细,以胸段为著。镜下脊髓后索、脊髓小脑束和皮质脊髓束变性,后根神经节和 Clarke 柱神经细胞丢失;周围神经脱髓鞘,胶质增生;脑干、小脑和大脑受累较轻;心脏因心肌肥厚而扩大。

(四)临床表现

1.发病年龄

通常 4～15 岁起病,偶见婴儿和 50 岁以后起病者。

2.主要症状

(1)进展性步态共济失调,步态不稳、步态蹒跚、左右摇晃、易于跌倒。

(2)2 年内出现双上肢共济失调,表现动作笨拙、取物不准和意向性震颤。

(3)早期阶段膝腱反射和踝反射消失,出现小脑性构音障碍或暴发性语言,双上肢反射及部分患者双膝腱反射可保存。

(4)双下肢关节位置觉和振动觉受损,轻触觉、痛温觉通常不受累。

（5）双下肢无力发生较晚,可为上或下运动神经元损害,或两者兼有。

（6）患者在出现症状前 5 年内通常出现伸性跖反射,足内侧肌无力和萎缩导致弓形足伴爪型趾。

3.体格检查

可见水平眼震,垂直性和旋转性眼震较少,双下肢肌无力,肌张力低,跟-膝-胫试验和龙贝格征阳性,下肢振动觉和关节位置觉减退是早期体征;后期可有巴宾斯基征、肌萎缩,偶有括约肌功能障碍。约 25% 患者有视神经萎缩,50% 有弓形足,75% 有上胸段脊柱畸形,85% 有心律失常、心脏杂音,10%～20% 伴有糖尿病。

4.辅助检查

（1）骨骼 X 片:骨骼畸形。

（2）CT 或 MRI:脊髓变细,小脑和脑干受累较少。

（3）心电图:常有 T 波倒置、心律失常和传导阻滞。

（4）超声心动图:心室肥大、梗阻。

（5）视觉诱发电位:波幅下降。

（6）DNA 分析:FRDA 基因 18 号内含子 GAA＞66 次重复。

（五）诊断及鉴别诊断

1.诊断

（1）儿童或少年期起病,逐渐从下肢向上肢发展的进行性共济失调,深感觉障碍如下肢振动觉、关节位置觉消失,腱反射消失等。

（2）构音障碍,脊柱侧凸,弓形足,MRI 显示脊髓萎缩,心脏损害及 FRDA 基因 GAA 异常扩增。

2.鉴别诊断

不典型病例需与以下几种疾病鉴别。

（1）进行性神经性腓骨肌萎缩症:遗传性周围神经病,可出现弓形足。

（2）多发性硬化:缓解－复发病史和 CNS 多数病变的体征。

（3）维生素 E 缺乏:可引起共济失调,应查血清维生素 E 水平。

（4）共济失调-毛细血管扩张症:表现为儿童期起病的小脑性共济失调,特征性结合膜毛细血管扩张。

（六）治疗

无特效治疗,轻症给予支持疗法和功能锻炼,矫形手术如肌腱切断术可纠正

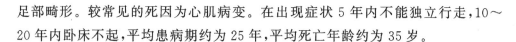

足部畸形。较常见的死因为心肌病变。在出现症状 5 年内不能独立行走,10～20 年内卧床不起,平均患病期约为 25 年,平均死亡年龄约为 35 岁。

二、脊髓小脑性共济失调

(一)概述

1.概念

脊髓小脑性共济失调(spinocerebellar ataxia,SCA)是遗传性共济失调的主要类型,包括 SCA1-29。

2.特点

成年期发病,常染色体显性遗传和共济失调,并以连续数代中发病年龄提前和病情加重(遗传早现)为表现。

3.分类

Harding 根据有无眼肌麻痹、锥体外系症状及视网膜色素变性归纳为 3 组 10 个亚型,即 ADCA Ⅰ 型、ADCA Ⅱ 型和 ADCA Ⅲ 型,这为临床患者及家系的基因诊断提供了线索。SCA 的发病与种族有关,SCA1-2 在意大利、英国多见,中国、德国和葡萄牙以 SCA3 最常见。

(二)病因及发病机制

常染色体显性遗传的脊髓小脑性共济失调具有遗传异质性,最具特征性的基因缺陷是扩增的 CAG 三核苷酸重复编码多聚谷氨酰胺通道,该通道在功能不明蛋白和神经末梢上发现的 P/Q 型钙通道 á1A 亚单位上;其他类型突变包括 CTG 三核苷酸(SCA8)和 ATTCT 五核苷酸(SCA10)重复序列扩增,这种扩增片段的大小与疾病严重性有关。

SCA 是由相应的基因外显子 CAG 拷贝数异常扩增产生多聚谷氨酰胺所致(SCA8 除外)。每一 SCA 亚型的基因位于不同的染色体,其基因大小及突变部位均不相同。

因 SCA 有共同的突变机制,从而造成 SCA 各亚型的临床表现雷同。然而,SCA 各亚型的临床表现仍有差异,如有的伴有眼肌麻痹,有的伴有视网膜色素变性,提示除多聚谷氨酰胺毒性作用之外,还有其他因素参与发病。

(三)病理

SCA 共同的病理改变是小脑、脑干和脊髓变性和萎缩,但各亚型各有特点。如 SCA1 主要是小脑、脑干的神经元丢失,脊髓小脑束和后索受损,很少累及黑质、基底节及脊髓前角细胞；SCA2 以下橄榄核、脑桥、小脑损害为重；SCA3 主要损害脑桥和脊髓小脑束；SCA7 的特征是视网膜神经细胞变性。

(四)临床表现

SCA 是高度遗传异质性疾病，各亚型的症状相似，交替重叠。SCA 的典型表现是遗传早现现象，表现为同一家系发病年龄逐代提前，症状逐代加重。

1.共同临床表现

(1)发病年龄：30～40 岁，也有儿童期及 70 岁起病者。

(2)病程：隐袭起病，缓慢进展。

(3)主要症状：首发症状多为下肢共济失调，走路摇晃、突然跌倒；继而双手笨拙及意向性震颤，可见眼震、眼球慢扫视运动阳性、发音困难、痴呆和远端肌萎缩。

(4)体格检查：肌张力障碍，腱反射亢进，病理反射阳性，痉挛步态和震颤觉、本体感觉丧失。

(5)后期表现：起病后 10～20 年患者不能行走。

2.各亚型表现

除上述共同症状和体征外，各亚型各自的特点构成不同的疾病。

(1)SCA1：眼肌麻痹，尤其上视不能较突出。

(2)SCA2：上肢腱反射减弱或消失，眼球慢扫视运动较明显。

(3)SCA3：肌萎缩、面肌及舌肌纤颤，眼睑退缩形成凸眼。

(4)SCA5：病情进展非常缓慢，症状也较轻。

(5)SCA6：早期大腿肌肉痉挛，下视震颤，复视和位置性眩晕。

(6)SCA7：视力减退或丧失，视网膜色素变性，心脏损害较突出。

(7)SCA8：常常有发音困难。

(8)SCA10：纯小脑征和癫痫发作。

(五)辅助检查

(1)CT 或 MRI 检查：小脑和脑干萎缩，尤其是小脑萎缩明显，有时脑干萎缩。

(2)脑干诱发电位可异常，肌电图可见周围神经损害。

(3)脑脊液：正常。

(4)确诊及区分亚型可用外周血白细胞进行聚合酶链式反应（polymerase chain reaction,PCR）分析，检测相应基因 CAG 扩增情况，证明 SCA 的基因缺陷。

(六)诊断及鉴别诊断

1.诊断

根据典型的共性症状,结合 MRI 检查发现小脑、脑干萎缩,排除其他累及小脑和脑干的变性病即可确诊。虽然各亚型具有特征性症状,但临床上仅根据症状、体征确诊为某一亚型仍不准确(SCA7 除外),均应进行基因诊断,用 PCR 方法可准确判断其亚型及 CAG 扩增次数。

2.鉴别诊断

本病应与多发性硬化、克-雅脑病及感染引起的共济失调相鉴别。

(七)治疗

本病尚无特效治疗,对症治疗可缓解症状。

(1)药物治疗:左旋多巴可缓解强直等锥体外系症状;氯苯胺丁酸可减轻痉挛;金刚烷胺改善共济失调;毒扁豆碱或胞磷胆碱钠促进乙酰胆碱合成,减轻走路摇晃、眼球震颤等;共济失调伴肌阵挛首选氯硝西泮;试用神经营养药如三磷酸腺苷(adenosine triphosphate,ATP)、辅酶 A、肌苷和 B 族维生素等。

(2)手术治疗:可行丘脑腹外侧核毁损术。

(3)物理治疗、康复训练及功能锻炼可能有益。

第五节　紧张性头痛

紧张性头痛(tension-type headache,TTH)是由 1988 年国际头痛疾病协会(International Headache Society,IHS)正式命名的。临床特征:①以枕颈部、颞部或额部为主的,或弥散于全头部的双侧慢性持续性轻度至重度钝痛或重压感、紧缩感;②紧张、焦虑、烦躁和失眠时疼痛加重。

一、流行病学

TTH 也是最常见的头痛类型之一,其终生患病率在一般人群中是 30%～78%,女性患者与男性患者之比约为 3∶1。在既往的研究中,孕期紧张性头痛的发作频率改变尚无定论,在一项研究中,有 67% 的 TTH 患者无明显症状改变,而另有报道说 28% 有改善,应当有更多的 TTH 孕期研究来探索 TTH 的症状改变。

二、病因和发病机制

TTH 的发病机制可能是多因素的,但确切机制仍未确定。相对于慢性 TTH,环境因素对阵发性 TTH 影响更大,而遗传因素在慢性 TTH 的发展中发挥了重要作用。由于 TTH 的频率和强度的广泛的变化,疼痛机制在 TTH 中可能是动态的。肌肉的感受器、中枢痛觉通路的改变都可能参与其中。

三、临床表现和分类

临床表现主要从以下方面来观察。①头痛部位:90% 患者表现为双侧头痛,常出现在枕叶、顶叶、颞叶、额叶,少数情况下表现为单侧头痛。②疼痛性质:通常是非搏动性的,常述头痛为重压感、发紧感、紧箍感。③疼痛严重程度:轻、中度疼痛的患者占 87%～99%。④伴随症状:有些患者头痛发作时伴有厌食,TTH 患者出现轻度畏光者占 10%,轻度畏声者占 7%。⑤诱因:紧张和精神压力。

根据 IHS 制订的第 2 版《头痛疾病国际分类》,紧张性头痛分为 4 类:①少发发作性紧张性头痛,每月发作<1 次。②频发发作性紧张性头痛,每月发作 1～14 天。③慢性紧张性头痛,每月发作>15 天。④可能紧张性头痛。

四、诊断

根据 IHS 制订的第 2 版《头痛疾病国际分类》,紧张性头痛的诊断标准如下。

(1)至少 10 次发作,且满足(2)～(5)的条件。①每月发作<1 次:少发发作性紧张性头痛。②每月发作 1～14 天:频发发作性紧张性头痛。③每月发作>15 天:慢性紧张性头痛。

(2)对发作性紧张性头痛来说头痛可持续 30 分钟～7 天;对慢性紧张性头痛来说,头痛可持续数小时至持续性头痛。

(3)头痛至少有以下特点中的两个:①性质为压迫性或紧箍样(非搏动性);②轻-中度头痛;③双侧头痛;④日常活动如上楼梯或类似的活动不加重头痛。

(4)符合以下两条:①无恶心和呕吐(可以有厌食);②无畏光或畏声,或只出现畏光和畏声中的一个症状。

(5)排除其他疾病。

五、治疗

一般的紧张性头痛只是轻、中度,外加对妊娠结局无影响,可以选择不治疗。

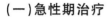

(一)急性期治疗

从临床试验和系统评价现有的证据支持使用简单的镇痛剂,包括非甾体抗炎药(布洛芬、酮洛芬、萘普生)、对乙酰氨基酚和阿司匹林。孕妇和哺乳期女性使用的药物首先要注意其安全性和有效性。对乙酰氨基酚是怀孕期间治疗紧张性头痛的一线治疗药物,非甾体抗炎药是二线治疗药物。如果单药治疗无效,可以考虑对乙酰氨基酚 500 mg 和咖啡因 100 mg 联合治疗。

(二)预防性治疗

预防性治疗通常很少采用,尤其在围生期女性中更是不常考虑使用。但是我们需要了解一些常见的预防性用药——抗抑郁药物,包括三环类抗抑郁药,如阿米替林、氯米帕明等;5-羟色胺选择性重摄取抑制剂类抗抑郁药,如氟西汀、舍曲林、帕罗西汀等。

(三)非药物治疗

对于不适合药物治疗的患者,可以选用行为治疗和物理治疗。头痛的行为治疗包括调节睡眠、运动和膳食、认知行为疗法、放松、生物反馈。物理治疗包括热、冰、按摩。休息在管理慢性紧张性头痛中也是有用的。

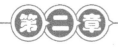

呼吸系统疾病

第一节 军团菌肺炎

一、定义

军团菌肺炎是由革兰染色阴性的嗜肺军团杆菌引起的一种以肺炎为主的全身感染性疾病,是军团菌病的一种临床类型。

二、病因

军团菌是一种无荚膜、不产气、对热耐力强的胞内寄生革兰阴性杆菌,广泛存在于人工和天然水环境中。菌株有 50 个种、70 个血清型,其中 50% 对人有致病性。90% 的军团菌肺炎由嗜肺军团杆菌引起,嗜肺军团菌包括 16 个血清型,其中血清 I 型是引起军团菌肺炎最常见的致病菌。

三、流行病学

军团菌在蒸馏水、河水和自来水的存活时间分别为 3~12 个月、3 个月、1 年。静止水源或沉积物浓度高的水源是军团菌生长、繁殖的理想场地。可经供水系统、空调或雾化吸入进入呼吸道引起感染。易感人群包括年老体弱者,慢性心、肺、肾病者,糖尿病、恶性肿瘤、血液病、获得性免疫缺陷综合征或接受免疫抑制剂治疗者。军团菌流行高峰为每年夏秋季,全年均可发病。传染途径有呼吸道吸入及误饮含军团菌的水。潜伏期为 2~10 天。军团菌肺炎的危险因素包括近期旅游、接触不洁水流、肝肾衰竭、糖尿病、恶性肿瘤等,其他的有高龄、免疫功能下降,特别是获得性免疫缺陷综合征、血液系统肿瘤,以及终末期肾病患者中发病率明显增高。

四、发病机制、病理

军团菌进入呼吸道后可被单核细胞吞噬,在细胞内增生逃脱宿主免疫。军团菌与宿主的相互作用结果决定是否致病。病理改变为急性纤维蛋白化脓性肺炎。病变多为实变或呈小叶分布,严重者形成小脓肿。显微镜下可见肺泡上皮、内皮弥漫性急性损伤,有透明膜形成。病灶内可见中性粒细胞、巨噬细胞、红细胞和纤维素样渗出。直接免疫荧光或银染可见军团菌,病变可侵犯血管和淋巴管。肺外病变可见间质性肾炎、血管炎、心肌炎、化脓性心包炎、肌溶解等。

五、临床表现

临床表现差异很大,可无症状,也可至多器官损伤。潜伏期为 2~10 天。典型患者常为亚急性起病,发热(>39 ℃,弛张热)、畏寒、寒战、头痛、无力、肌肉疼痛。

(一)肺部表现

90%的患者有咳嗽,非刺激性干咳,可有少量非脓性痰;40%的患者有胸痛,多呈胸膜样胸痛,较为剧烈;17%的患者可出现咯血,痰中带血丝为主;94%的患者有不同程度的呼吸困难。

(二)肺外表现

1.神经系统

神经系统异常发生率为 50%,常见神经状态改变,包括意识模糊、额部头痛、嗜睡、定向力障碍,偶见谵妄。神经系统异常严重程度与发热、低氧、代谢紊乱无明显相关性。脑脊液检查多正常,可有淋巴细胞或蛋白轻度增高。脑电图可呈典型弥漫慢波,偶见颈项强直。

2.消化系统

多在病初发生,25%有恶心、呕吐,30%有腹泻或稀便。多为糊状或水样便,无脓血和黏液便。可有肝功能异常。肝大、腹膜炎、胰腺炎、直肠周围脓肿和阑尾脓肿罕见。

3.肾脏

25%~30%的患者可出现镜下血尿和蛋白尿,极少数可偶见肌红蛋白尿、急性间质性肾炎、肾盂肾炎、肾脓肿、肾小球肾炎,近 10%可发生急性肾衰竭。

4.心脏、血液系统

患者可出现相对缓脉,偶可出现心肌炎、心包炎、白细胞和血小板计数减少。

(三)体征

查体可见呼吸加快,相对性缓脉,可出现低血压。肺部听诊可闻及湿啰音,部分可闻及哮鸣音;随着疾病的进展出现肺部实变体征。1/3 的患者有少量胸腔积液,严重患者有明显呼吸困难和发绀。

六、实验室检查

(一)非特异性检查

白细胞计数中度升高、血沉增快、低钠血症常见,可有碱性磷酸酶升高、高氮质血症;部分重症患者有肝功能和肾功能损害的表现,出现蛋白尿、显微镜下血尿或转氨酶异常。

(二)胸部 X 线

无特异性,常表现为进展迅速的非对称、边缘不清的肺实质性浸润阴影,呈肺叶或肺段分布,下叶多见。部分患者出现心包积液、胸腔积液,免疫低下人群可出现空洞,甚至肺脓肿。胸部病灶吸收缓慢,可达 1～2 个月,有时在临床治疗有效的情况下胸部 X 线仍然呈进展表现。

(三)特异性检查

1.分离和培养

痰液、血液、胸腔积液、气管抽取物、肺活检材料均可作为军团菌培养标本。军团菌在普通培养基上不能生长,需要在活性炭酵母浸液琼脂在 2.5%～5% CO_2 环境下培养 1 周。大多数嗜肺军团菌出现阳性结果需 3～7 天,非嗜肺军团菌阳性需要 10 天以上。培养是军团菌诊断的"金标准",敏感性可达 60%,特异性可达 100%。

2.直接免疫荧光抗体

直接免疫荧光抗体的敏感性为 50%～70%,特异性为 96%～99%。该方法与其他细菌(包括脆弱类杆菌、假单胞菌、黄杆菌属等)有交叉反应。

3.尿抗原测定

尿抗原主要检测的抗原是军团菌细胞壁脂多糖成分。具有热稳定性及抗胰蛋白酶活性。最早可在出现症状后 1 天内检测到,可持续到有效抗生素治疗后数天或数周。尿抗原敏感性与疾病严重程度相关。因采用的俘获抗体是嗜肺军

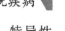

团菌血清Ⅰ型特有的,因此对于检测Ⅰ型军团菌敏感性为70%～100%,特异性接近100%。对于非Ⅰ型军团菌阳性率较低,为14%～69%。

4.血清抗体测定

特异性IgM抗体在感染后1周左右出现。IgG在发病2周开始升高,1个月左右达峰。①间接免疫荧光试验:双份血清测定,急性期与恢复期血清抗体滴度呈4倍或4倍以上增高,且效价≥1∶128,可作为军团菌诊断依据;单份血清测定:抗体滴度≥1∶256,提示军团菌感染。②微量凝集试验与试管凝集试验:军团菌全菌为抗原,检测患者血中抗体。起病4周和8周分别采血1次,抗体滴度4倍以上升高为阳性。③酶联免疫吸附试验(enzyme linked immunosorbent assay,ELISA):常用于流行病学调查。

七、诊断

军团菌肺炎的诊断应结合患者状况综合判断。典型病例有持续高热、寒战、刺激性干咳、胸痛、相对缓脉。胸部X线表现为下肺为主的非对称性浸润影。病程早期出现腹泻、谷丙转氨酶(glutamic-pyruvic transaminase,ALT)升高、低磷血症、尿蛋白阳性、少量红细胞,提示军团菌肺炎的诊断。

诊断标准:①临床表现有发热、寒战、咳嗽、胸痛症状;②胸部X线具有浸润性阴影伴胸腔积液;③呼吸道分泌物、痰、血液、胸腔积液在活性炭酵母浸液琼脂培养基上有军团菌生长;④呼吸道分泌物荧光抗体检查军团菌抗体阳性;⑤血间接免疫荧光法检查急性期和恢复期两次军团菌抗体4倍或4倍以上增高;⑥尿Ⅰ型军团菌抗原阳性。凡是具有①～②条加③～⑥条任何一项可诊断。

八、鉴别诊断

(一)肺炎支原体肺炎

儿童及青年人居多,冷凝集试验阳性。血清支原体IgM抗体阳性。

(二)肺炎球菌肺炎

冬季与初春季发病,不引起原发组织坏死或形成空洞,早期抗生素治疗效果好。

(三)肺部真菌感染

特有生态史,如潮湿发霉环境。广泛使用抗生素、糖皮质激素、细胞毒药物,痰、咽拭子,胸腔积液涂片发现真菌菌丝或孢子,培养有真菌生长。

(四)病毒性肺炎

冬季多见,前驱症状如上呼吸道感染、皮疹。白细胞计数降低多见,特定病毒抗体有助于诊断,抗生素治疗无效。

九、治疗

(一)针对军团菌治疗

首选大环内酯类抗生素和喹诺酮类。疗程依据临床表现不同而有所不同,大多数患者为 7～14 天,对于有肺脓肿、脓胸和肺外感染的患者需要适当延长疗程至 3 周以上。对于合并细菌感染的患者可同时应用覆盖球菌的药物并根据病原学调整用药(表 2-1)。

表 2-1　针对军团菌治疗

抗生素	用量	用法
大环内酯类		
红霉素	2～4 g/d	静脉滴注或口服
阿奇霉素	500 mg/d	静脉滴注或口服
喹诺酮类		
环丙沙星	400 mg/8～12 h	静脉滴注
加替沙星	200～400 mg/d	静脉滴注或口服
左氧氟沙星	500～750 mg/d	静脉滴注或口服
莫西沙星	400 mg/d	静脉滴注或口服

(二)对症支持治疗

止咳、化痰、退热、纠正水电解质紊乱等对症治疗。

十、预后

呼吸衰竭、需要气管插管、高龄、合并恶性肿瘤、合并其他细菌感染的患者预后差。肾脏受累患者预后更差。

第二节　病毒性肺炎

病毒性肺炎是由不同种类病毒侵犯肺脏引起的肺部炎症,通常是由于上呼吸道病毒感染向下呼吸道蔓延所致。临床主要表现为发热、头痛、全身酸痛、干咳等。本病一年四季均可发生,但冬春季更为多见。肺炎的发生除与病毒的毒力、感染途径及感染数量有关外,还与宿主年龄、呼吸道局部和全身免疫功能状态有关。通常小儿发病率高于成人,婴幼儿发病率高于年长儿童。据报道,在非细菌性肺炎中病毒性肺炎占 25%～50%,婴幼儿肺炎中约有 60% 为病毒性肺炎。

一、流行病学

罹患各种病毒感染的患者为主要传染源,通常以空气飞沫传播为主,患者和隐性感染者说话、咳嗽、打喷嚏时可将病毒播散到空气中,易感者吸入后即可被感染。其次通过被污染的食具、玩具及与患者直接接触也可引起传播。粪-口传播仅见于肠道病毒。此外,也可以通过输血和器官移植途径传播。在新生儿和婴幼儿中,母婴间的垂直传播也是一条重要途径。

病毒性肺炎以婴幼儿和老年人多见,流感病毒性肺炎则好发于原有心肺疾病和慢性消耗性疾病患者。某些免疫功能低下者,如获得性免疫缺陷综合征患者、器官移植者,肿瘤患者接受大剂量免疫抑制剂、细胞毒药物及放射治疗时,病毒性肺炎的发生率明显升高。据报道,骨髓移植患者中约有 50% 可发生弥漫性间质性肺炎,其中约半数为巨细胞病毒所致。肾移植患者中约有 30% 发生巨细胞病毒感染,其中 40% 为巨细胞病毒性肺炎。

病毒性肺炎一年四季均可发生,但以冬春季节为多,流行方式多表现为散发或暴发。一般认为,在引起肺炎的病毒中以流感病毒最多见。根据近年来我国北京、上海、广州、河北、新疆等地区病原学监测,小儿下呼吸道感染中腺病毒和呼吸道合胞病毒引起者分别占第 1、2 位。北方地区发病率普遍高于南方,病情也比较严重。此外,近年来随着器官移植的广泛开展,巨细胞病毒性肺炎的发生率有明显增高趋势。

二、病因

(一)流感病毒

流感病毒属正黏液病毒科,系单股 RNA 类病毒,有甲、乙、丙 3 型,流感病毒性肺炎多由甲型流感病毒引起,由乙型和丙型引起者较少。甲型流感病毒抗原变异比较常见,主要是血凝素和神经氨酸酶的变异。当抗原转变产生新的亚型时可引起大流行。

(二)腺病毒

腺病毒为无包膜的双链 DNA 病毒,主要在细胞核内繁殖,耐湿、耐酸、耐脂溶剂能力较强。现已分离出 41 个与人类有关的血清型,其中容易引起肺炎的有 3、4、7、11、14 和 21 型。我国以 3、7 型最为多见。

(三)呼吸道合胞病毒

呼吸道合胞病毒系具有包膜的单股 RNA 病毒,属副黏液病毒科肺病毒属,仅有 1 个血清型。呼吸道合胞病毒极不稳定,室温中两天内效价下降明显,为下呼吸道感染的重要病原体。

(四)副流感病毒

副流感病毒属副黏液病毒科,与流感病毒一样表面有血凝素和神经氨酸酶。与人类相关的副流感病毒分为 1、2、3、4 型,其中 4 型又分为 A、B 两个亚型。在原代猴肾细胞或原代人胚肾细胞培养中可分离出本病毒。近年来,在我国北京和南方一些地区调查结果表明,引起婴幼儿病毒性肺炎的病原体排序中副流感病毒仅次于呼吸道合胞病毒和腺病毒,居第 3 位。

(五)麻疹病毒

麻疹病毒属副黏液病毒科,仅有 1 个血清型。电镜下呈球形或多形性。外壳小突起中含血凝素,但无神经氨酸酶,故与其他副黏液病毒不同。该病毒在人胚和猴肾细胞中培养 5～10 天后可出现多核巨细胞和核内包涵体。本病毒经上呼吸道和眼结膜侵入人体引起麻疹。肺炎是麻疹最常见的并发症,也是引起麻疹患儿死亡的主要原因。

(六)水痘-带状疱疹病毒

水痘-带状疱疹病毒为双链 DNA 病毒,属疱疹病毒科,仅对人有传染性。其在外界环境中生存力很弱,可被乙醚灭活。该病毒在被感染的细胞核内增生,存在于患者疱疹的疱浆、血液及口腔分泌物中。接种人胚羊膜等组织内可产生特异性细胞病变,在细胞核内形成包涵体。成人水痘患者发生水痘肺炎的较多。

(七)鼻病毒

鼻病毒属微小核糖核酸病毒群,为无包膜单股 RNA 病毒,已发现 100 多个血清型。鼻病毒是人类普通感冒的主要病原体,也可引起下呼吸道感染。

(八)巨细胞病毒

巨细胞病毒属疱疹病毒科,系在宿主细胞核内复制的 DNA 病毒。巨细胞病毒具有很强的种族特异性。人的巨细胞病毒只感染人。巨细胞病毒通常是条件病原体。除可引起肺炎外还可引起全身其他脏器感染。

此外,EB病毒、冠状病毒及柯萨奇病毒、埃可病毒等也可引起肺炎,只是较少见。

三、发病机制与病理

病毒性肺炎通常是由于上呼吸道病毒感染向下蔓延累及肺脏的结果。正常人群感染病毒后并不一定发生肺炎,只有在呼吸道局部或全身免疫功能低下时才会发病。上呼吸道发生病毒感染时常损伤上呼吸道黏膜,屏障和防御功能下降,造成下呼吸道感染,甚至引起细菌性肺炎。

单纯病毒性肺炎的主要病理改变为细支气管与其周围炎及间质性肺炎。细支气管病变包括上皮破坏、黏膜下水肿,管壁和管周可见以淋巴细胞为主的炎性细胞浸润,在肺泡壁和肺泡间隔的结缔组织中有单核细胞浸润,肺泡水肿,被覆含有蛋白和纤维蛋白的透明膜,使肺泡内气体弥散距离增大。严重时出现以细支气管为中心的肺泡组织片状坏死,在坏死组织周边可见包涵体。在由呼吸道合胞病毒、麻疹病毒、巨细胞病毒引起的肺炎患者的肺泡腔内还可见到散在的多核巨细胞。腺病毒性肺炎患者常可出现肺实变,以左下叶最多见,实质以外的肺组织可有明显过度充气。

继发细菌性肺炎时肺泡腔可见大量的以中性粒细胞为主的炎性细胞浸润。严重者可形成小脓肿,或形成纤维条索性、化脓性胸膜炎及广泛性出血。

四、临床表现

病毒性肺炎通常起病缓慢,绝大部分患者开始时均有咽干、咽痛,其后出现打喷嚏、鼻塞、流涕、发热、头痛、食欲减退、全身酸痛等上呼吸道感染症状。病变进一步向下发展累及肺脏发生肺炎时则表现为咳嗽,多为阵发性干咳,并有气急、胸痛、持续高热,此时体征尚不明显,有时可在下肺区闻及细湿啰音。病程多为2周左右,病情较轻。婴幼儿及免疫功能低下者罹患病毒性肺炎时病情多比较严重,除肺炎的一般表现外,还多有持续高热、剧烈咳嗽、血痰、气促、呼吸困难,发绀、心悸等症状。体检可见三凹征和鼻翼翕动。在肺部可闻及广泛的干、湿啰音和哮鸣音,也可出现急性呼吸窘迫综合征、心力衰竭、急性肾衰竭、休克。胸部X线检查主要为间质性肺炎,两肺呈网状阴影,肺纹理增粗、模糊。严重者两肺中、下野可见弥漫性结节性浸润,但大叶性实变少见。胸部X线改变多在2周后逐渐消退,有时可遗留散在的结节状钙化影。

流感病毒性肺炎多见于流感流行时,慢性心肺疾病患者及孕妇为易感人群。起病前流感症状明显,多有高热,呼吸道症状突出,病情多比较严重,病程达 3～4 周,病死率较高。腺病毒感染所致肺炎表现突然高热,体温达 39～40 ℃,呈稽留热,热程较长。半数以上患者出现呕吐、腹胀、腹泻,可能与腺病毒在肠道内繁殖有关。呼吸道合胞病毒性肺炎患者绝大部分为 2 岁以内儿童,多有一过性高热,喘憋症状明显。麻疹病毒肺炎为麻疹并发症,起病初期多有上呼吸道感染症状,典型者表现为起病 2～3 天后首先在口腔黏膜出现麻疹斑,1～2 天后从耳后发际开始出皮疹,以后迅速扩展到颜面、颈部、躯干、四肢。麻疹病毒肺炎可发生于麻疹的各个时期,但以出疹后 1 周内最多见。因此,在患儿发疹期(尤其是疹后期)发热持续不退,或热退后又发热,同时呼吸道症状加重,肺部出现干、湿啰音,提示继发肺炎。水痘是由水痘-带状疱疹病毒引起的一种以全身皮肤水疱疹为主要表现的急性传染病。成人水痘并发肺炎较为常见,原有慢性疾病和(或)免疫功能低下者水痘并发肺炎的机会多。水痘肺炎多发生于水痘出疹后 1～6 天,高热、咳嗽、血痰,两肺可闻及湿啰音和哮鸣音,很少有肺实变。

五、实验室检查

(一)血液及痰液检查

病毒性肺炎患者白细胞总数一般正常,也可降低,血沉往往正常。继发细菌感染时白细胞总数增多,中性粒细胞计数增高。痰涂片所见的白细胞以单核细胞为主,痰培养多无致病菌生长。

(二)病原学检查

1.病毒分离

由于呼吸道合胞病毒、流感病毒、单纯疱疹病毒等对外界温度特别敏感,故发病后应尽早用鼻咽拭子取材,或收集鼻咽部冲洗液、下呼吸道分泌物,取材后放置冰壶内尽快送到实验室。如有可能,最好床边接种标本,通过鸡胚接种、人胚气管培养等方法分离病毒。上述方法可靠、重复性好、特异性强,但操作烦琐费时,对急性期诊断意义不大,但对流行病学具有重要意义。

2.血清学检查

血清学检查包括补体结合试验、中和试验和血凝抑制试验等。比较急性期和恢复期双份血清抗体滴度,效价升高 4 倍或 4 倍以上即可确诊。本法主要为回顾性诊断,不适合早期诊断。采用急性期单份血清检测呼吸道合胞病毒、副流感病毒的特异性 IgM 抗体,其敏感性和特异性比较高,可作为早期诊断指标。

3.特异性快速诊断

(1)电镜技术:用于呼吸道合胞病毒、副流感病毒、单纯疱疹病毒及腺病毒之诊断。由于检查耗时、技术复杂、费用昂贵,难以推广使用。

(2)免疫荧光技术:其敏感性和特异性均与组织培养相近。其呼吸道合胞病毒抗原检测的诊断准确率达 70%～98.9%,具有快速、简便、敏感、特异性高等特点。

(3)ELISA 及酶标组化法:广泛用于检测呼吸道病毒抗原,既快速又简便。

4.包涵体检测

巨细胞病毒感染时可在呼吸道分泌物(包括支气管肺泡灌洗液和经支气管肺活检标本)中发现嗜酸性粒细胞核内和胞质内含包涵体的巨细胞,可确诊。

六、诊断

病毒性肺炎的诊断主要依据是其临床表现及相关实验室检查。由于各型病毒性肺炎缺乏明显的特征,因而最后确诊往往需要凭借病原学检查结果。当然某些病毒原发感染的典型表现,如麻疹早期颊黏膜上的麻疹斑、水痘时典型皮疹均可为诊断提供重要依据。

七、鉴别诊断

主要需与细菌性肺炎进行鉴别。病毒性肺炎多见于小儿,常有流行,发病前多有上呼吸道感染和全身不适等前驱表现,外周血白细胞总数正常或偏低,中性粒细胞不高。而细菌性肺炎以成人多见,无流行性,白细胞总数及中性粒细胞明显增高。X 线检查时病毒性肺炎以间质性肺炎为主,肺纹理增粗,而细菌性肺炎多以某一肺叶或肺段病变为主,显示密度均匀的片状阴影。中性粒细胞碱性磷酸酶试验、硝基蓝四氮唑还原试验、C 反应蛋白水平测定以及疫苗培养和病毒学检查均有助于两种肺炎的鉴别。需要注意的是在呼吸道病毒感染基础上容易继发肺部细菌感染,其中以肺炎链球菌、金黄色葡萄球菌、流感嗜血杆菌及溶血性链球菌为多见,通常在原有病毒感染热退 1～4 天后,患者再度畏寒、发热,呼吸道症状加剧,咳嗽、咳黄痰,全身中毒症状明显。

此外,病毒性肺炎尚需与病毒性上呼吸道感染、急性支气管炎、支原体肺炎、衣原体肺炎和某些传染病的早期进行鉴别。

八、治疗

目前缺少特效抗病毒药物,因而仍以对症治疗为主。

（一）一般治疗

退热，止咳，祛痰，维持呼吸道通畅，给氧，纠正水和电解质、酸碱失衡。

（二）抗病毒药物

金刚烷胺，成人 0.1 g，每天 2 次；小儿酌减，连服 3～5 天。早期应用对防治甲型流感有一定效果。利巴韦林对呼吸道合胞病毒、腺病毒及流感病毒性肺炎均有一定疗效，每天用量为 10 mg/kg，口服或肌内注射。近来提倡气道内给药。年龄<2 岁者每次 10 mg，2 岁以上的每次 20～30 mg，溶于 30 mL 蒸馏水内雾化吸入，每天 2 次，连续应用 5～7 天。由巨细胞病毒、疱疹病毒引起的肺炎患者可用阿昔洛韦、阿糖腺苷等治疗。

（三）中草药

板蓝根、黄芪、金银花、大青叶、连翘、贯仲、菊花等可能有一定效果。

（四）生物制剂

有报道肌内注射 γ-干扰素治疗小儿呼吸道病毒感染具有退热快、体征恢复迅速、缩短疗程的优势，且无明显不良反应。雾化吸入从初乳中提取的 SIgA 治疗婴幼儿呼吸道合胞病毒感染也取得良好效果。此外，还可试用胸腺肽、转移因子等制剂。继发细菌性肺炎时应给予敏感的抗生素。

九、预后

大多数病毒性肺炎预后良好，无后遗症。但是如系流感后发生重症肺炎，或年老体弱、原有慢性病者感染病毒性肺炎后易继发细菌性肺炎，预后较差。另外，巨细胞病毒感染者的治疗也颇为棘手。

十、预防

接种流感疫苗、水痘疫苗和麻疹疫苗对于预防相应病毒感染有一定效果，但免疫功能低下者禁用麻疹减毒活疫苗。口服 3、4、7 型腺病毒减毒活疫苗对预防腺病毒性肺炎有一定效果。早期较大剂量注射丙种球蛋白对于麻疹和水痘的发病有一定预防作用。应用含高滴度巨细胞病毒抗体免疫球蛋白被动免疫对预防巨细胞病毒性肺炎也有一定作用。对于流感病毒性肺炎、巨细胞病毒性肺炎、水痘-疱疹病毒性肺炎患者应予隔离，减少交叉感染。

第三节　外源性变应性肺泡炎

外源性变应性肺泡炎(extrinsic allergic alveolitis,EAA)也称为过敏性肺炎(hypersensitive pneumonitis,HP),是指易感个体反复吸入有机粉尘抗原后诱发的肺部炎症反应性疾病,以肺间质单核细胞性炎症渗出、细胞性细支气管炎和散在分布的非干酪样坏死性肉芽肿为特征性病理改变。各种病因所致 EAA 的临床表现相同,可以是急性、亚急性或慢性。临床症状的发展依赖于抗原的暴露形式、强度、时间,个体敏感性及细胞和体液免疫反应程度。急性期以暴露抗原后6~24 小时出现短暂发热、寒战、肌肉关节疼痛、咳嗽、呼吸困难和低氧血症,脱离抗原暴露后24~72 小时症状消失为临床特征。持续的抗原暴露将导致间质纤维化。

一、流行病学

随着对广泛存在的环境抗原的认识,以及更加敏感的诊断手段的出现,越来越多的 EAA 被认识和诊断,因此近来流行病学研究提示 EAA 是仅次于特发性间质纤维化和结节病的一种常见的间质性肺疾病。由于抗原暴露强度、频率和时间不一样,可能也存在疾病诊断标准不一致和认识不够的宿主因素,EAA 在不同人群的患病率差异很大。农民肺在苏格兰农业地区的患病率是 2.3%~8.6%;美国威斯康星州暴露于霉干草的人群中男性患病率是 9%~12%。芬兰农村人口的年发病率是 44/10 万,瑞典是 23/10 万。在农作工人中 EAA 症状的发生率远高于其他疾病。蘑菇工人中 20%严重暴露者有症状;嗜鸟者人群中估计的患病率是 0.5%~21%。一项爱鸽俱乐部人员的调查显示,鸽子饲养者肺(pigeon breeder's disease,PBD)的患病率是 8%~30%。有关化学抗原暴露的人群中 EAA 的流行病学资料很少。不同的 EAA,其危险人群和危险季节都不一样。农民肺发病高峰在晚冬和早春,患者多是男性农民,这与他们在寒冷潮湿气候下使用储存干草饲养牲口有关。PBD 没有明显的季节性,在欧洲和美国多发生于男性,而在墨西哥则多发生于女性。欧洲和美国的嗜鸟者肺主要发生于家里养鸟的人群,无明显的性别差异。日本夏季型 EAA 高峰期出现在日本温暖潮湿地区的 6~9 月,多发生于无职业的家庭妇女。

80%~95%的 EAA 患者都是非吸烟者,这可能是因为吸烟影响了血清抗体的形成,抑制肺的免疫反应,但是相关机制不是很清楚。虽然现吸烟者患 EAA 的可能性小,但也不绝对。

人群对 EAA 的易感性也不一样。除了与暴露因素有关外,也与宿主的易感性(遗传或获得)有关。虽然早期的研究没有证实 EAA 患者和无 EAA 的暴露人群中 HLA 表型的明显差异,但是有研究证实 PBD 患者和无症状的暴露人群及普通人群的 HLA-DR 和 HLA-DQ 表型存在差异。TNF-α 启动子在 PBD 患者较对照组增多,但是血清 TNF-α 水平无明显差异。

二、病因

许多职业或环境暴露可以引起 EAA,主要是这些环境中含有可吸入的抗原,包括微生物(细菌、真菌和它们的组成部分)、动物蛋白和低分子量化合物。最近研究提示,有些引起 EAA 的暴露抗原是混合物,疾病并不总是由单一抗原所致。根据不同的职业接触和病因,EAA 又有很多具体的疾病命名。农民肺是 EAA 的典型形式,是农民在农作中吸入霉干草中的嗜热放线菌或热吸水链霉孢子所致。表 2-2 列出了不同名称的 EAA 及相关环境抗原和可能的病因。在认识到 EAA 与职业环境或粉尘暴露的关系后,一些减少职业暴露的措施已经明显降低了许多职业环境中 EAA 的发生。虽然现在由于传统职业所致的 EAA 已经不如 20 多年前常见,但是新的环境暴露抗原和疾病还在不断被认识,尤其家庭环境暴露引起的 HP 是目前值得重视的问题,如暴露于宠物鸟(鸽子、长尾鹦鹉)、污染的湿化器、室内霉尘都可以引起 EAA,而且居住环境的暴露很难识别。北京朝阳医院确诊的 31 例 EAA 中,27 例(87.09%)是宠物饲养或嗜好者(鸽子 20 例,鹦鹉 2 例,猫 2 例,狗 2 例,鸡1 例),1 例是蘑菇种植者,1 例是制曲工,2 例为化学物质接触者(其中 1 例为染发剂,1 例为甲苯二异氰酸酯),另有 6 例(19.4%)为吸烟者。

三、发病机制

EAA 主要是吸入抗原后引起的肺部巨噬细胞-淋巴细胞性炎症并有肉芽肿形成,以 $CD8^+$ 淋巴细胞增生和 $CD4^+$ Th_1 淋巴细胞刺激浆细胞产生大量抗体尤其是 IgG 为特征。在暴露早期,以支气管肺泡灌洗液的 $CD4^+$ Th_1 细胞增加为主,但是之后多数病例是以 $CD8^+$ 细胞增加为主。巨噬细胞和 $CD8^+$ 毒性淋巴细胞参与的免疫机制还没有被完全阐明。

表 2-2 过敏性肺炎的常见类型和病因

疾病	抗原来源	可能的抗原
微生物		
农民肺	霉干草、谷物、饲料	嗜热放线菌
蔗尘肺	发霉的蔗渣	吸水链霉 嗜热放线菌
蘑菇肺	发霉的肥料	嗜热放线菌
空调/湿化器肺	污染的湿化器、空调、暖气系统	嗜热放线菌、青霉、克雷伯菌
夏季过敏性肺泡炎	室内粉尘	皮肤毛孢子菌
软木尘肺	发霉的软木塞	青霉
麦芽工人肺	污染的大麦	棒曲霉
乳酪工人肺	发霉的乳酪	青霉
温室肺	温室土壤	青霉
动物蛋白		
鸟饲养或爱好者肺(鸽子、鹦鹉)	鸟分泌物、排泄物、羽毛等	蛋白
鸡饲养者肺	鸡毛	鸡毛蛋白
皮毛工人肺	动物皮毛	动物皮毛
垂体粉吸入者肺	垂体后叶粉	后叶加压素
化学物质		
异氰酸酯	二异氰酸酯	变性蛋白

EAA 的急性期主要是吸入抗原刺激引起的巨噬细胞-淋巴细胞反应性炎症,涉及外周气道及其周围肺组织。亚急性期主要聚集的单核细胞成熟为泡沫样巨噬细胞,形成肉芽肿,但是在亚急性过程中,也形成包括浆细胞的淋巴滤泡,伴携带 CD40 配体的 $CD4^+Th_1$ 淋巴细胞增生,后者可以激活 B 细胞,提示部分抗体是在肺部局部形成。慢性期主要是间质纤维化。引起急性期、亚急性期和慢性期的免疫机制相互重叠。

(一)Ⅲ型免疫反应

早期认为 EAA 是由免疫复合物介导的肺部疾病,其理论依据:①一般于暴露后 2~9 小时开始出现 EAA 症状;②有血清特异沉淀抗体;③病变肺组织中发现抗原、免疫球蛋白和补体;④免疫复合物刺激细胞释放细胞因子增加,激活巨噬细胞释放细胞因子。

然而,进一步研究发现:①同样环境抗原暴露人群中,50%血清沉淀抗体阳性者没有发病,而且血清沉淀抗体与肺功能无关。②抗原吸入刺激后血清补体不降低。③抗原-抗体复合物介导的血管炎不明显。④EAA也可发生于低(无)免疫球蛋白血症患者。

(二)Ⅳ型(细胞)免疫反应

细胞免疫反应的特征是肉芽肿形成。EAA的肺组织病理学改变特点之一是淋巴细胞性肉芽肿性炎症。肉芽肿是亚急性期EAA的主要病理改变,而且抑制细胞免疫的制剂可以抑制肉芽肿性肺炎。抗原吸入后刺激外周血淋巴细胞重新分布到肺,局部淋巴细胞增生,以及淋巴细胞凋亡减少使得肺淋巴细胞增多。因此抗原刺激几天后,局部免疫反应转向为以 T 细胞为主的肺泡炎,淋巴细胞占 $60\% \sim 70\%$。在单核细胞因子(主要是 MIP-1)的激活下,幼稚巨噬细胞转化为上皮样细胞和多核巨细胞,形成肉芽肿。然而,这种单核细胞转化为多核巨细胞形成肉芽肿的生物学细节还不是很清楚。

(三)细胞-细胞因子

目前认识到 EAA 的发生需要反复抗原暴露、宿主对暴露抗原的免疫致敏、免疫反应介导的肺部损害。然而,涉及 EAA 免疫机制的细胞之间的交互作用还不是十分清楚。抗原吸入后,可溶性抗原结合到 IgG,免疫复合物激活补体途径,通过补体 C5 激活巨噬细胞,巨噬细胞被 C5 或活化抗原颗粒激活后,释放趋化因子,包括白介素-8(IL-8)、巨噬细胞炎症蛋白-1α(MIP-1α),调节激活正常 T 细胞激活性低分泌因子(RANTES)和细胞因子,包括 IL-1、IL-6、IL-12、肿瘤坏死因子-α(TNF-α)、转化生长因子(TGF-β)。首先趋化中性粒细胞,几个小时后趋化和激活循环 T 细胞及单核细胞移入肺脏。

IL-8 对淋巴细胞和中性粒细胞都有趋化性。MIP-1α 不仅对单核-巨噬细胞和淋巴细胞有趋化性,也促进 CD4$^+$ Th$_0$ 细胞转化为 Th$_1$ 细胞。IL-12 也促进 Th$_0$ 转化为 Th$_1$ 细胞。CD4$^+$ Th$_1$ 淋巴细胞产生 IFN-γ,促进肉芽肿形成。EAA 鼠模型证实 IFN-γ 是激活巨噬细胞发展形成肉芽肿的关键。IL-1 和 TNF-α 引起发热和其他急性反应,TNF-α 促进其他因子如 IL-1、IL-8 和 MIP-1 的产生,促进细胞在肺内的聚集、激活及肉芽肿形成。EAA 患者支气管肺泡灌洗液中可溶性 TNFR1、TNFR2 和 TNF-α 水平增高,同时肺泡巨噬细胞的 TNFR1 表达也增强,提示 TNF-α 及其受体在 EAA 的作用。IL-6 促进 B 细胞向浆细胞转化,并促进 CD8$^+$ 细胞成熟为毒性淋巴细胞。激活的肺泡巨噬细胞分泌 TGF-β,可以促进纤维化形成及血管生成。

巨噬细胞除了通过释放细胞因子产生作用外,还通过增强表达附着分子促进炎症反应。激活的巨噬细胞增强表达 CD80 和 CD86,激活的 T 细胞增强表达 CD28。CD80/86(也称之为 B-7)及其配体 CD28 是抗原呈递和 CD4$^+$ Th 细胞激活 B 细胞必需的共同刺激分子,阻止这种结合可以抑制鼠 HP 模型的炎症反应。内皮附着分子是炎症细胞进入肺组织的关键。激活的巨噬细胞不仅表达 CD18/11(ICAM-1的配体),也增强表达 ICAM-1。抑制 ICAM-1 可以阻止淋巴细胞聚集。

EAA 患者支气管肺泡灌洗液的自然杀伤细胞也增加,抗原暴露后肥大细胞增加,脱离抗原后 1~3 个月回到正常。大多数 EAA 的支气管肺泡灌洗液肥大细胞具有结缔组织特征,与纤维化有关,而不是黏液型,如哮喘患者。虽然 EAA 没有组胺相关的症状,但是肥大细胞也可能产生细胞因子,参与单核细胞、淋巴细胞的聚集和成熟,促进纤维化。EAA 早期支气管肺泡灌洗液包括玻璃体结合蛋白、纤维连接蛋白、前胶原Ⅲ多肽、前胶原Ⅲ多肽与肥大细胞相关。EAA 鼠模型及患者资料都显示支气管肺泡灌洗液的肥大细胞增加,而肥大细胞缺陷的鼠不发展成肺部炎症。

(四)其他

支气管肺泡灌洗显示致敏宿主暴露抗原后 48 小时内中性粒细胞在肺脏聚集,这可能是气道内免疫复合物刺激,补体旁路途径的激活和吸入抗原的内毒素效应或蛋白酶效应。这些因素造成的肺损伤促进肺的抗原暴露,促进免疫致敏和进一步的肺损害。有学者曾经通过热吸水链霉菌胞外蛋白酶诱发 EAA,48 小时内主要是中性粒细胞聚集,3 周后形成肉芽肿和慢性淋巴细胞性炎症。

吸烟和病毒感染也影响 EAA 肺炎的发展。现行吸烟者可以保护免得 EAA,而病毒感染可以增加患 EAA 的可能性。呼吸道合胞病毒和仙台病毒增加小鼠的 EAA 发生率。这可能涉及抗原提呈细胞或 T 细胞共同刺激分子的变化及肺泡巨噬细胞抑制炎症的能力降低。有些患者虽然已经暴露多年,但只是在最近的急性呼吸道感染后出现症状。鼠 EAA 模型显示呼吸道合胞病毒感染促进肉芽肿形成及 IL-8、IFN-γ 的产生。然而,其促进更加复杂的人类免疫反应机制发展的因素还不清楚。

只有不到 10% 的常规暴露人群发病,大多数暴露人群仅有正常的抗体反应。抗体单独存在不足以产生疾病,需要涉及 CD8$^+$ 细胞毒性淋巴细胞的迟发性变态反应的共同参与。CD8$^+$ 激活需要 T 细胞受体结合到抗原提呈细胞的Ⅰ类主要组织相容性复合体(MHC)分子上,但是试图联系 EAA 与Ⅰ类 MHC

分子的研究结果是不一致的。

总之,临床研究和动物实验结果提示 EAA 是易感个体受到环境抗原刺激后通过Ⅲ型和Ⅳ型免疫反应引起的肺慢性炎症伴肉芽肿形成,然而确切的免疫机制还不很清楚。此外,个体易感性差异、炎症吸收和纤维化的机制也不清楚。

四、病理改变

EAA 的特征性病理改变包括以淋巴细胞渗出为主的慢性间质性肺炎、细胞性细支气管炎(气道中心性炎症)和散在分布的非干酪样坏死性小肉芽肿,但是依发病形式和所处的疾病阶段不同,组织病理学改变也有各自的特点。

急性期的组织病理特点主要是肺泡间隔和肺泡腔内有淋巴细胞、肥大细胞、中性粒细胞、单核-巨噬细胞浸润。早期病变主要位于呼吸性细支气管周围,其后呈肺部弥散性改变。浸润的细胞大多数是淋巴细胞,聚集在肺泡腔内,多数淋巴细胞是 CD8$^+$ 的 T 细胞。常见中央无坏死的肉芽肿和多核巨细胞,可见局灶性闭塞性细支气管炎伴机化性肺炎样改变。

亚急性期主要组织学特点是非干酪样坏死性肉芽肿,是由上皮样组织细胞、多核巨细胞和淋巴细胞组成的一种松散的边界不清楚的小肉芽肿病变,通常单个存在于细支气管或邻近肺泡腔。肉芽肿一般于抗原暴露后 3 周左右形成,避免抗原接触后 3~4 个月内可消失。其次,组织学可见肺泡间隔,肺泡腔内有由淋巴细胞、浆细胞、肥大细胞等组成的炎性细胞渗出呈现时相一致的以细支气管为中心的非特异性间质性肺炎改变,虽然急性暴露后早期可以见到中性粒细胞,但是中性粒细胞和嗜酸性粒细胞通常不明显。急性期一般无纤维化改变。间质纤维化和蜂窝肺主要见于疾病晚期或慢性 EAA。Reyes 等对 60 例农民肺进行病理研究发现,间质性肺炎占 100%,肉芽肿占 70%,机化性肺炎占 65%,间质纤维化占 65%,泡沫样细胞占 65%,外源性异物占 60%,孤立巨细胞占 53%,细支气管炎占 50%,闭塞性细支气管炎伴机化性肺炎占 10%~25%。

慢性 EAA 或停止抗原暴露后数年,细支气管炎和肉芽肿病变可能消失,仅遗留间质性炎症和纤维化或伴蜂窝肺样改变,这种间质纤维化可能是气道中心性,与普通型间质性肺炎难以鉴别。因此,EAA 可能代表一部分病理证实的非特异性间质性肺炎、闭塞性细支气管炎伴机化性肺炎、普通型间质性肺炎。

引起 EAA 的环境也含有革兰阴性杆菌内毒素尘埃,急性暴露后出现发热和咳嗽;慢性暴露引起支气管炎和肺气肿。这种混合暴露的结果是工人可以患 EAA 也可以患 COPD,或二者都有。

五、临床表现

急性形式是最常见和具有特征的表现形式。一般在明确的职业或环境抗原接触后 2~9 小时开始出现"流感"样症状,如畏寒、发热、全身不适,伴胸闷、呼吸困难和咳嗽,症状于 6~24 小时最典型。两肺底部可闻及细湿啰音或细小爆裂音,偶可闻及哮鸣音。反应强度或临床表现与吸入抗原的量及暴露时间有关。如果脱离抗原接触,病情可于 24~72 小时内恢复;如果持续暴露,接触和症状发作的关系可能不明显。反复急性发作导致几周或几个月内逐渐出现持续进行性发展的呼吸困难伴咳嗽,表现为亚急性形式。

慢性形式是由长期暴露于低强度抗原所致,也可以是反复抗原暴露导致急性或亚急性反复发作后的结果。主要表现为隐匿性发展的呼吸困难伴咳嗽、咳痰及体重减轻。肺底部可以闻及吸气末细小爆裂音,少数有杵状指。晚期有发绀、肺动脉高压及右心功能不全征象。

20%~40%的慢性 EAA 患者表现为慢性支气管炎的症状,如慢性咳嗽伴咳痰,有些甚至在普通胸部X线上不能发现肺实质的病变。病理学研究证实了农民肺存在支气管炎症。嗜鸽者也经常表现为支气管炎的症状及黏液纤毛清除系统功能降低。因为多数 EAA 患者是非吸烟者,没有其他可解释其慢性支气管炎的原因,因此,这可能是 EAA 本身的结果,与慢性 EAA 的气道高反应性相关。

六、胸部影像学

(一)胸部 X 线

急性形式主要表现为以双侧中、下肺野分布为主的弥散性分布的边界不清的小结节影,斑片磨玻璃影或伴实变(图 2-1,图 2-2),病变倾向于下叶肺。在停止抗原暴露后 4~6 周急性期异常结节或磨玻璃影可以消失,因此急性发作缓解后的胸片可以无异常。影像学变化与症状的关系不明显。

亚急性形式主要表现为细线条和小结节形成的网结节影(图 2-3)。慢性形式主要表现为以上、中肺野分布为主的结节、粗线条或网状影(图 2-4),疾病晚期还有肺容积减小、纵隔移位、肺大疱形成或蜂窝肺。一些病例表现急性、亚急性和慢性改变的重合。罕见的异常包括胸腔积液,胸膜肥大,肺部钙化、空洞、不张、局限性阴影(如钱币样病变或肿块)以及胸内淋巴结增大。

(二)胸部 CT/高分辨率 CT

急性形式的胸部高分辨率 CT 表现为大片状或斑片性磨玻璃样变和气腔实

变阴影,内有弥散性分布的边界难以区分的小结节影,直径<5 mm,沿小叶中心和细支气管周围分布;斑片性磨玻璃样变和肺泡过度充气交错形成马赛克征象。

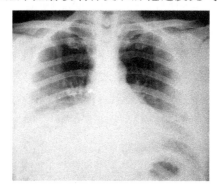

图 2-1　急性期 EAA

胸部 X 线示双肺弥散性分布斑片性磨玻璃影,下叶肺及外周分布为主

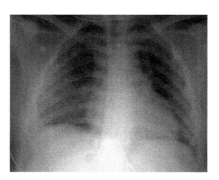

图 2-2　胸部 X 线示双下肺磨玻璃影

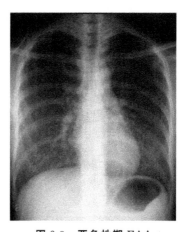

图 2-3　亚急性期 EAA

胸部 X 线示双肺弥散性分布的边界不清的小结节影,以中下叶肺明显

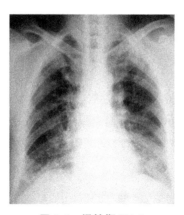

图 2-4　慢性期 EAA

胸部 X 线示双肺弥散性分布的网结节影,下肺磨玻璃影

亚急性形式主要显示弥散性分布的边界不清的小结节影沿小叶中心和细支气管周围分布,这些结节代表细支气管腔内肉芽组织或细胞性细支气管周围炎症。细支气管炎引起支气管阻塞,进而引起气体陷闭,形成小叶分布的斑片样过度充气区。

慢性形式主要表现为小叶间隔和小叶内间质不规则增厚,蜂窝肺伴牵拉性支气管或细支气管扩张和肺大疱;间或混有斑片性磨玻璃样变。蜂窝肺见于50%的慢性 EAA。肺气肿主要见于下肺野,见于亚急性和慢性非吸烟者,可能与细支气管炎或阻塞有关。这种改变类似于特发性间质纤维化,不同的是前者的纤维化一般不影响肋膈角。轻度反应性纵隔淋巴结增大也比较常见。

七、辅助检查

(一)血液检查

急性 EAA 的外周血白细胞(中性粒细胞)一过性和轻度增高,血沉、C 反应蛋白也经常升高,外周血嗜酸性粒细胞和血清 IgE 正常。一些 EAA 患者血清可以检测到针对特异性抗原的沉淀抗体(IgG、IgM 和 IgA)。由于抗原准备尚没有标准化,因此很难确认阴性的意义,除非抗原用 EAA 患者或非 EAA 患者血清检验过。因此,商品 EAA 抗体组合试验阴性不能除外 EAA 的诊断。但是血清特异性沉淀抗体阳性也见于无症状的抗原接触者,如30%～60%的无症状饲鸽者存在对鸽子抗原的抗体;2%～27%的农民的血清存在抗 M.Faeni 抗体。此外,停止暴露后血清沉淀抗体会消失,在停止抗原暴露后6年,50%的农民肺患者血清抗体转阴;50%的 PBD 或嗜鸟者肺患者在停止抗原暴露后2～3年血清沉淀抗体转阴。因此,这种特异性抗体的存在只说明有变应原接触史,并无诊断特异性,反过来抗体阴性也不能排除诊断。

(二)肺功能试验

疾病早期可能仅表现为弥散功能障碍、肺泡-动脉血氧分压差($P_{A-a}O_2$)增加和运动时低氧血症,随着疾病进展出现限制性通气功能障碍,肺容积降低,气流速度正常或增加,肺弹性回缩增加。也可以有轻度气道阻塞和气道阻力增加,这可能与细支气管炎或肺气肿有关。20%～40%的 EAA 患者存在非特异性气道高反应性。5%～10%的 EAA 患者临床有哮喘发作。停止抗原暴露后,气道高反应性和哮喘减轻。北京朝阳医院的资料分析显示 31 例 EAA 患者中,92.9%有一氧化碳弥散量降低,85.2%有小气道病变,72.4%有限制性通气功能障碍,50%有低氧血症,36.7%出现呼吸衰竭。

(三)支气管肺泡灌洗

当支气管肺泡灌洗距离最后一次暴露超过 5 天,40%～80%的患者支气管肺泡灌洗液中 T 细胞数呈 2～4 倍的增加,尤其是 $CD8^+$ 细胞增加明显,导致 $CD4^+/CD8^+<1$ 或正常,但是有时 $CD4^+/CD8^+>1$ 或正常。这可能与暴露的形式、疾病的形式(急性或慢性)、支气管肺泡灌洗离最后一次暴露的时间有关,有些研究提示支气管肺泡灌洗液中 $CD8^+$ 细胞的增加与间质纤维化相关。支气管肺泡灌洗液中以 $CD4^+$ 细胞为主见于 EAA 的纤维化阶段。许多 $CD8^+$ 细胞表达 CD57(细胞毒性细胞的标记)和 CD25(IL-2 受体)及其他活性标记,当抗原暴露持续存在,这些活性标记细胞增加。支气管肺泡灌洗液中的淋巴细胞与持续的抗原暴露有关,不提示疾病和疾病的预后。此外,肺泡巨噬细胞也呈激活状态。当在暴露后 48 小时内进行支气管肺泡灌洗,或吸入抗原后的急性期支气管肺泡灌洗液中的中性粒细胞比例可以呈中度增加,表现为一过性的中性粒细胞性肺泡炎。肥大细胞时有增加。

八、诊断与鉴别诊断

根据明确的抗原接触史、典型的症状发作及与抗原暴露的明确关系、胸部影像学和肺功能的特征性改变、支气管肺泡灌洗检查显示明显增加的淋巴细胞(通常淋巴细胞>40%和 $CD4^+/CD8^+<1$)可以做出明确的诊断。经支气管镜肺活检取得的合格病理资料将进一步支持诊断,一般不需要外科肺活检。

由于抗原制备没有标准化,含有非特异成分,因此用可疑抗原进行的皮肤试验不再具有诊断价值。特异性抗原吸入激发试验难以标准化,并且有一定的危险性,也不常规采用。表 2-3 列出了建立外源性变应性肺泡炎诊断的主要标准和次要标准,如果满足 4 个主要标准和 2 个次要标准或除外结节病、特发性间质纤维化等,EAA 诊断可以确定。有时组织学提示 EAA 而胸部 X 线片正常。正常高分辨率 CT 降低了急性或慢性 EAA 的可能,但是两次急性发作之间的高分辨率 CT 可能正常。正常支气管肺泡灌洗液也有利于排除 EAA。

表 2-3　建立外源性变应性肺泡炎的诊断标准

主要诊断标准	次要诊断标准
EAA 相应的症状(发热、咳嗽、呼吸困难)	两肺底吸气末爆裂音
特异性抗原暴露(病史或血清沉淀抗体)	一氧化碳弥散量降低
EAA 相应的胸部 X 线或高分辨率 CT 改变(细支气管中心小结节影,斑片性磨玻璃影间或伴实变,气体陷闭形成的马赛克征象等)	低氧血症
支气管肺泡灌洗液淋巴细胞增加,通常>40%(如果进行了支气管肺泡灌洗)	
相应的组织病理学变化(淋巴细胞渗出为主的间质性肺炎、细支气管炎、肉芽肿)(如果进行了活检)	
自然暴露刺激阳性反应(暴露于可疑环境后产生相应症状和实验室检查异常)或脱离抗原接触后病情改善	

急性 EAA 需要与感染性肺炎(病毒、支原体等)进行鉴别,另外也需要与职业性哮喘进行鉴别。慢性 EAA 需要与各种其他原因所致的间质性肺炎、结节病和肺结核进行鉴别。需要与 EAA 进行鉴别的疾病列于表 2-4。

表 2-4　EAA 不同阶段的鉴别诊断

急性

　A.急性气管-支气管炎,支气管炎,肺炎

　B.急性内毒素暴露

　C.有机粉尘毒性综合征

　D.变应性支气管肺曲霉病

　E.反应性气道功能障碍综合征

　F.肺栓塞

　G.吸入性肺炎

　H.隐源性机化性肺炎

　I.间质性肺病

亚急性

　A.反复肺炎

B.变应性支气管肺曲霉病

C.肉芽肿性肺疾病

D.感染:结核、真菌

E.铍病

F.硅沉着病

G.滑石沉着病

H.朗格汉斯细胞组织细胞增生症

I.Churg-Strauss综合征

J.韦格纳肉芽肿

K.结节病

慢性

A.特发性间质纤维化

B.COPD合并间质纤维化

C.支气管扩张

D.鸟胞内复合体分枝杆菌肺疾病

九、治疗

根本的预防和治疗措施是脱离或避免抗原接触。改善作业卫生、室内通风和空气污染状况,降低职业性有机粉尘和环境抗原的吸入可以有效预防EAA的发生。单纯的轻微呼吸道症状在避免抗原接触后可以自发缓解,不必特殊治疗。但对于急性重症和慢性进展的患者则需要使用糖皮质激素,其近期疗效是肯定的,但是其远期疗效还没能确定。急性重症伴有明显的肺部渗出和低氧血症,经验性使用泼尼松30~60 mg/d,1~2周或直到临床、影像学和肺功能明显改善后减量,疗程4~6周。亚急性经验性使用泼尼松30~60 mg/d,2周后逐步减量,疗程3~6个月。如果是慢性,维持治疗时间可能需要更长。

十、预后

如果在永久性影像或肺功能损害出现之前完全脱离抗原暴露,EAA的预后很好。但是如果持续暴露,10%~30%会进展成弥漫性肺间质纤维化、肺源性心脏病,甚至死亡。农民肺的病死率是0~20%,与发作的次数相关。虽然急性大量暴露导致死亡的报告也有几例,但是死亡多发生于症状反复发作5年以上者。预后与EAA的形式或抗原的种类不同、暴露的性质不同有关。长期低水平暴露似乎与不良预后有关,而短期间歇暴露的预后较好。如在美国和欧洲的 PBD 有好的预后,而墨西哥的 PBD 预后较差,5 年病死率达 30%。不幸的是许多慢性 EAA 表现间质纤维化和肺功能异常,停止暴露后也只能部分缓解,因此早期诊断 EAA,脱离或避免抗原的接触是改善预后的关键。

第四节　肺泡蛋白沉着症

肺泡蛋白沉着症(pulmonary alveolar proteinosis,PAP)是一种以肺泡内有不可溶性磷脂蛋白样物质沉积为特点的弥散性肺部疾病,原因至今未明。其临床症状主要表现为气短、咳嗽和咳痰。胸部 X 线呈双肺弥散性肺部浸润阴影。病理学检查以肺泡内充满过碘酸-希夫反应(periodic acid Schiff reaction,PAS)染色阳性的磷脂蛋白样物质为特征。该病由 Rosen 于1958 年首次报道。肺泡蛋白沉着症可分为原发性或特发性(约占 90%)、继发性(<10%)和先天性(2%)。

一、发病机制

肺泡蛋白沉着症的发病机制尚不完全清楚,电镜观察发现肺泡蛋白样沉积物和全肺灌洗物在结构上与由 II 型肺泡上皮细胞分泌的含有层状体的肺泡表面活性物质非常相似,提示肺泡蛋白沉积物可能与肺泡表面活性物质代谢障碍有关。目前,大多数证据表明肺泡蛋白沉积物是由于肺泡表面活性物质清除障碍所致,而不是因产生过多。正常情况下肺泡表面活性物质的产生与清除是一个复杂的动态过程,肺泡 II 型上皮细胞不仅合成和分泌肺泡表面活性物质,而且还与肺泡巨噬细胞一同参与肺泡表面活性物质的清除。当某些因素导致肺泡巨噬细胞和肺泡 II 型细胞功能发生改变,肺泡表面活性物质的清除能力降低,从而引发了表面活性物质在肺泡内的沉积。

(一)特发性 PAP

特发性肺泡蛋白沉着症患者体内存在粒细胞巨噬细胞集落刺激因子(granulo-cyte-macrophage colony stimulating factor,GM-CSF)中和抗体,导致维持肺泡巨噬细胞功能的 *GM-CSF* 不足,肺泡巨噬细胞功能出现障碍,不能有效清除肺泡表面活性物质。

1994年Dranoff等发现在去除*GM-CSF*基因的小鼠肺泡有蛋白样物质沉积,其病理表现与人类PAP相似。之后有许多学者对此进行了研究。目前已证实*GM-CSF*基因敲除小鼠肺泡巨噬细胞功能存在缺陷,表现在细胞直径变大、吞噬功能降低、表面活性物质代谢能力降低,细胞表面的整合素、Toll样受体-2、Toll样受体-4和黏附分子的表达降低,细胞因子(IFN-γ、前列腺素E_2、TNF-α、IL-6、IL-18、白三烯-C、白三烯-D、白三烯-E4)产生下降。给*GM-CSF*基因敲除小鼠吸入GM-CSF可以逆转肺部PAP病变,提示GM-CSF在PAP发病机制中起重要作用。

在人类,GM-CSF与特发性肺泡蛋白沉着症之间的关系也已被许多研究所证实。1996年Seymour及其同事首先报道了用GM-CSF成功治疗特发性肺泡蛋白沉着症的案例,并发现特发性肺泡蛋白沉着症患者的疗效与给予GM-CSF的剂量存在着一定相关性,提示特发性肺泡蛋白沉着症患者体内存在着相对GM-CSF不足。通过进一步的研究,Kitamura及其同事发现,在11名特发性肺泡蛋白沉着症患者的支气管肺泡灌洗液和5名患者的血清中存在抗GM-CSF的IgG型中和抗体,但是在继发性PAP、健康对照者以及其他肺部疾病的血清和支气管肺泡灌洗液中均未发现GM-CSF抗体的存在。随后克利夫兰临床医学中心进行了系列研究,在40例特发性肺泡蛋白沉着症患者的支气管肺泡灌洗液和血清中均检测到抗GM-CSF中和性抗体存在,其中血清最低滴度为1:400,最高滴度为1:25 600,而正常健康者中最高滴度仅为1:10。当血清滴度的cut-off值为1:400时,对特发性肺泡蛋白沉着症的敏感性为100%,特异性为100%。20例支气管肺泡灌洗液标本中均存在抗GM-CSF抗体,并且滴度均不低于1:100,而正常健康者和其他肺部疾病者均未检测到此抗体,这提示特发性肺泡蛋白沉着症患者出现的相对GM-CSF不足是由于体内中和抗体的存在。

(二)先天性PAP

肺泡表面活性物质相关蛋白B(*SP-B*)基因突变已被证实与先天性肺泡蛋白沉着症有关,目前,已经证实*SP-B*基因至少存在2个突变位点,一个是第121位碱基C被3个碱基GAA所替代,另一个是第122位点上缺失了一个碱基T,两种基因突变均可导致肺泡表面活性物质中*SP-B*缺失,但先天性肺泡蛋白沉着症的临床表现差异很大,提示可能还有其他位点或新的*SP*基因突变参与。另外GM-CSF/IL-3/IL-5受体βc链缺陷,导致GM-CSF不能与其受体结合也是先天性PAP的原因之一。

(三)继发性PAP

某些感染、理化因素和矿物粉尘吸入,如白消安、苯丁酸氮芥、矽尘和铝尘等可能与肿泡蛋白沉着症有关,另外有些疾病特别是血液系统恶性肿瘤,如髓细胞性白血病、淋巴瘤、Fanconi 贫血以及 IgG 型免疫球蛋白病等也可发生肺泡蛋白沉着症。其发病机制目前尚不完全清楚,可能与上述状态下,导致肺泡巨噬细胞功能受损有关。

总之,肺泡蛋白沉着症的发病机制目前尚不完全清楚,上述任何一种病因均不能完全解释所有病例,需要今后进一步研究。

二、病理表现

(一)肉眼观察

肺大部呈实变,胸膜下可见弥散性黄色或灰黄色小结节或小斑块,结节直径由数毫米到 2 cm 不等,切面可见黏稠黄色液体流出。如不合并感染,胸膜表面光滑。

(二)光镜检查

肺泡及细支气管腔内充满无形态的、PAS 染色阳性的富磷脂物质。肺泡间隔正常或肺泡隔数目增多,但间隔内无明显的纤维化。肺泡腔内除偶尔发现巨噬细胞外无炎症表现(图 2-5)。

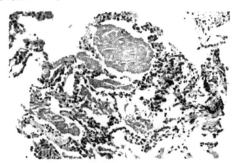

图 2-5　肺泡及细支气管腔内充满无形态的 PAS 染色阳性物质

(三)电镜检查

肺泡腔内碎片中存在着大量的层状结构,由盘绕的 3 层磷脂构成,其结构类似肺泡表面活性物质。

三、临床表现

本病发病率约为 0.37/10 万,患病率约为 3.7/100 万。男性多于女性,男女比约 2.5：1,任何年龄均可发病,但 30～50 岁的中年人常见,平均 40 岁,约占病例数的 80%。3/4 的患者有吸烟史。

本病的临床表现差异很大,有的可无任何临床症状,仅在体检时发现,此类约占 1/3;约有 1/5 的患者则以继发性肺部感染症状为首发表现,有咳嗽、发热、胸部不适等;另有约 1/2 的患者隐匿起病,表现为咳嗽、呼吸困难、乏力,少数病例可有低热和咯血,呼吸道症状与肺部病变受累范围有一定关系。体格检查一般无特殊阳性发现,肺底有时可闻及少量捻发音,虽然呼吸道症状与肺部病变受累范围有关,但临床体征与胸部 X 线表现不平衡是本病的特征之一。重症患者可出现发绀、杵状指和视网膜斑点状出血。极少数病例可合并肺源性心脏病。

肺泡蛋白沉着症患者合并机会性感染的概率较大,为 15% 左右,除了常见的致病菌外,一些特殊的病原菌如奴卡菌属、真菌、组织胞浆菌、分枝杆菌及巨细胞病毒等较为常见。

四、X 线和 CT 表现

常规的胸部 X 线表现为双肺弥散性细小的羽毛状或结节状浸润影,边界模糊,并可见支气管充气征。这些病变往往在肺门区密度较高,外周密度较低,酷似心源性肺水肿。病变一般不发生钙化,也不伴有胸膜病变或肺门及纵隔淋巴结肿大。

胸部 CT 检查,尤其高分辨率 CT 可呈磨玻璃状和(或)网状及斑片状阴影,可为对称性或不对称性,有时可见支气管充气征。病变与周围肺组织间常有明显的界限且边界不规则,形成较特征性的"地图样"改变。病变部位的小叶内间隔和小叶间间隔常有增厚,表现为多角形态,称为"疯狂的堆砌"(图 2-6)。

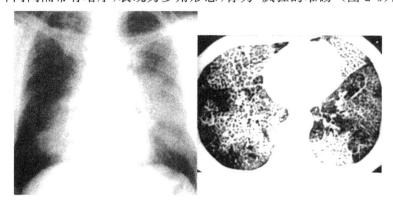

图 2-6 肺泡蛋白沉积症患者的胸部 X 线和胸部 CT 表现

五、实验室检查

(一)血常规

多数患者血红蛋白含量正常,仅少数轻度增高,白细胞计数一般正常。血沉正常。

(二)血生化检查

多数患者的血清乳酸脱氢酶(lactate dehydrogenase,LDH)明显升高,而其特异性同工酶无明显异常。一般认为血清 LDH 升高与病变程度及活动性有关,其升高的机制可能与肺泡巨噬细胞和肺泡Ⅱ型上皮细胞死亡的增多有关,少数患者还可有球蛋白的增高,但无特异性。近年来,有学者发现肺泡蛋白沉着症患者血清中肺泡表面活性物质相关蛋白 A(SP-A)和肺泡表面活性物质相关蛋白 D(SP-D)较正常人升高明显,但 SP-A 在特发性间质纤维化、肺炎、肺结核和弥漫性泛细支气管炎患者也有不同程度地升高,而 SP-D 仅在特发性间质纤维化、PAP 和结缔组织并发的肺间质纤维化患者中明显升高,因此,对不能进行支气管镜检查的患者,行血清 SP-A 和 SP-D 检查可有一定的诊断和鉴别诊断意义。

(三)痰检查

虽然早在 20 世纪 60 年代就有学者发现 PAP 患者痰中 PAS 染色阳性,但由于其他肺部疾病(如慢性支气管炎、支气管扩张、肺炎)和肺癌患者的痰液也可出现阳性,加之 PAP 患者咳痰很少,故痰检查在 PAP 患者的使用受到很大限制。近年来,有学者报道,在 PAP 患者痰中 SP-A 浓度较对照组高出约400倍,此对照组包括慢性支气管炎、支气管哮喘、肺气肿、特发性间质纤维化、肺炎和肺癌患者,提示痰 SP-A 检查在肺部鉴别诊断中有一定意义,但需进一步研究证实。

(四)GM-CSF 抗体检测

特发性 PAP 患者血清和支气管肺泡灌洗液中均可检测到抗 GM-CSF 抗体,而在先天性 PAP、继发性 PAP 及其他肺疾病中无此抗体存在,因此对临床诊断有实用价值,但目前尚无商品化的试剂盒。

(五)支气管肺泡灌洗液检查

典型的支气管肺泡灌洗液呈牛奶状或泥浆样。肺泡蛋白沉积物的可溶性很低,一般放置20 分钟左右即可出现沉淀。支气管肺泡灌洗液检查的细胞分类对 PAP 诊断无帮助。支气管肺泡灌洗液中可以巨噬细胞为主,也可以淋巴细胞为主,CD4/CD8 比值可以增高也可降低。支气管肺泡灌洗液的生化检查如 SP-A、SP-D 可明显升高。将支气管肺泡灌洗液加福尔马林离心沉淀后用石蜡包埋,进行病理切片检查,可见独特的组织学变化:在弥散性的嗜酸颗粒的背景中,可见大的、无细胞结构的嗜酸性小体;PAS 染色阳性,而奥星蓝染色及粘蛋白卡红染色阴性。

(六)肺功能

可呈轻度的限制性通气功能障碍,表现为肺活量和功能残气量的降低,但肺弥散功能降低最为显著,可能与肺泡腔内充满蛋白样物质有关。动脉血气分析示动脉血氧分压和氧饱和度降低,动脉血二氧化碳分压也因代偿性过度通气而降低。Martin 等报道 PAP 患者吸入纯氧时测得的肺内分流可高达 20%,较其他弥散性肺间质纤维化患者明显升高。

(七)经支气管镜肺活检和开胸肺活检

病理检查可发现肺泡腔内有大量无定型呈颗粒状的嗜酸性物质沉积,PAS 染色阳性,奥星蓝染色及粘蛋白卡红染色阴性。肺泡间隔可见轻度反应性增厚和肺泡 II 型上皮细胞的反应型增生。但由于经支气管镜肺活检的组织较小,病理阴性并不能完全排除该病。

六、诊断

由于肺泡蛋白沉着症患者的症状不典型,故诊断主要依据胸部 X 线检查和支气管肺泡灌洗或经支气管镜肺活检。PAP 的胸部 X 线表现需与肺水肿、肺炎、肺毛霉菌病、结节病、结缔组织疾病相关的间质性肺病、硅沉着病、肺孢子菌肺炎及特发性间质纤维化等相鉴别。支气管肺泡灌洗和经支气管镜肺活检是目前诊断 PAP 的主要手段。如支气管肺泡灌洗液外观浑浊,呈灰黄色,静置后可分层,则提示有 PAP 可能。光镜下若见到大量无定型、嗜酸性碎片,PAS 染色阳性,而奥星蓝染色及粘蛋白卡红染色阴性,则可明确诊断。经支气管镜肺活检组织若见到典型病理表现也可明确诊断。血清和支气管肺泡灌洗液中抗 GM-CSF 抗体检查对特发性肺泡蛋白沉着症有诊断价值。

七、治疗

由于部分肺泡蛋白沉着症患者的肺部浸润可以自行缓解,因此,对于症状轻微或无临床症状的患者,可以不马上进行治疗。适当观察一段时间,当患者症状明显加重或患者不能维持正常活动时,可以考虑进行治疗。

(一)药物治疗

对于症状轻微或生理功能损害较轻的患者,可以考虑使用溶解黏液的气雾剂或口服碘化钾治疗,但效果均不可靠。有人曾试用胰蛋白酶雾化吸入,虽然可使部分患者症状有所改善,但体外试验发现胰蛋白酶并不能消化肺泡蛋白沉着症患者的肺泡内沉积物。加之胰蛋白酶雾化吸入疗程长,可引起支气管痉挛、发热、胸痛、支气管炎等不良反应,因而逐渐被临床放弃。糖皮质激素对肺泡蛋白沉着症无治疗作用,而且由于本病容易合并感染,糖皮质激素的使用可能会促进继发感染,所以临床上不提倡使用糖皮质激素。

(二)全肺灌洗

全肺灌洗是治疗肺泡蛋白沉着症最为有效的方法。虽然到目前为止尚无随机对照研究,但有足够的证据表明全肺灌洗可以改善患者的症状、运动耐受能力,提高动脉血氧分压,降低肺内分流,改善肺功能。近年来还有学者证实全肺灌洗可以改善肺泡巨噬细胞功能,降低机会性感染的发病率。

全肺灌洗的适应证:只要患者诊断明确,日常活动受到明显限制,均可认为具有全肺灌洗的指征。Rogers 等提出的指征:①诊断明确;②分流率＞10％;③呼吸困难等症状明显;④显著的运动后低氧血症。

全肺灌洗需在全身麻醉下进行,患者麻醉后经口插入双腔气管插管,在双腔管的位置正确后,分别向支气管内套囊(一般位于左主支气管内)和气管套囊内充气,以确保双侧肺完全密闭。然后用100％的纯氧给双肺通气至少 20 分钟,以洗出肺泡内的氮气。患者可取平卧位,也可取侧卧位。用 100％的纯氧给双肺通气 20 分钟后,在呼气末夹闭待灌洗侧肺的呼吸通路,接通灌洗通路,以100 mL/min左右的速度向肺内注入加温至 37 ℃的生理盐水,当肺内充以相当于功能残气量的生理盐水后,再滴入相当于肺总量(通常为 500～1 200 mL)的盐水,然后吸出同等量的肺灌洗液。这个过程反复进行,直至流出液完全清亮,总量一般为 10～20 L。灌洗结束前,应将患者置于头低脚高位进行吸引。

在进行全肺灌洗过程中应密切监测患者的血压、血氧饱和度及灌洗肺的液体平衡。一侧肺灌洗之后,是否立即行对侧肺灌洗,需取决于患者的当时情况。如果患者情况不允许,可于 2～3 天后再行另一侧肺灌洗。

全肺灌洗的主要优点是灌洗较为彻底,患者可于灌洗后 48 小时内症状和生理指标得到改善,一次灌洗后可以很长时间不再灌洗。其缺点是所需技术条件较高,具有一定的危险性。

全肺灌洗的主要并发症:①肺内分流增加,影响气体交换;②灌注的生理盐水流入对侧肺;③低血压;④液气胸;⑤支气管痉挛;⑥肺不张;⑦肺炎等。

(三)经纤维支气管镜分段支气管肺泡灌洗

经纤维支气管镜分段支气管肺泡灌洗具有安全、简便、易推广使用、可反复进行以及患者易接受等优点。有学者对 7 例肺泡蛋白沉着症的患者进行了经纤维支气管镜分段支气管肺泡灌洗,除 1 例效果不好改用全肺灌洗外,其余 6 例的临床症状均明显好转,劳动耐力增加,肺部浸润影明显减少,肺一氧化碳弥散量由治疗前的 54.23%±15.81% 上升到 90.70%±17.95%,动脉血氧分压由治疗前的 6.95 kPa±0.98 kPa 上升到 10.52 kPa±0.73 kPa。灌洗液一般采用无菌温生理盐水。每次灌洗时,分段灌洗一侧肺,每一肺段或亚段每次灌入温生理盐水 100~200 mL,停留数秒钟后以适当负压将液体吸出,然后反复进行 2~3 次,再进行下一肺段灌洗。全肺灌洗液总量可达 2 000~4 000 mL。每次灌洗前应局部给予少量 2% 利多卡因以减轻刺激性咳嗽,吸引时可拍打肺部或鼓励患者咳嗽,以利于液体咳出。由于整个灌洗过程较长,可给予患者鼻导管吸氧。灌洗后肺部常有少量细湿啰音,第 2 天常可自动消失。必要时可适当使用口服抗生素,以预防感染。经纤维支气管镜分段支气管肺泡灌洗与全肺灌洗相比,前者对肺泡蛋白沉积物的清除不及后者,因而常需反复多次灌洗。

(四)GM-CSF 疗法

到目前为止 GM-CSF 治疗特发性肺泡蛋白沉着症例数最多的一组报道来源于美国克利夫兰临床医学中心,他们于 2004 年应用重组人 GM-CSF 对 25 例特发性肺泡蛋白沉着症患者进行了治疗研究,有 21 例完成了治疗方案。结果显示:9 例(43%)无效,12 例(57%)有效。在有效组中,所有患者胸部 X 线片评分均有改善,肺总量平均增加了 0.9 L,一氧化碳弥散量平均提高了 5 mL/(min·mmHg),平均肺泡-动脉血氧分压差降低了 2.7 kPa,在 5 μg/(kg·d)皮下注射剂量下,GM-CSF 疗法总体耐受良好,局部红斑和硬结的发生率为 36%,1 例出现了嗜中性粒细胞计数减少,但停药后嗜中性粒细胞计数数天恢复。没有使用 GM-CSF 出现迟发性反应报道。

综合国外现有资料,GM-CSF 治疗特发性肺泡蛋白沉着症总有效率为 50% 左右,并且存在着剂量递增现象(有些患者需要在加大剂量情况下,才能取得临床疗效),剂量从 5~18 μg/(kg·d)不等,疗程 3~12 个月。有个别报道应用 GM-CSF 吸入治疗特发性肺泡蛋白沉着症的案例。

虽然 GM-CSF 治疗特发性肺泡蛋白沉着症取得了一定的疗效,但仍然有一些重要的问题,如 GM-CSF 的合适剂量是多少、疗程多长、GM-CSF 剂量与抗体的滴度有何相关性,以及给予 GM-CSF 的途径等没有解决,故这种新疗法的疗效尚需更多临床试验证实。

(五)血浆置换

血浆置换可以去除血液中各种分子,包括抗体、冷球蛋白、免疫复合物,因此该方法被用在自身免疫性疾病的治疗中。特发性肺泡蛋白沉着症患者由于体内存在 GM-CSF 抗体,理论上说,可以进行血浆置换,目前仅有 1 例报道。特发性肺泡蛋白沉着症患者应用血浆置换后抗体滴度从 1∶6 400 下降到 1∶400,同时伴随胸部影像学和氧合的改善。如果今后有更多的临床病例证实该方法有效,将为特发性肺泡蛋白沉着症的治疗提供另一条途径。

(六)基因治疗

由于肺泡蛋白沉着症可能与 *SP-B* 基因突变、*GM-CSF* 表达低下以及 GM-CSF/IL-3/IL-5 受体 β 链缺陷等有关,因而存在着基因治疗的可能性。目前已有学者将正常 *SP-B* 基因、*GM-CSF* 基因通过病毒载体转入动物体内,并且成功表达,今后能否用于临床治疗尚需进一步研究。

八、预后

20%～25%的肺泡蛋白沉着症患者可以自行缓解,大部分患者需要进行治疗。支气管肺泡灌洗使肺泡蛋白沉着症患者的预后有了明显改善。有 60%的患者经灌洗治疗后,病情可以改善或痊愈。有少数患者尽管反复灌洗,病情仍呈进行性发展,最终可发展为肺间质纤维化。影响肺泡蛋白沉着症预后的另一重要因素是肺部继发感染,由于肺泡蛋白沉着症患者肺泡巨噬细胞功能障碍、肺泡表面活性物质异常,导致下呼吸道防御功能降低及肺泡腔内蛋白样物质沉积易于细菌生长等因素共同存在,使得肺泡蛋白沉着症患者发生肺部感染,尤其是机会性感染的概率大大增加,是导致死亡的重要因素。

第五节　睡眠呼吸暂停低通气综合征

一、概述

睡眠呼吸暂停综合征(sleep apnea syndrome,SAS)是指各种原因导致的睡眠状态时发生的呼吸暂停和(或)低通气,引起低氧血症、高碳酸血症及睡眠结构紊乱,进而产生一系列病理生理改变的临床综合征。SAS 是发病率较高且具有一定潜在危险的疾病。SAS 多出现在中年以后,患病率为 2%～4%,男性多于女性,女性多发生于绝经期后。患病率随着年龄增加而增高,老年人口可达到

22%～24%,儿童患者也很常见,我国上海 30 岁以上人群患病率约为 3.6%。随着病情进展可以导致肺动脉高压、肺源性心脏病、高血压及严重的心脑损害,甚至发生猝死。

二、定义及分型

呼吸暂停是指口鼻呼吸气流均停止 10 秒以上;低通气是指呼吸气流降低超过正常气流强度的 50%,并伴有 4%或以上氧饱和度下降。正常人睡眠时也有呼吸暂停现象,而部分老年人或婴儿睡眠时可观察到周期性低通气,正常成年人在快速眼动睡眠时或在高原也可见到中枢性睡眠呼吸暂停。睡眠呼吸暂综合征是指每晚 7 小时睡眠中,呼吸暂停反复发作在 30 次以上或睡眠呼吸紊乱指数在(AHI,平均每小时睡眠呼吸的暂停＋低通气次数)5 以上。

睡眠呼吸暂停综合征分 3 型。①阻塞型:鼻和口腔无气流,但胸腹式呼吸仍然存在。②中枢型:鼻和口腔气流与胸腹式呼吸运动同时暂停。③混合型:一次呼吸暂停过程中,开始时出现中枢暂停,继之或同时出现阻塞型呼吸暂停;或开始出现阻塞型呼吸暂停,继之或同时出现中枢型呼吸暂停。

三、病因及发病机制

(一)中枢型睡眠呼吸暂停综合征

中枢型睡眠呼吸暂停综合征可见于多种疾病,如神经系统的病变,脊髓前侧切断术、血管栓塞或变性病变引起的双侧后侧脊髓病变;自主神经功能异常如家族性自主神经异常、胰岛素相关的糖尿病、原发性直立性低血压、脑炎。其他如肌肉的疾病(如膈肌的病变、肌强直性营养不良、肌病等)、脑脊髓的异常、Ondine's curse 综合征(呼吸自主调节对正常呼吸刺激反应衰竭)、枕骨大孔发育畸形、脊髓灰白质炎、外侧延髓综合征,某些肥胖者、充血性心力衰竭、鼻阻塞等,发作性睡眠猝倒和一些阻塞性睡眠呼吸暂停综合征患者行气管切开或悬雍垂-腭-咽成形术后等。

中枢型睡眠呼吸暂停综合征发病机制:呼吸中枢位于延髓和脑干,并受控制意识和情绪的高级中枢影响,也受体液和感受性神经反射调节。位于延髓的呼吸神经元可产生呼吸的基本节律,位于脑干的呼吸中枢对调节和维持正常的节律性呼吸有重要作用。由醒觉转入睡眠时,高级中枢对呼吸的影响减弱,呼吸中枢对各种不同的刺激(如对高碳酸血症、低氧血症、上气道和肺及胸壁的反射性调节信号)反应性也降低,尤以在快速眼动睡眠期明显。这样在呼吸中枢及神经-呼吸肌系统出现病变时,虽然醒觉时可维持正常节律呼吸,但在睡眠时可出现呼吸暂停。

(二)阻塞型睡眠呼吸暂停低通气综合征

阻塞型睡眠呼吸暂停低通气综合征可见于肥胖、鼻部疾病(鼻瓣的弹性下降、抵抗力降低、过敏性鼻炎、鼻中隔偏曲、鼻息肉、鼻中隔血肿等)、鼻咽部癌瘤、腺样体增生、淋巴瘤、咽壁肥大、扁桃体肥大、肢端肥大症、甲状腺功能减退症、巨舌、颈脂肪瘤、Hunter 综合征、头和颈烧伤、乳头状瘤病和颈部肿瘤的压迫、会厌水肿、声带麻痹、喉功能不全、颌面骨性结构异常(上颌前后径短,下颌后缩,舌骨下移)等。

阻塞型睡眠呼吸暂停低通气综合征发病机制:阻塞部位在咽腔。咽腔是上呼吸道和上食管的交叉路口,在生理上有重要意义。作为上气道的咽腔,从后鼻孔至会厌,缺乏完整的骨性结构支撑,主要靠咽腔周围肌的收缩来调节咽腔大小。咽周围肌主要包括翼状肌、腭帆张肌、颏舌肌、颏舌骨肌和胸骨舌骨肌,这些肌肉的收缩倾向于引起咽腔的开放。与躯干骨骼肌相比,咽腔周围肌的肌纤维少,血供丰富,三磷酸腺苷利用率高,收缩迅速,但易疲劳松弛。由觉醒转入睡眠时,咽腔周围肌紧张性降低,加之平卧睡眠时,由于重力的关系更易引起舌根与软腭后移,咽腔相对狭小。这样,在有咽壁增厚、扁桃体肥大、巨舌、下颌后缩、颈部受压及咽部气流减少(鼻塞、咽腔入口狭窄等引起)等病理因素存在时,使咽腔闭合的压力大于开放的压力,即可引起咽腔完全闭塞,出现睡眠呼吸暂停。

中枢或阻塞因素导致呼吸停止后,可因缺氧或加深的呼吸运动等因素唤醒患者,呼吸恢复后又可入睡。总之,SAS 的发病有多种因素参与,具体机制尚不完全清楚。

四、病理生理

SAS 患者睡眠时可反复发生低氧血症及高碳酸血症,pH 下降失代偿。阻塞型睡眠呼吸暂停低通气综合征在发生咽腔闭塞时,可出现迷走神经性心动过缓,心率在 30～50 次/分,少数患者可出现严重的心动过缓伴8～12 秒停搏,甚至发生猝死。通气恢复后心率加快,可达 90～120 次/分。另外,肥胖的阻塞型睡眠呼吸暂停低通气综合征患者由于胸腔负压增加,可引起胃食管反流。睡眠时反复的呼吸暂停及低通气可导致低氧血症和高碳酸血症,严重者可导致神经调节功能失衡。儿茶酚胺、肾素-血管紧张素、内皮缩血管肽分泌增加,内分泌功能紊乱及血流动力学等改变,造成组织器官缺血、缺氧,多系统多器官功能障碍。反复、急剧的低氧血症、高碳酸症和 pH 改变对机体可产生多方面的影响(图 2-7)。

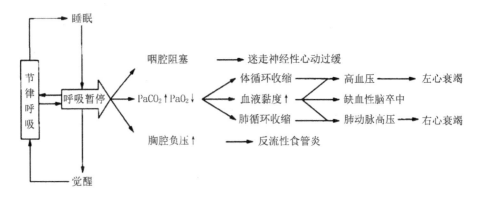

图 2-7　睡眠呼吸暂停综合征的病理生理

反复出现的呼吸暂停伴随血氧饱和度下降,可导致频繁的觉醒,脑电图出现醒觉图形,表现为睡眠片断,睡眠结构紊乱,非快速眼动睡眠(N-REM 睡眠)Ⅲ、Ⅳ期及快速眼动睡眠(REM 睡眠)等深睡状态减少或缺如,导致患者白天嗜睡、困倦,并引起脑功能障碍,可造成智力降低、记忆力下降、性格改变或行为异常等。

五、临床表现

中枢性与阻塞性睡眠呼吸暂停除因原发病不同而有不同的临床表现外,两型的临床表现也有不同(表 2-5)。阻塞型睡眠呼吸暂停低通气综合征患者睡眠时常打鼾,鼾声大,打鼾与呼吸暂停交替出现,鼾声极不规则。多数患者呼吸暂停持续 20~30 秒,甚至达 2~3 分钟,每夜可发作数十至数百次。有些患者可发生憋醒,憋醒后常感心慌、胸闷或心前区不适。患者本人常不知睡眠时有打鼾和呼吸暂停,往往首先被同居室的人观察到。有的患者睡眠呼吸暂停窒息时间较长后,身体常翻动或四肢乱动或突然坐起。

表 2-5　SAS 患者的临床特征

项目	体型	白天嗜睡	夜间觉醒	鼻鼾
中枢性	正常	少见	多见	中等
阻塞性	多肥胖	多见	少见	很大

由于夜间睡眠质量不好,患者睡后仍不解乏,因而白天常常嗜睡和困倦。严重的患者在吃饭、与人谈话和看电视时也经常打瞌睡;骑自行车时可因打瞌睡而摔倒受伤;职业为汽车司机的患者,开车时可因打瞌睡而招致车祸。患者由于夜

间血压增高常有晨起头痛,张口呼吸而引起咽喉干燥等。中枢型睡眠呼吸暂停综合征患者由于呼吸调控或神经-肌肉功能障碍,可出现反复发作的呼吸衰竭和肺泡低通气综合征。

因低氧血症及唤醒反应可引起患者夜间血压增高,起床活动后恢复正常,以后进而发展为持续性高血压。部分患者可因肺动脉高压而导致右心室肥大、右心衰竭。

SAS 中有超过 10% 的患者合并有慢性阻塞性肺疾病,常常存在呼吸中枢和呼吸功能失调,临床上可反复出现呼吸困难、发绀、严重低氧血症和高碳酸血症等呼吸衰竭症状,甚至因呼吸暂停时间过长而发生急性呼吸衰竭。

反复低氧及睡眠结构的紊乱可引起脑功能障碍,出现记忆力、定向力减退,精神症状以抑郁、焦虑和疑病为明显,部分患者会出现幻觉、性功能障碍或阳痿等。

六、诊断

根据病史、体征和入睡后观察 15 分钟以上可做出推测性诊断。临床上对 SAS 的并发症如高血压、右心扩大、夜间心动过缓、心律失常、红细胞增多、憋醒、白天嗜睡等易于发现,但是,往往漏诊了引起上述改变的原发性原因 SAS 的诊断,从而不能对 SAS 进行合理的治疗,应当引起临床医师的高度重视。

确诊分型、病情轻重和疗效判断均需进行多导睡眠图(polysomnography,PSG)检查,睡眠时整夜监测记录脑电图、眼动图、肌电图、鼻和口腔气流、胸腹式呼吸、心电、脉搏血氧饱和度等。近年来,由于电子计算机及传感技术的进步,PSG 还可以记录鼾音、pH 及持续气道内正压通气压力改变等,且全部材料均可由计算机储存记录和分析,PSG 检查也也可携机回家,使检查在更自然的睡眠环境中进行。

在分型的基础上,应进一步明确病情的轻重程度。AHI 在 5～20 者为轻度,AHI 在 21～50 者为中度,AHI 在 50 以上为重度。但临床上往往存在打鼾、白天嗜睡、困倦而 AHI<5 者,这类患者可能属于上气道阻力综合征。

在明确 SAS 诊断及分型的基础上,还需进一步查明引起该病的病因。对于阻塞型睡眠呼吸暂停低通气综合征患者,上气道 CT 断层扫描可测定咽腔的横断面积,X 线头颅、咽结构测量可显示气道的宽度、颅底的角度、下颌骨和甲状舌骨的位置,可为外科手术提供确切的依据。对于中枢型睡眠呼吸暂停综合征患者,应进一步分析引起呼吸调节异常的环节。

多次小睡潜伏间检查可用于评估嗜睡的严重程度,并与其他嗜睡疾病相鉴别。

七、鉴别诊断

(一)原发性鼾症

有明显的鼾声,PSG 检查无气道阻力增加,无呼吸暂停和低通气,无低氧血症。

(二)上气道阻力综合征

气道阻力增加,PSG 检查反复出现 α 觉醒波,夜间觉醒超过 10 次/小时,睡眠连续性中断,有疲倦及白天嗜睡,可有或无明显鼾声。无呼吸暂停和低氧血症。

(三)发作性睡病

白天过度嗜睡,发作性猝倒,PSG 检查睡眠潜伏期<10 分钟,入睡后20 分钟内有快速眼动时相出现,无呼吸暂停和低氧血症。多次小睡潜伏间检查平均潜伏期<8 分钟,有家族史。

八、治疗

SAS 治疗应根据其病因、类型、病情轻重而采用相应的治疗方法,治疗的主要目的是消除临床症状、减少并发症及降低病死率。

(一)一般治疗

1.治疗原发病

治疗首先应考虑原发病的处理,中枢型睡眠呼吸暂停综合征患者如重症肌无力可给予溴吡斯的明等药物治疗,膈肌瘫痪者可行体外膈肌起搏;减肥可使阻塞型睡眠呼吸暂停低通气综合征患者咽部脂肪沉积减少,增加咽腔的横截面积,患者体重减轻 10%,呼吸暂停次数减少近 50%;对于原发性甲状腺功能减退合并阻塞型睡眠呼吸暂停低通气综合征患者予以补充甲状腺素治疗后,睡眠呼吸暂停可显著改善或完全消失;对肢端肥大症患者,手术切除垂体肿瘤或服用抑制生长激素的药物后,睡眠呼吸暂停也有不同程度的缓解;上呼吸道感染可给予抗生素治疗。总之,引起 SAS 的原发疾病很多,针对原发病的准确及时治疗,对SAS 症状的缓解具有重要的意义。

2.吸氧治疗

对中枢型睡眠呼吸暂停综合征患者,吸氧治疗可消除或减少中枢性睡眠呼吸暂停,尤以在高原伴有低氧过度通气和酸中毒者适用。吸氧后可消除对呼吸控制通气不稳定性的影响、消除低氧血症对通气的抑制以及低氧血症引起周期性呼吸的改变,因此低流量吸氧是治疗中枢性睡眠呼吸暂停有效的治疗方法。

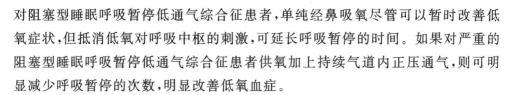

对阻塞型睡眠呼吸暂停低通气综合征患者,单纯经鼻吸氧尽管可以暂时改善低氧症状,但抵消低氧对呼吸中枢的刺激,可延长呼吸暂停的时间。如果对严重的阻塞型睡眠呼吸暂停低通气综合征患者供氧加上持续气道内正压通气,则可明显减少呼吸暂停的次数,明显改善低氧血症。

3.其他

睡眠时应避免仰卧位,注意体位及枕头的高低,以维持上气道通畅为宜。睡前勿饱食,勿服安眠药,停止注射睾酮等。

(二)药物治疗

氨茶碱可兴奋呼吸中枢,对脑干损害引起的睡眠呼吸暂停可能有效。

(1)乙酰唑胺 125～250 mg,2～4 次/天,1～2 周,可增加颈动脉体活动,个别报道可减少中枢性睡眠呼吸暂停。

(2)甲羟孕酮 20 mg,1～3 次/天,可兴奋呼吸中枢,对部分低通气及睡眠呼吸暂停者可增加通气、减少呼吸暂停次数。不良反应有性欲减退、体液潴留和经绝期妇女撤药后月经可再来潮等,长期用药需要注意。

(3)普罗替林和氯丙咪嗪为抗抑郁药,对抑制快速眼动睡眠(REM 睡眠)有效,可减轻 REM 睡眠时出现的呼吸暂停和低氧血症。氯丙咪嗪常用剂量每次25 mg,1～2 次/天,普罗替林常用剂量 10～20 mg/d。本类药物经动物实验表明可提高颏舌肌活性,有助于上气道开放,服药后个别患者可发生口干、尿潴留、心律失常等不良反应,临床使用受到一定限制。

药物治疗主要是针对中枢型睡眠呼吸暂停综合征患者,但阻塞型睡眠呼吸暂停低通气综合征患者往往也有呼吸中枢障碍,故临床上药物治疗也有一定效果。

(三)机械治疗

1.经鼻持续气道内正压通气

其原理是使用一个空气泵,空气经滤过、湿化后经面罩与患者相连,输送的正压范围在0.2～2 kPa,一般压力维持在 1 kPa 左右患者较易接受,压力太大时患者会感到发憋而不适应,近年来人工通气机已小型化、便携式,患者携机长期在家中应用已获得较好的临床治疗效果。

(1)经鼻持续气道内正压通气治疗能减少中枢型睡眠呼吸暂停综合征患者的呼吸暂停,可明显改善中枢型睡眠呼吸暂停综合征患者的症状和低氧血症,改善周期性呼吸和陈-施呼吸。原理在于改善上气道受体的反射作用,促进氧合作用和改善循环机制。据报道,持续气道内正压通气治疗能直接减少中枢性睡眠呼吸暂停的频率,或者通过改善心脏功能而间接地减少呼吸暂停次数。

(2)对中、重度阻塞型睡眠呼吸暂停低通气综合征患者,经鼻持续气道内正压通气是一个常用且有效的治疗方法。在外科治疗前后,减肥等尚未达到理想效果时,可给患者使用。由于一定正压的空气进入呼吸道,可使患者功能残气增加,减少上气道阻力,刺激上气道机械受体,增加咽腔周围肌张力,阻止睡眠时上气道塌陷,使患者保持上气道开放,如醒觉状态时一样的口径。持续气道内正压通气治疗的近期疗效表现为治疗后患者的呼吸暂停次数明显减少或消失,血氧饱和度上升,睡眠结构改善,减轻白天嗜睡症状,降低二氧化碳浓度,降低心率和肺动脉压。长期应用经鼻持续气道内正压通气治疗可降低血细胞比容,改善心脏射血分数、减轻气道周围软组织水肿,从而降低阻塞型睡眠呼吸暂停低通气综合征的病死率。治疗前后必须用 PSG 监测对比,以调整到理想的正压水平并确定治疗效果。如患者感到鼻塞,用机前可适当用缩血管药或色甘酸钠滴鼻剂等滴鼻。

2.体外膈肌起搏

体外膈肌起搏可用于因膈肌瘫痪或疲劳而引起呼吸暂停的患者。

3.气道开放装置

如舌保留装置可阻止舌根后坠,鼻咽导管可保持咽腔通畅,畸齿校正装置可使下颌前移,扩大咽腔,但共同缺点是患者耐受差,同样可影响睡眠质量,限制了临床使用。

(四)手术治疗

1.悬腭垂-腭-咽成形术

此法经口摘除扁桃体,切除部分扁桃体的前后弓、部分软腭后缘及腭垂,增大口咽和鼻咽入口直径,以防止睡眠时的上气道阻塞。术前对患者的手术适应证不加选择,术后的有效率(呼吸暂停指数较术前降低至少达到 50%)约为50%。术后 PSG 复查无明显效果者,70%患者可主观感觉日间有所改善。

2.舌成形术

此法适用于巨舌、舌根后移、会厌过长或增厚患者,手术行中线舌根部分切除、会厌部分切除、会厌披裂黏膜部分切除,以打开下咽部中央通道,减少呼吸阻力,消除呼吸暂停。

3.气管切开保留导管术

对严重的阻塞型睡眠呼吸暂停低通气综合征伴严重的低氧血症,导致昏迷、心力衰竭或心律失常的患者,实行气管切开保留导管术,是防止上气道阻塞、解除致命性窒息最有效的救命性措施;也可用于拟行咽成形术的严重阻塞型睡眠呼吸暂停低通气综合征患者;严重肥胖患者未达到治疗效果前也可先行气管切开保留导管术救治生命,待其他治疗方法证明有效后再拔除气管导管。其主要缺点是长期保留导管会造成患者的心理负担,容易引起气管切口周围及下呼吸道的感染。

4.其他

如下颌骨前移术、鼻中隔矫正术、舌骨悬吊术等。

九、预后

轻症预后较好,重症可引起严重的心脑血管并发症,病死率较高。据报道,未经治疗的患者,8 年内有 37% 死亡。有报道 AHI>20 者的发病率明显高于 AHI<20 者。

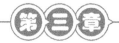

消化系统疾病

第一节　食管贲门黏膜撕裂综合征

食管贲门黏膜撕裂综合征由 Mallory 和 Weiss 于 1929 年首先报道,又称为 Mallory-Weiss 综合征,是指剧烈呕吐和腹内压骤然升高等因素(如剧烈咳嗽、举重、用力排便等)所导致的食管下段和胃贲门部黏膜纵向撕裂出血。出血可轻微,但若撕裂累及小动脉则引起严重出血。1956 年,Hardy 首先应用内镜做出诊断。该病是上消化道出血的重要病因之一,占上消化道出血的3%～15%,男性多于女性,发病高峰多在 30～50 岁。

一、病因和发病机制

食管贲门黏膜撕裂症发病的最根本原因是腹内压力或胃内压力的骤然升高。在呕吐时,胃内压力急剧升高,可达 16.0～21.3 kPa(120～160 mmHg),甚至高达 26.7 kPa(200 mmHg),而胸内食管内压一般仅有 6.7 kPa(50 mmHg),这种骤然升高的压力差极易使食管黏膜撕裂。食管黏膜下层与胃贲门部有丰富的血管丛,其撕裂的血管多为黏膜下横行动脉,容易造成大出血。

胃内压力升高的主要原因为呕吐和剧烈干呕。60%以上的患者发病前有大量饮酒及暴食史,其他病因有妊娠呕吐、食管炎、急性胃肠炎、消化性溃疡、急性胆囊炎、急性胰腺炎、尿毒症、糖尿病酮症酸中毒、放置胃管、内镜检查等。

凡能引起胃内压力增高的任何情况均可发生食管贲门黏膜撕裂,如剧烈咳嗽、举重、用力排便、酗酒、分娩、胸外按摩、癫痫发作、哮喘持续状态、食管裂孔疝、麻醉期间的严重呃逆等,其中尤以食管裂孔疝常诱发撕裂,并同时影响撕裂的部位。静息时有食管裂孔疝的患者,撕裂多位于胃的贲门部;而不伴有食管裂孔疝者,撕裂多位于食管的远端。由于呕吐而产生的一过性裂孔疝,撕裂多骑跨于食管和胃交界处。

二、诊断步骤

(一)病史采集要点

典型表现为先有干呕或剧烈呕吐,随后出现呕血或黑便,大多数患者表现为无痛性出血。出血量与黏膜撕裂范围、程度及位置有关,严重者可引起休克和死亡,但多数患者出血量较少。有的甚至仅有黑便或呕吐物带有血丝。

(二)体格检查要点

轻者多无明显的体征。出血量大者可出现贫血、循环障碍甚至休克等。

(三)辅助检查

1.胃镜检查

胃镜检查是诊断该病最有效的手段,应列为首选检查方法。胃镜应在出血24小时内或在出血即时进行。胃镜下可见食管与胃交界处或食管远端、贲门黏膜的纵向撕裂,撕裂多为单发,少数为多发,裂伤一般长 3~20 mm,宽 2~3 mm。

2.钡餐双重造影

可见不规则充盈缺损,有时钡剂位于溃疡龛影内,有时可看到出血灶附近的钡剂位于溃疡龛影内,有时可看到出血灶附近的钡剂充盈缺损区。

3.选择性腹腔动脉造影

可检出速度为每分钟 0.5 mL 的出血,可见造影剂自食管和胃的交界处溢出,沿食管上或下流动,可显示食管黏膜的轮廓,适用于钡餐、内镜检查阴性的患者。

三、诊断

(一)诊断要点

诊断依据有:①有导致腹内压增高的诱因和明显病史。②出现频繁呕吐,继之呕血的临床表现。③钡餐双重造影、选择性腹腔动脉造影和内镜检查有确诊价值。

(二)鉴别诊断要点

本病需与自发性食管破裂、消化性溃疡、糜烂性出血性胃炎、食管-胃底静脉曲张破裂等引起的上消化道出血相鉴别。

1.自发性食管破裂

多发生在暴饮、暴食及其他原因所致剧烈呕吐后,常有液气胸的发生,吞咽、饮水、进食后胸痛加剧。

2.消化性溃疡

消化性溃疡有慢性、节律性、周期性中上腹部疼痛,可有反酸、嗳气、恶心、呕吐及其他消化不良的症状,胃镜检查可明确诊断。

3.糜烂性出血性胃炎

一般为少量、间歇性出血,可自止,也可大出血引起呕血和(或)黑粪。确诊有赖于胃镜,但宜在出血后 24～48 小时内进行。

4.食管-胃底静脉曲张破裂

病情急、出血量大,常有肝炎或肝硬化等病史,肝功能化验异常,胃镜可明确诊断。

(三)临床亚型

胃镜下可将食管贲门黏膜撕裂综合征的裂伤出血分为 5 类:①活动性动脉性喷血。②活动性血管渗血。③可见血管显露。④裂伤处黏附有新鲜血痂。⑤单纯性裂伤。

四、治疗

(一)治疗原则

治疗包括镇静止吐、减少或避免腹压增加、补充血容量、药物止血和介入治疗等保守疗法,无效时应手术结扎出血血管、缝合撕裂黏膜。

(二)治疗计划

1.一般治疗

出血时给予禁食,出血停止后 24 小时可以进以流质饮食。必要时可以放置胃管,抽出胃内容物,避免饱餐的胃加剧撕裂。

(1)积极补充血容量:保证充足的静脉通道,必要时输血,需保持血细胞比容在 30% 以上,血红蛋白浓度在 70 g/L 以上。但应避免输血及输液量过多引起急性肺水肿或再出血。

(2)药物止血:只有当胃内 pH>6.0 时,才能有效地形成血小板聚集及血液凝固。所以须快速提升胃内 pH 值。通常静脉给予制酸剂、H_2 受体阻滞剂(如西咪替丁、法莫替丁等)或质子泵抑制剂(如奥美拉唑等)抑制胃酸分泌,目前临床上多采用后者。

(3)止呕:可肌内注射甲氧氯普胺,必要时静脉推注中枢止呕药。

2.内镜治疗

随着内镜技术的发展,内镜治疗技术在消化道出血紧急止血中起着非常重要的作用。对出血量大、活动性出血或内镜发现有近期出血的患者都应进行内镜止血治疗。

(1)内镜注射止血术:其机制是通过向撕裂边缘或出血点注射药物,以压迫、收缩血管或通过局部凝血作用达到止血目的。内镜注射止血术操作简便、疗效确切、费用低廉,但要注意并发症的发生(如食管穿孔、食管狭窄、贲门狭窄、高血压、心律失常等),故不宜反复注射,应严格控制注射药物的浓度,同时应注意监测血压、心率等。

(2)内镜金属夹止血术:该方法是近年来国内外广泛开展的一种有效的内镜止血术。其基本方法是在内镜直视下,利用金属止血夹,直接将出血血管或撕裂的黏膜夹持住,起到机械压迫止血及缝合作用,能达到立即止血及预防再出血的目的。主要适用于有活动性及再出血迹象的撕裂患者。该方法止血率高、安全、操作简便、组织损伤小、并发症少,仅个别报道有穿孔发生。金属夹通常在1～3周自行脱落,随粪便排出体外。

(3)内镜下微波止血术:微波治疗可使组织中的极性离子在瞬间发生局部高速振荡,从而产生高温,使蛋白凝固,达到止血的目的。该方法操作简便,疗效确切,不影响撕裂黏膜愈合。但由于食管没有浆膜层,撕裂的部位较薄,不宜反复操作,以防壁性损伤和穿孔。

(4)其他:内镜电凝止血术利用高频电流通过人体产生热效应,使组织凝固,从而止血。方法与内镜下微波止血术相似。内镜电凝止血术疗效可达80％～90％,其并发症主要有穿孔和出血。其他还有内镜热探头止血术、激光光凝术等,其基本原理均为使局部产生高温,达到组织凝固止血的目的。

3.动脉栓塞治疗

对于经保守治疗和内镜治疗失败的患者,可考虑行动脉栓塞治疗,食管贲门部主要由胃左动脉供血,可栓塞胃左动脉或其食管支。该方法止血迅速可靠,但需要有经验的介入医师进行操作。

4.手术治疗

对于经保守治疗或内镜治疗失败的患者,应行紧急手术治疗,结扎出血的血管。

(三)治疗方案的选择

对有活动性出血或胃镜发现有近期出血血痂的患者建议采用胃镜治疗。撕裂较表浅且有活动性出血者,选择局部内镜注射止血、微波和电凝治疗;活动性动脉出血或有血管显露者,选择金属夹止血。胃镜治疗安全、简单、组织损伤小,但不宜反复进行,同时应控制药物浓度和剂量。

五、病情观察及处理

(一)病情观察要点

(1)卧床休息,严密监测生命体征及每小时尿量,保持呼吸道通畅,避免呕吐时引起窒息。

(2)定期复查血常规,必要时监测中心静脉压(尤其是老年患者)。

(3)内镜注射止血术后要注意并发症的发生,如食管穿孔、食管狭窄、贲门狭窄、高血压、心律失常等,故不宜反复注射。应严格控制注射药物的浓度,同时应注意监测血压、心率等。

(4)复查大便常规及潜血试验。

(5)必要时可复查内镜。

(二)疗效判断及处理

1.疗效判断

测定血红蛋白、红细胞计数及血细胞比容指标可以用于失血程度的估计,但由于这些指标在急性失血后并不能立即反映出来,故不能以此作为早期判断出血量的依据。此外,上述指标亦受出血前有无贫血、脱水和缺氧等因素的影响。因此,动态地观察血红蛋白、红细胞计数及血细胞比容等的变化更有意义。

2.处理

对于常规处理后仍有出血或再次出血的患者可采用胃镜治疗;对保守治疗和胃镜治疗失败的患者可考虑动脉栓塞或手术治疗。

六、预后评估

大多数患者经积极补液、禁食、制酸、保护黏膜及止血等治疗后,出血大多可自行停止,撕裂处大多数在1周内愈合。

第二节 门静脉高压性胃病

门静脉高压性胃病(portal hypertensive gastropathy,PHG)广义是指各种由门静脉高压引起的胃十二指肠病变,如胃黏膜病变、肝源性溃疡,胃窦血管扩张症,胃十二指肠静脉曲张。狭义主要是指门静脉高压患者伴发的胃黏膜病变,内镜下表现为各种形态的充血性红斑(尤其蛇皮征,马赛克征)和糜烂伴或不伴有出血,组织学上表现为血管扩张,黏膜下层静脉短路开放和固有层水肿,伴或不伴有炎性细胞浸润。临床上表现为静脉非曲张性消化道出血、蛋白丢失性胃肠病和缺铁性贫血。

一、发病机制

PHG 的发病机制目前尚不十分清楚,可能与以下因素有关。

(一)门静脉高压

门静脉高压是 PHG 发生的病理生理基础。由于门静脉高压,静脉回流受阻,从而造成胃黏膜微血管系统血流动力学变化。胃黏膜微血管系统充血和淤血,引起胃黏膜下毛细血管扩张、通透性增加,血浆外渗致胃黏膜下广泛水肿;门静脉高压使黏膜下动静脉短路开放,胃黏膜下血液分流,有效血容量减少,组织缺血缺氧,代谢紊乱,黏膜防御机制减弱,H^+ 回渗增加,造成黏膜组织损伤。Lo 等研究发现食管静脉曲张内镜套扎术能使 PHG 恶化;Sarin 发现食管静脉曲张硬化治疗后 PHG 发生率增加,原有 PHG 恶化,但联用普萘洛尔能使症状缓解。食管静脉曲张内镜套扎术主要阻断了食管中、下段黏膜及黏膜下的静脉血流,门静脉不能通过胃左静脉进行分流,大量血液逆流入胃右静脉或经脾静脉进入胃短静脉,从而使胃体、胃底黏膜静脉淤血,加重胃黏膜血流低灌注。

(二)胃黏膜屏障功能受损

胃黏膜屏障包括胃黏膜层及胃黏膜细胞层,PHG 患者两者皆受损,致使胃黏膜对损伤的敏感性增高,抗损伤能力减弱。可能的机制:①门静脉高压时胃壁动静脉短路大量开放;②毛细血管内皮细胞及其基底膜的损坏和毛细血管内红细胞堆积、变形,透明血栓形成,致黏膜有效血流量减少。

(三)胃肠激素和血管活性物质

有研究发现 PHG 患者肝内一氧化氮(nitric oxide,NO)合成相对不足,而内皮素-1(ET-1)、血管紧张素-2、去甲肾上腺素合成增多,使肝血管床收缩,门静脉阻力增加,形成门静脉高压。胰高血糖素、胆汁酸、前列腺环素、降钙素基因相关肽等增加,胃黏膜和黏膜下层细血管、毛细血管明显扩张,黏膜血流量增加,引起胃黏膜充血、缺氧,造成黏膜损伤。

(四)生物因子学说

肿瘤坏死因子-α(TNF-α)致胃黏膜损伤。Ohta 等发现 PHG 患者 TNF-αmRNA 表达增加,TNF-α 激活了 PHG 黏膜的内皮结构型 NO 合酶和内皮素-1(ET-1),NO 过度生成,导致门静脉高压高动力循环及产生过氧化亚硝酸盐。过氧化亚硝酸盐与 ET-1 增加了胃黏膜损伤的敏感性。

(五)幽门螺杆菌(Hp)感染

实验结果表明伴 PHG 和不伴 PHG 的门静脉高压患者 Hp 的感染率差异无显著性($P > 0.05$),而不同严重程度的 PHG 患者 Hp 感染率差异亦无显著性($P > 0.05$)。因此,可认为 Hp 感染对 PHG 的发生、发展没有显著性影响,也有报道认为,Hp 感染对 PHG 患者有加重胃黏膜炎性改变的作用。

二、临床和胃镜表现

根据 McCormack 分类,胃镜下 PHG 分轻、重两型。①轻型:细微粉红样斑点或猩红热样疹。呈淡黄色网格镶嵌的多发性小红斑,多位于胃的近端,是门静脉高压的特征性变化,称马赛克征。黏膜皱襞表面发红。红色或粉红色黏膜上出现细白网状间隔,呈蛇皮状。临床上患者可以无症状,也可以出现不思饮食、腹胀、嗳气、上腹部不适或疼痛等表现,无特异性,出血危险性很低。②重型:胃镜表现类似曲张静脉,预示高度出血危险性的樱桃样红斑,可发展成弥漫出血的融合病变。临床表现为上消化道出血,出血方式为少量渗血、中量或大量出血,出血复发率高。

三、诊断

(一)门静脉高压

参照 Bayraktar 等标准,符合以下两者或两者以上的肝硬化,诊断为门静脉高压:①巨脾(B 超下脾长轴 > 13 cm);②血小板计数 $< 100 \times 10^9$/L 和(或)白细胞计数 $< 4.0 \times 10^9$/L(连续 3 次以上);③B 超下门静脉宽度 > 14 mm 或脾静脉宽度 > 10 mm;④胃镜下食管静脉曲张;⑤存在腹水或胃镜下胃底静脉曲张。

(二)PHG

以内镜下诊断为主,参照 McCormack 的诊断标准。①轻度:淡红色小斑点或猩红热样疹;黏膜皱襞表面条索状发红;马赛克图案——白黄色微细网状结构将红色或粉红色水肿黏膜衬托间隔形成蛇皮状。②重度:散在樱桃红斑点、弥散性出血性胃黏膜病变。

四、预防和治疗

(一)预防

(1)病因治疗:积极防治引起门静脉高压的病因。

(2)饮食:一般以高热量、高蛋白、维生素丰富、可口的食物为宜。

(3)提高血浆清蛋白:静脉输清蛋白,其半衰期为 17~21 天,注意用量,使用清蛋白期间可交替使用血浆。

(二)PHG 出血的治疗

1.血管活性药物的使用

由于 PHG 的发生与门静脉高压密切相关,因此出血时在综合治疗的基础上降低门静脉压力是其主要治疗措施。血管升压素及生长抑素类可引起内脏血管收缩,减少门静脉血流,改善门静脉血流动力学,宜用于 PHG 引起的上消化道出血。

(1)血管升压素(vasopressin,VP):此药应用已有 40 余年,因其经济、有效而为首选。其疗效为 44%~97%,能使门静脉压下降 30%~40%。其作用机制是选择性的使肝脏、肠系膜及脾毛细血管和动脉血管收缩,减少门静脉血流,从而降低门静脉压;同时降低心脏顺应性,减少心排血量和直接扩张门静脉血管而降低门静脉压。乐桥良等研究发现血管升压素能明显降低胃黏膜血流量,减轻充血,缓解黏膜损伤。首剂 10~20 U 加入葡萄糖液或 0.9% NaCl 溶液 20~40 mL 静脉缓注,随后持续以 0.2~0.4 U/min 静脉滴注,12~24 小时无出血则减半量持续,72 小时后无出血可逐渐减量、停药。中老年人因动脉硬化、血管和心脏顺应性差,应从小量开始加至 0.2 U/min。一般不良反应有腹部痉挛性、阵发性隐痛,大便频、里急后重感,血压轻度升高,严重反应有面色苍白、头晕、恶心、呕吐、出汗、心悸、血压剧烈升高、心绞痛、心肌梗死,一旦出现严重反应应立即停药,给予对症处理。为减少不良反应最好与硝酸酯类合用,故冠心病和高血压患者慎用。特利加压素(三甘氨酰赖氨酸加压素)为血管升压素的衍生物,其作用在于增加内脏血管阻力,使曲张静脉血流减少,从而降低门静脉压。止血率为 70%～84%,对心血管无明显不良反应。静脉注射,每次 1～2 mg,4～6 小时一次,持续 24～48 小时。用药后再出血间隔时间平均为 72 小时,而 VP 平均为 26 小时。因价格昂贵,故临床少用。

(2)生长抑素及其衍生物:①生长抑素的八肽衍生物奥曲肽半衰期为 100 分钟以上,可使内脏血管收缩,减少门静脉系统血流量,从而降低门静脉压,改善胃黏膜内微循环,并对促胃液素、促胰液素等引起的胃酸分泌和胰外分泌具有抑制作用,故能有效地抑制胃酸和胃蛋白酶原分泌。另外,它还有显著的细胞保护作用,能刺激胃黏膜再生。这对肝硬化门静脉高压患者既可降低门静脉压又可促进胃黏膜的糜烂和溃疡愈合,有效率为 65%～90%,可作为一线药物选用。首剂 0.1 mg 静脉注射,继之以 25～50 μg/h 持续静脉滴注 1～5 天。不良反应少,但价格贵。Zhou 等研究发现奥曲肽静脉用 48 小时,完全控制 PHG 急性出血有效率为 100%,而 VP 为 64%,奥美拉唑为 59%,且奥曲肽不良反应少。②生长抑素的十四肽衍生物施他宁半衰期为 1～3 分钟,选择性使内脏血管收缩,降低门静脉和侧支循环的血流,同时抑制胰高血糖素,降低门静脉压力。首剂 250 μg 静脉注射,再以 250 μg/h 持续静脉滴注,维持 24～48 小时,能明显降低肝静脉压力梯度和奇静脉血流量。不良反应少,但价格贵。Kouroumalis 等研究发现施他宁与奥曲肽在控制 PHG 急性出血方面同样安全有效。

2.抑酸

目前已证明 H_2 受体阻滞剂和硫糖铝治疗 PHG 无效。质子泵抑制剂如奥美拉唑可提高胃内 pH 值,减少高酸环境对凝血作用的影响,对 PHG 出血有治疗作用。

3.介入治疗

(1)经导管栓塞术:脾静脉血流是门静脉血流的重要来源,门静脉高压、脾大时,脾静脉血流可达门静脉血流的 1/2。采用脾静脉栓塞术可减少门静脉血流,从而降低门静脉压,改善 PHG。较适用于门静脉高压并脾大、脾功能亢进的急性出血。脾动脉栓塞术远期效果并不佳,可能与肠系膜血流代偿性增加有关。

(2)经颈静脉肝内门腔内支架分流术(transjugular intrahepatic portosystemic stunt-shunt,TIPSS):在肝内肝静脉和门静脉间建立一个人工分流通道,把高压力的门静脉血分流到低压力的肝静脉,从而降低门静脉压力,降低出血的危险性。主要适用于药物治疗无效者,它可明显降低门静脉压,改善 PHG 已损伤的胃黏膜血流灌注,使 PHG 病情减轻。Haskal 等人研究发现,经严格选择的病例行 TIPSS 治疗后 30 天其病死率及并发症<5%,其中门-体脑病

占 23%,比分流手术低,并成功治疗难治性腹水和肝性胸腔积液,且住院时间缩短。如果分流通道狭窄,可通过球囊扩张或 TIPSS 放入支架治疗。Sung Kyu 等研究证实,TIPSS 能降低门静脉压力 2.57~3.61 kPa(19.3~27.1 mmHg),同时可改善 PHG 症状。但门静脉压力不是 PHG 发生的独立危险因素,研究发现 PHG 与食管静脉曲张的程度有明显的相关性,而与胃静脉曲张关系不明显。主要并发症是分流高压力的门静脉血流入右心房,可能会导致严重的心功能不全和心源性肺水肿。禁忌证主要有右心衰竭、多囊肝。

(3)内镜下止血。热凝固疗法:①电凝止血,应用高频电的热效应使组织蛋白变性而止血,主要适用于溃疡出血,尤其是内镜下见到喷射状出血的裸露小动脉。注意要使电凝探头垂直接触出血部位并轻轻加压,每次通电 2~3 秒。凝固电流(电凝指数 PSD 3~4,UES 3~3.5)以产生火花为宜。在通电时若见出血组织发白或出现烟雾,应立即停止通电。②微波止血,通过电极压迫和微波凝固作用引起血管壁膨隆,血栓形成而止血。③热电极止血,将电能转变为热能,使组织脱水、蛋白质凝固、血管萎陷而达到止血目的。④激光止血,将光能在组织内转变为热能,使组织蛋白凝固而止血。目前临床应用的有氩离子激光和钇铝石榴石激光两种。

(4)局部喷洒药物止血:一般应首先清除凝血块,暴露出血病灶后再喷药。常用的止血药物有:①高浓度去甲肾上腺素(8%)溶液,可使出血区域小血管强烈收缩、血流量减少而止血,尤其以 4~6 ℃ 冰盐水配制的去甲肾上腺素溶液效果更佳。每次 30~50 mL。②凝血酶,作用于血液中的纤维蛋白原,使其立即转变为不溶性纤维蛋白,加速血液凝固、血栓形成而使局部止血。每次 500~1 000 U。③5%~10%孟氏液(碱式硫酸铁溶液),是具有强烈收敛作用的三价铁盐,通过促进血栓形成使血液凝固、平滑肌收缩、血管闭塞而止血。④纤维蛋白酶,3 万单位纤维蛋白酶溶于 30 mL 生理盐水中喷洒。⑤复方五倍子溶液:由具有收敛止血功能的五倍子、珂子、明矾煎蒸而成,其止血作用也与所含鞣酸及明矾能促使蛋白凝固有关。

(三)预防 PHG 出血和再出血

1.β 受体阻滞剂

目前研究比较多的 β 受体阻滞剂普萘洛尔具有降低门静脉压力作用。其作用机制是减少心排血量(阻断心脏 β_1 受体),同时使内脏血管收缩(阻断内脏血管 β_2 受体),减少内脏血流量,从而降低门静脉压。虽然普萘洛尔能使胃黏膜灌注减少、血红蛋白含量降低,但血氧饱和度不变,不引起胃黏膜缺氧。Huluvath 等认为非选择性 β 受体阻滞剂能改善胃黏膜病变,有效地预防 PHG 所致的胃黏膜再次出血。一般从小剂量开始,30~40 mg/d,分 3 次口服,有效剂量为安静状态下心率下降 25%(但不低于 55 次/分),连续维持治疗 3~6 个月或 1~2 年。普萘洛尔的主要不良反应是延缓房室传导和支气管痉挛,以下情况应慎用或禁用:①慢性阻塞性肺病;②病态窦房结综合征;③二度Ⅱ型房室传导阻滞、三度房室传导阻滞;④慢性心功能不全(Ⅲ、Ⅳ级);⑤雷诺现象。普萘洛尔与硝酸酯类联用可增强疗效,减轻不良反应。长期应用后突然停药可引起 β 受体阻滞剂撤药综合征,因严重的心律失常而造成猝死,并可诱发上消化道大出血。

2.硝酸酯类(硝酸甘油、异山梨酯、5-单硝酸异山梨酯)

通过释放 NO 弥补肝内 NO 的相对不足,扩张肝内血管,降低肝血管床阻力而不影响肝脏血液灌注,同时减少心脏前负荷,降低心排血量,减少门静脉血流量,从而降低门静脉压力梯度。剂量以维持收缩压不低于 12.0 kPa(90 mmHg)为宜。常见不良反应有头痛、头胀,剂量大时心率加快、直立性低血压。与普萘洛尔联用有协同作用。最近研究显示 5-单硝酸异山梨酯(s5Mn)联用 β 受体阻滞剂可明显增强降低门静脉压、预防初次出血、减少长期单用 s5Mn 导致的肾功能恶化和钠潴留,是迄今为止较为理想的方案。

(四)展望

随着对 PHG 发病机制和病理生理的进一步研究,针对性的治疗措施也将越来越多。研究发现,长效缓释剂奥曲肽在第 10 次静脉给药后,能使大鼠门静脉压下降持续 20 天之久,对 PHG 患者的临床疗效尚在研究中。肝移植能逆转门静脉高压,因此可以有效地治疗 PHG。基因治疗方兴未艾,在门静脉内注射编码内皮 NO 合酶基因的腺病毒,可增加肝细胞内 NO 合酶的表达,使 NO 合成增多,从而降低门静脉压力。

第三节　吸收不良综合征

吸收不良综合征是指由于多种原因所致营养物质消化、吸收障碍而产生的一组综合征。吸收不良综合征通常包括消化或吸收障碍或二者同时缺陷,使小肠对脂肪、蛋白质、氨基酸、糖类、矿物质、维生素等多种营养成分吸收不良,也可只对某一种营养物质吸收不良。

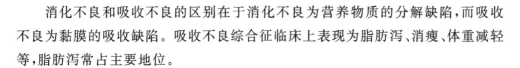

消化不良和吸收不良的区别在于消化不良为营养物质的分解缺陷,而吸收不良为黏膜的吸收缺陷。吸收不良综合征临床上表现为脂肪泻、消瘦、体重减轻等,脂肪泻常占主要地位。

一、分类

吸收不良综合征的病因和发病机制多种多样,根据消化和吸收病理生理变化将其分为下列几种情况。

(一)消化不良

1.胰酶缺乏或失活

慢性胰腺炎、胰腺癌、胰腺囊性纤维化、原发性胰腺萎缩、胰腺切除术后、胰脂肪酶失活、胃泌素瘤(可因肠内的高酸度抑制脂肪酶的活性,导致脂肪吸收不良)。

2.胆盐缺乏

严重肝实质病变(肝炎、肝硬化、肝癌等)所致胆盐合成减少,回肠切除术后,克罗恩病,长期肝内、外胆管梗阻,以及小肠细菌过度生长,新霉素、秋水仙碱、碳酸钙、考来烯胺等与胆盐结合的药物。

3.食物和胆汁胰液混合不充分

胃空肠吻合术后。

4.刷状缘酶缺陷

双糖酶缺乏、乳糖酶缺乏、蔗糖酶-异麦芽糖酶缺乏、海藻糖酶缺乏。

(二)吸收不良

1.小肠黏膜的吸收面积减少

如短肠综合征等(大量小肠切除、胃空肠结肠瘘、小肠结肠瘘等)。

2.小肠黏膜广泛性病变

克罗恩病、憩室炎、小肠结核、乳糜泻、热带口炎性腹泻、寄生虫病(蓝氏贾第鞭毛虫病、钩虫、姜片虫等)、放射性小肠炎、内分泌病、糖尿病、甲状旁腺功能亢进、肾上腺皮质功能不全、系统性病变(蛋白质营养不良、淀粉样变、系统性红斑狼疮、硬皮病等)、选择性 IgA 缺乏症。

3.黏膜转运障碍

β-脂蛋白缺乏症、内因子或某些载体缺陷致维生素 B_{12} 和叶酸转运障碍、获得性免疫缺陷综合征等。

4.原因不明

Whipple病、特发性脂肪泻、Fancth细胞缺乏、先天性肠旋转不良、假性肠梗阻等。

(三)淋巴或血液循环障碍所致运送异常

1.淋巴系统发育异常

小肠淋巴管扩张、遗传性下肢淋巴水肿。

2.淋巴管梗阻

腹膜后恶性肿瘤、右心衰竭、小肠淋巴管扩张、Whipple病、小肠结核及结核性淋巴管炎。

3.肠黏膜血运障碍

肠系膜动脉硬化或动脉炎。

二、临床表现

吸收不良的肠道早期症状仅有大便次数增多或正常而量较多,可伴有腹部不适、肠鸣、乏力、精神不振、体重减轻及轻度贫血等。随病情进展可出现典型症状,如腹泻、消瘦、乏力、心悸、继发性营养不良及维生素缺乏等表现。不分昼夜、频繁的水样泻是典型的特征,但并不常见。腹泻3～4次/天,为稀便或溏便,有时发生脂肪泻(粪便量多,恶臭,面有油腻状的光泽,漂浮水面),可伴腹痛、恶心、呕吐、腹胀、肛门排气增多、食欲缺乏。持续严重的吸收不良可出现各种营养物质缺乏的表现,铁、叶酸及维生素 B_{12} 缺乏可致贫血,维生素(如维生素 A、B、D、K)缺乏致皮肤粗糙、夜盲、舌炎、口角炎、神经炎、感觉异常、骨痛、手足抽搐、出血倾向等改变。面肌抽搐和轻叩面部肌抽搐是钙吸收不良的征象。维生素 D 和钙吸收障碍时,可有低钙击面征和低钙束臂征阳性。部分患者可有肌内压痛,杵状指,血液系统可出现皮肤出血点、瘀斑。晚期可出现全身营养不良、恶病质等表现。

三、实验室检查

(一)血液检查

1.常规及生化检查

常有贫血,小细胞低色素或巨幼红细胞贫血,凝血酶原时间延长。血清蛋白、胆固醇降低,低血钙、低血磷,血清碱性磷酸酶活性增高,低血钾。严重疾病可致血清叶酸、维生素 B_{12} 水平降低。

2.血清 β-胡萝卜素浓度测定

血清 β-胡萝卜素测定是针对脂肪吸收不良的非特异性实验。低于 100 μg/100 mL提示脂肪泻,低于47 μg/100 mL提示严重脂肪泻,但其浓度超过 100 μg/100 mL并不能排除轻度的脂肪泻。

β-胡萝卜素可在肝脏疾病或进食 β-胡萝卜素缺陷饮食的酗酒者中发现假性降低。脂蛋白紊乱或包含胡萝卜素食物的摄入也影响其结果。

3.乳糖耐量试验

乳糖耐量试验主要用于检查双糖酶(主要是乳糖酶)缺乏。受试者口服乳糖 50 g,每半小时抽血测血糖,共 2 小时。正常情况下,口服乳糖经小肠黏膜乳糖酶水解为葡萄糖和半乳糖而吸收。正常人血糖水平上升,超过空腹血糖 1.1 mmol/L。乳糖酶缺乏者,血糖水平上升不明显,同时可出现腹鸣、腹痛、嗳气等乳糖不耐受症状。

(二)粪便检查

寄生虫病患者粪便可查到孢囊、钩虫卵或姜片虫卵等。

1.粪脂肪定性测量

如发现有脂肪吸收不良存在可进行粪显微镜下脂肪分析。粪苏丹Ⅲ染色可见橘红色的脂肪小球,每高倍视野(直径小于 4 μm)达到 100 个小球被认为是异常的。苏丹Ⅲ染色敏感性为 78%,特异性为 70%,为检测粪脂肪最简便的定性方法,可作为粪脂肪测定的初筛试验,但不能作为主要的诊断依据。

2.粪脂肪定量测定

一般用 Van de Kamer 方法测定。其被认为是脂肪吸收不良的"金标准"。试验方法:连续进食标准试餐(含脂量 80～100 g/d)3 天,同时测定其粪脂量 3 天,取其平均值,并按公式 $\dfrac{摄入脂肪量-粪质量}{摄入脂肪量}\times100\%$ 计算脂肪吸收率。正常人粪脂低于 6 g/d,脂肪吸收率高于 95%。如粪脂增加,吸收率下降,提示吸收不良。

3.^{131}I-甘油三酯及^{131}I-油酸吸收试验

本试验为患者服^{131}I-甘油三酯或^{131}I-油酸,收集患者 72 小时内粪便,测定并计算粪便排出放射量占摄入放射量的百分比。^{131}I-甘油三酯在十二指肠及空肠被胰脂肪酶分解为^{131}I-油酸和游离脂肪酸。胰脂肪酶减少,粪便中^{131}I 含量增高,^{131}I-甘油三酯试验反映胰腺功能。^{131}I-油酸可直接由小肠吸收,可用于检查小肠吸收功能。两种放射性检查标记试验有助于鉴别消化不良和吸收不良。粪便

^{131}I-甘油三酯排出率高于 5% 或 ^{131}I-油酸高于 3%，提示吸收不良。

(三)尿液检查

1.D-木糖试验

D-木糖试验用以区别小肠疾病或胰腺所致吸收不良。木糖通过被动扩散和主动转运吸收后，一半被代谢，由尿中排出。

本实验方法为禁食一夜后排去尿液，口服D-木糖 25 g（如引起腹泻可用 5 g），鼓励患者饮水以保持足够的尿量，收集随后 5 小时尿液标本，同时在摄入后 1 小时取静脉血标本。尿中D-木糖<4 g（5 g 法<1.2 g）或血清D-木糖浓度<200 mg/L（20 mg/dL）提示小肠吸收不良。

在直接比较中，传统的尿试验明显较 1 小时血液实验可靠。当尿收集时间太短、患者脱水、肾功能障碍、明显腹水、胃排空延迟时可出现假阳性。

2.维生素 B_{12} 吸收试验

临床上用来区别胃和空肠引起维生素 B_{12} 缺陷，评估患者回肠功能。该试验对评估胰腺分泌不足、细菌过度生长没有重要的临床意义。

口服维生素 B_{12} 后在胃内与内因子结合，于远端回肠吸收。给予小剂量（1 mg）放射性标记的维生素 B_{12} 使体内库存饱和。然后口服 ^{57}Co 或 ^{58}Co 标记的维生素 B_{12} 2 μg，收集 24 小时尿，测定尿中放射性含量。如尿中排泄量<7%，提示吸收障碍或内因子缺乏。为明确维生素 B_{12} 吸收不良的位置，可做第二阶段吸收试验，在重复给药同时，口服内因子，如系内子缺乏所致恶性贫血，24 小时尿放射性维生素 B_{12} 排泄量可正常。

(四)呼吸试验

1.^{13}C-或 ^{14}C-三油酸甘油酯呼气试验

^{14}C-三油酸甘油酯呼气试验测定被 ^{14}C 标记的甘油三酯代谢后产生 ^{14}CO$_2$ 从呼气中排出的量。一般将 $(1.85\sim3.7)\times10^5$Bq$(5\sim10\ \mu$ci$)$ ^{14}C 标记的甘油酸加入 $20\sim50$ g 的脂肪载体口服，间断收集 $6\sim8$ 小时呼吸标本。检查结果常用单位时间内排除的 ^{14}C 标记 CO$_2$ 占服用试餐中含量的百分率表示（即 ^{14}C 排除率）。脂肪吸收不良，^{14}CO$_2$ 排除率下降。再用 ^{14}C-软脂酸或 ^{14}C-辛酸做呼气试验，则可进一步鉴别脂肪吸收不良的原因。

发热、甲状腺疾病、肝病、糖尿病等可通过影响脂肪的代谢而影响呼吸试验的准确率。肺部疾病患者对轻度吸收不良缺乏敏感性。射线的暴露及需要昂贵的设备限制了其临床应用。如改用稳定同位素 ^{13}C 标记不同底物，通过质谱仪测定可避免放射性。对人体无害,可用于儿童和孕妇,扩大了应用范围。

2.氢呼气试验

氢呼气试验是一种很方便的非侵入性糖吸收不良诊断试验。空腹予一定量的双糖,如疑为乳糖吸收不良,一般用 50 g 乳糖液做试验餐。蔗糖吸收不良者,试验餐为 1.5～2.0 g/kg 蔗糖;如为单糖吸收不良,则选用 50 g 木糖或 8 g 葡萄糖做试验餐。正常情况下在小肠全部被消化吸收,呼气中无或仅有极微量的氢气。吸收不良者,这些糖到达结肠,被结肠细菌发酵产氢,呼气中氢气增多。这些实验中以乳糖氢呼气试验最佳,乳糖氢呼气试验仍被许多研究者认为是诊断乳糖吸收不良的"金标准"。

(五)内镜检查和黏膜的活检

结肠镜检查可以提供引起吸收不良的原因。如克罗恩病可有小溃疡,原发性和继发性淋巴管扩张可见白斑,内分泌肿瘤导致的吸收不良如胃泌素瘤、生长抑素瘤或腹部肿瘤阻塞胰管有时也可通过内镜检查出来。

内镜可直接观察小肠黏膜病变,并可取活检。也可用小肠黏膜活检器经口活检,必要时可行电镜、免疫学和组织培养等检查。尽管小肠黏膜活检取材盲目,对于孤立性病变易出现假阴性结果,但对诊断绒毛破坏或萎缩的吸收不良综合征十分重要,是不可缺少的确诊手段之一。

(六)影像学检查

小肠钡灌检查的主要作用在于评估有无细菌过度生长倾向所致的吸收不良,如憩室,肠腔内液体、黏液积聚过多,小肠扩张,肠瘘管和肿瘤。溃疡和狭窄可由不同的原因所致,如克罗恩病、放射性肠炎、乳糜泻、肠淋巴瘤、结核等。小肠钡灌检查结果正常不能排除肠病所致吸收不良,也不能阻止临床上进行肠活检。

CT 可用来显示小肠壁的厚度及肠瘘管、肠扩张、腹膜后淋巴结、胰腺疾病所致的胰腺钙化、胰管扩张、胰腺萎缩、肿瘤阻塞的定位。

腹部 B 超和内镜逆行胰胆管造影对诊断胰腺疾病价值较大。

四、诊断

吸收不良综合征的诊断需要首先结合临床表现疑及本征,然后证明其存在,最后证明其病因。常根据疑诊患者的既往史、症状和体征及相应的实验室检查做出诊断。

既往史和临床表现对明确病因有很大的帮助,应仔细询问以下既往史:①既往有无手术史,如胃肠切除或胃肠旁路术;②家族或幼年有无乳糜泻;③既往是否到过热带口炎性腹泻、蓝氏贾第鞭毛虫病或其他胃肠疾病感染地;④是否嗜酒;⑤患者是否有慢性胰腺炎的历史或胰腺肿瘤的症状;⑥患者是否有甲状腺毒症、艾迪生病、Whipple 病、肝或胆病、糖尿病神经病变的特征;⑦患者是否有糖类吸收不良的高饮食(甜食如山梨醇、果糖)或脂肪替代品或能导致营养不良的不平衡饮食;⑧有无增加免疫缺陷性病毒感染的可能;⑨患者既往有无器官移植或不正常的射线暴露。

合理地确立引起吸收不良的方法需依赖患者的背景。临床有显著腹泻、消瘦、贫血、维生素及微量元素缺乏应疑及吸收不良。应结合临床进行不同的实验室检查,如果没有时间限制可使用非侵入性试验,进一步指导侵入性试验,以在最短的时间用最少的检查来诊断。如疑为寄生虫感染,粪便检查可以提供快速的非侵入性试验诊断。大细胞性贫血提示叶酸和维生素 B_{12} 缺乏。

吸收不良综合征的常用诊断步骤如下:对早期疑诊病例可做粪脂肪定量试验,高于 6 g 即可确定为脂肪泻。结果脂肪正常亦不能完全排除吸收不良,必要时可做一些选择性检查。其病因诊断可做 D-木糖试验,若正常可大致排除小肠疾病,需进一步检查胰腺疾病或胆盐缺乏性疾病。若 D-木糖试验不正常,可进一步做小肠影像学检查及小肠活组织检查,病因进一步的检查依赖其既往史和症状及以前的检查,以资鉴别。

五、治疗

吸收不良综合征的治疗主要为病因治疗。对病因不明者,主要纠正营养缺乏及进行必要的替代治疗。

(一)病因治疗

病因明确者,应进行病因治疗。若能除去病因,则吸收不良状态自然纠正或缓解。如乳糜泻给予无麸质饮食,炎症性肠病患者给予激素、柳氮磺吡啶等治疗。

(二)营养支持

对症治疗给予富含营养的饮食及补液,注意调解电解质平衡。补充各种维生素、铁、钙、叶酸、矿物质以及微量元素以避免缺陷综合征;腹泻明显者以低脂蛋白饮食为宜,给予止泻药,必要时予以中链甘油三酯口服,对病情严重者给予要素饮食或部分肠外营养支持治疗,对因肠道细菌繁殖过度所致吸收不良可予以抗生素治疗。

(三)替代治疗

各种吸收不良综合征均可致机体某些营养成分的不足或缺乏,因此,替代治疗也很重要。

如糖尿病患者可补充胰岛素,胰酶缺乏者可补充消化酶(如胰酶 6～8 g/d、脂肪分解酶 4～12 g/d或胰脂酶 4～12 g/d 分次服用)。低丙种免疫球蛋白伴反复感染者可肌内注射丙种免疫球蛋白0.05 g/kg,每 3～4 周 1 次。

第四节　肉芽肿性肝病

肉芽肿性肝病又称肝肉芽肿,是肝脏对各种有害物质慢性刺激所产生的一种非特异性反应或变态反应。它不是一种独立的疾病,而是由多种因素所致或是由某些疾病伴发的组织学改变,以肝内肉芽肿形成为特征。肉芽肿是由较广泛的上皮样细胞(转化的巨噬细胞)组成的结节,结节周围多存在其他炎症细胞,包括淋巴细胞、嗜酸性粒细胞及多核巨细胞等。

一、病因

据国外文献报道,在 2%～10% 的肝脏活检标本中可发现肉芽肿性病变。引起肝肉芽肿的病因很多,大致可分为感染性因素和非感染性因素。

(一)感染性因素

1.细菌感染

结核及其他分枝杆菌感染、布鲁氏菌病、兔热病、放线菌病等。

2.真菌感染

组织胞质菌病、隐球菌病、球孢子菌病等。

3.寄生虫感染

血吸虫病、肝片吸虫病、弓形虫病、阿米巴虫传染病、疟疾等。

4.病毒感染

传染性单核细胞增多症、巨细胞病毒感染、病毒性肝炎、获得性免疫缺陷综合征等。

5.其他感染

肝立克次体感染(Q 热)、梅毒螺旋体感染、衣原体感染(鹦鹉热)等。

(二)非感染性因素

1.系统性疾病

结节病、变应性肉芽肿病、坏死性肉芽肿性血管炎等。

2.化学性及药物性

铍中毒,磺胺类、奎尼丁等药物所致的肝损害等。

3.原发性肝病

原发性胆汁性肝硬化(primary biliary cirrhosis,PBC)等。

4.恶性肿瘤

霍奇金淋巴瘤、白血病等。

5.异物反应

外科缝线、滑石粉等。

6.其他

空肠-空肠吻合术后、低(无)免疫球蛋白血症等。

7.原因不明

5%～10%的患者无法明确病因,称为特发性肉芽肿性肝病。

不同国家和地区肉芽肿性肝病的病因分布存在较大差异,这主要由当地不同疾病的分布情况所决定。最近希腊的一项研究报道约 3.7% 的肝活体组织检查标本中可发现肉芽肿,其中 94% 可明确病因;最常见的病因是 PBC(约占68%),第二位是结节病(约占 7.5%)。而在血吸虫病流行地区(如中东及热带国家),血吸虫性肝肉芽肿的发病率较高。在美国,结节病是肝肉芽肿的最常见病因。在我国,结节病和结核病占肝肉芽肿病因的 90% 以上。

二、发病机制

从病理生理的角度来看,肝肉芽肿的形成是机体通过体液或细胞免疫方式清除异物或抗原物质的结果。目前多数学者认为,当一种或多种抗原持续暴露于机体时,可经过抗原提呈激活 T 细胞,引发一系列免疫反应,释放白介素-2、干扰素等细胞因子,刺激单核吞噬细胞系统的细胞增生,使巨噬细胞激活转化为上皮样细胞或融合成多核巨细胞,最终形成肝肉芽肿。

三、病理

典型的肝肉芽肿直径为 1～2.0 mm,外形呈结节样,与周围肝实质界限清楚。肉芽肿的基本构成是由激活的巨核细胞转化而来的上皮样细胞,呈梭形或长圆形,类似上皮细胞,胞体较大,胞质丰富,染色浅淡,常融合为多核巨细胞。

上皮样细胞是一种分泌细胞,经证实结节病患者的上皮样细胞可分泌血管紧张素转换酶、胶原酶和溶菌酶。此外,作为一种增生性炎症改变,肉芽肿周围常见淋巴细胞、浆细胞、结缔组织及其他慢性炎症细胞,有时亦可见嗜酸性细胞和多核巨细胞浸润。

　　根据组织学特征及其构成,一般将肝肉芽肿分为 4 种类型:①非干酪性肉芽肿,为上皮样细胞和多核巨细胞的混合物,并有数量不等的淋巴细胞浸润,多见于结节病。②干酪性肉芽肿,与非干酪性肉芽肿的组织学特征相似,但在其中央有干酪性坏死组织,见于结核病。③纤维环性肉芽肿,由巨核细胞和淋巴细胞围绕而成,中央缺如或为脂肪空泡,外周常有纤维环包绕,见于 Q 热、霍奇金淋巴瘤。④脂肪性肉芽肿,中央为脂质空泡,外周围绕巨核细胞和淋巴细胞,但无纤维环,其中央脂质部分通常为矿物油。

　　肝肉芽肿可分布在肝小叶的任何部位。不同的分布部位对其病因鉴别有一定帮助,如结节病所致的肝肉芽肿多位于汇管区或汇管区周围;PBC 所致肉芽肿多位于汇管区破坏的小叶间胆管周围;药物不良反应所致的肉芽肿常散布于整个肝小叶,在其周围常可见到嗜酸性粒细胞浸润或围绕。

　　不同病因所致肝肉芽肿的病理改变一般无显著差异。

四、临床表现

　　大多缺乏特异性,主要表现为基础疾病的症状和体征,包括发热、乏力、体重减轻、上腹痛、肝脾大、淋巴结肿大等。这些表现可依基础疾病不同而异。如各种原因引起的感染均可有发热、不适和疲乏无力,结节病和霍奇金淋巴瘤也常伴有发热,PBC 则多无发热。黄疸可见于溶血或 PBC、结节病等。

　　肝肉芽肿本身一般不会引起肝细胞反应,因此临床多无明显的肝功能损害表现。但当肉芽肿参与肝脏广泛的炎症反应时(如药物性肝病),患者可出现肝细胞功能紊乱的临床和生化异常表现。有时肉芽肿周围亦可出现强烈的炎症反应(如血吸虫病),进而导致肝硬化和门静脉高压。

五、辅助检查

(一)血清学检查

　　多无特异性。大多数情况下,肝功能检查只发现轻度紊乱,通常只有碱性磷酸酶显著升高,胆红素水平多正常或轻度升高,若同时存在肝细胞损害则可明显升高。如果出现广泛的肝细胞坏死(如药物性肝病或传染性单核细胞增多症),肝酶谱变化则与病毒性肝炎相似。若患者长期存在明显的胆汁淤积表现,则提示 PBC 的可能。血管紧张素转换酶在结节病和 PBC 患者中可升高,但无特异性。血清球蛋白升高可见于部分结节病、铍中毒、儿童慢性肉芽肿病。药物或寄生虫相关性肉芽肿时可见外周血嗜酸性粒细胞增多。

(二)肝活体组织检查

肝活体组织检查是明确肝肉芽肿诊断的唯一方法,目前多在超声引导下进行。肝活体组织检查不仅可证实肝肉芽肿的存在,还能为一些特殊的病因(血吸虫、结核、真菌感染、PBC)提供组织学依据。如肉芽肿内发现血吸虫卵无疑证实了血吸虫病的存在,发现干酪样坏死灶往往提示结核的存在。此外,还可通过特殊染色确定某些特定的感染性病原体。如结核分枝杆菌、麻风分枝杆菌可经抗酸染色或荧光染色确诊,真菌可经甲胺银染色或 PAS 确诊。但阴性结果并不能排除以上感染因素的存在。需要注意的是,病理检查时应观察活检标本的连续切片,有条件还应对肝活体组织进行真菌、分枝杆菌培养。

六、诊断

肝肉芽肿的诊断主要依赖于肝活体组织检查。一旦诊断确立,应进行系统性检查,包括详细询问病史(用药史、疫水接触史等)、常规拍摄胸片、皮肤试验、血清抗体检测和眼部裂隙灯检查,以及各种影像学检查,积极寻找肉芽肿的病因。

七、几种特殊病因的肉芽肿性肝病

(一)结节病

结节病是一种原因不明的全身性疾病,可累及几乎所有脏器。临床主要表现为发热、肺部浸润、淋巴结肿大、皮疹及葡萄膜炎等。$50\% \sim 60\%$ 的结节病患者肝活体组织检查可见肉芽肿。也有人认为几乎所有结节病患者均存在肝脏浸润。在美国,该病是肝肉芽肿的最常见原因。

结节病所致肝肉芽肿为非干酪性肉芽肿,主要分布在汇管区或汇管区周围,其表现形式多样,可以为无症状肝肉芽肿、血清碱性磷酸酶增高、慢性肝炎、肝硬化或者表现为肝静脉阻塞症。在系列切片中,如果发现肉芽肿靠近小叶中央,可基本排除结节病。

另外,有一种结节病综合征表现为持续存在的胆汁淤积性肝病,有黄疸、瘙痒及血清胆固醇增高。组织学上可见到肉芽肿病变,小叶间胆管明显破坏,有时甚至发现小叶间胆管明显减少或完全消失。在少数患者还可有胆汁性肝硬化。

这类患者通常抗线粒体抗体阴性,可据此与 PBC 相鉴别。但在极少数患者中,结节病和 PBC 可能同时存在。

如果发现肉芽肿病变累及两个或两个以上器官,且具有较为典型的临床表现,在排除了其他常见病因后,即可诊断为结节病。目前仍无特异性诊断检验。90%以上的活动性结节病患者血清血管紧张素转换酶升高,可作为判断疾病活动性及随访疗效的指标。但也有人认为,在很多病因所致的肉芽肿性肝病中,血清紧张素转换酶活性均升高,并非结节病所特有。

(二)结核病

过去结核病是引起肝肉芽肿最常见的原因,据报道可占到 10%～53%。几乎所有播散型结核患者肝脏中均可发现肉芽肿病变。Klatskin 等报道,肝肉芽肿见于 94%的播散型结核患者及 71%的肺结核和其他部位结核并存的患者,而单纯肺结核患者仅有 25%存在肝肉芽肿。随着生活水平的提高及治疗方法的进步,该病曾逐渐减少,但近年来发病率又有增高趋势。

结核性肝肉芽肿为干酪性肉芽肿,可存在于肝内多个部位,但最多见于肝小叶内,较少见于门静脉或门静脉周围,偶尔有肉芽肿破溃至胆管导致结核性胆管炎的报道。如果肝肉芽肿患者有发热、盗汗、呼吸系统症状、脾大和(或)结核菌素试验阳性,应高度怀疑为结核所致。凡长期发热或应用激素、甲氨蝶呤等免疫抑制剂无效者,应行肝活体组织检查来证实有无结核所致的肝肉芽肿。

结核性肝肉芽肿的诊断依赖于肝活体组织检查标本找到抗酸杆菌,或肝组织结核分枝杆菌培养阳性。但在结核性肝肉芽肿中,只有约 10%的病灶内可找到抗酸杆菌。特殊染色对识别抗酸杆菌有一定帮助,与抗酸染色相比,荧光染色有更高的检出率。此外,还可用 PCR 法检测结核分枝杆菌 DNA。有时腹腔镜检查可获确诊,肝表面可见大小不等的黄白色粟粒状结节,并常伴腹水和腹腔其他部位的结核。如果肝内肉芽肿与已经证实的其他器官结核同时存在,或者患者对特异性抗结核治疗有良好反应,则结核性肝肉芽肿的诊断亦可成立。

(三)血吸虫病

血吸虫病是该病流行地区肝肉芽肿的常见病因。在肉芽肿的中心常可见到血吸虫卵。

(四)药物相关性肉芽肿

有报道称近 1/3 的肝肉芽肿与药物相关,是某些药物肝脏不良反应的一种典型表现。这些药物包括别嘌醇、甲基多巴、奎尼丁、保泰松、卡马西平、磺胺类药物等。其临床表现较为隐匿,亦可伴有肝细胞损害或胆汁淤积。药物相关性肝肉芽肿是非干酪性肉芽肿,周围可见嗜酸性粒细胞浸润,且常伴有肝外肉芽肿,有较突出的全身性高敏性特点。

诊断标准:①肝肉芽肿的出现与用药时间有密切关联;②停药后临床表现、生化检查及组织学检查有好转;③排除其他病因所致肉芽肿。

(五)原发性肝病合并肝肉芽肿

最典型的例子是PBC,约25%的PBC患者可检出肝肉芽肿,以早期多见。肉芽肿常分布在受损胆管周围,有时也可出现在肝小叶实质中。随着病情进展,肉芽肿逐渐减少。有胆管受损证据的患者,若抗线粒体抗体阳性且有肝肉芽肿形成则可确立诊断。

此外,某些乙型和丙型病毒性肝炎患者的肝活体组织检查标本中可发现肉芽肿,但往往无法确定肝肉芽肿是来源于肝病本身,还是其他一些病变过程的结果。同样,对于此类肉芽肿的病理和临床意义目前了解甚少。

(六)脂肪性肝肉芽肿

由各种原因所致的脂肪肝患者的肝内常常可见脂肪性肉芽肿。其特点是巨噬细胞和淋巴细胞聚集并围绕在脂滴的周围。肉芽肿通常体积较小,周边不清楚,含有多核巨细胞,而上皮样细胞数量较少。在很多情况下,脂肪性肝肉芽肿的形成是由于患者吞服的泻药或其他食物成分中含有矿物油,后者被吸收后转运至肝脏所致。脂肪性肝肉芽肿通常位于肝静脉或汇管区。目前认为这些脂肪性肉芽肿不会引发具有临床意义的肝脏损伤,故无须特殊治疗。

(七)异物性肝肉芽肿

肝脏对异物的反应是形成肝肉芽肿的常见原因之一。几乎所有可以到达肝脏的异物均可引发肉芽肿。典型的例子是矿物油及羟乙基淀粉所致的肝肉芽肿,外科缝线或者纤维素样物质有时也可诱使肝肉芽肿的形成。异物所致的肝肉芽肿一般无须特殊治疗。尽量减少或停止与异物的接触,是预防或减少异物性肝肉芽肿的主要措施。

(八)特发性肝肉芽肿

有5%~10%的肝肉芽肿患者,尽管进行了多种检查,仍无法确定肝肉芽肿的确切病因。其中大多数患者肝肉芽肿的存在并无任何临床意义。但在少数情况下,这类病因不明的患者有反复不明原因的发热、乏力、体重减轻等表现,有人将这种肉芽肿称为特发性肝肉芽肿。它是一种特殊的疾病还是结节病的一种变异型目前尚有争论。

八、治疗

肉芽肿性肝病的治疗关键在于明确肝肉芽肿的病因,然后进行针对性治疗。其具体治疗方案因病因不同而异。如果未能做出明确的病因诊断,最好先对患者进行随访,而不能盲目采用抗生素或其他方法治疗。

(一)结节病

如果没有其他脏器严重受损,累及肝脏的结节病性肉芽肿很少需要治疗。目前尚未发现根治结节病的药物。皮质激素仍是首选药物,可缓解病情,减轻局部及全身症状,抑制肉芽肿性炎症的发展,消除肝脏浸润,并能减少肝纤维化的形成。发热和全身症状较典型的患者对皮质激素的治疗反应较好,即使有其他器官受累,治疗亦非常有效。治疗后可使发热、黄疸、肝脾大、肝功能异常等表现较快缓解或完全消失,亦可显著改善胆汁淤积。

皮质激素以短效的泼尼松或泼尼松龙为好,可每日清晨 8 时服用 1 次,每次 20～40 mg,病情控制后隔天1 次。有效者逐渐减至 10～15 mg/d 的维持剂量。疗程一般为 6 个月甚至更长,4～6 周无效者应停药。长期使用皮质激素的疗效欠佳,有些患者停药后病情稳定,但部分患者停药后症状复发,甚至较前加剧,需再次用药。不能耐受激素或激素治疗无效时,可采用免疫抑制剂如苯丁酸氮芥、羟基氯喹或氯喹,亦可与激素合用。其他药物有甲氨蝶呤、硫唑嘌呤等。对于胆汁淤积型结节病,熊脱氧胆酸有助于减轻瘙痒。对于进展为肝硬化者,肝移植是行之有效的方法。

(二)结核病

对结核病引起的肝肉芽肿应给予充分的抗结核治疗,其原则和方法类似于其他部位结核病的治疗,即遵循早期、全程、联合、适量、规律用药的原则。一般采用 3～4 种药物联合强化治疗,如异烟肼、利福平、乙胺丁醇,可加用链霉素或吡嗪酰胺,治疗 2 个月;然后用异烟肼和利福平联合治疗 4～7 个月。若发生肝脓肿应切开引流或反复穿刺抽脓,局部用链霉素冲洗。对于少数抗结核治疗无效者,如巨大孤立结核瘤等,可考虑手术切除,术后继续正规抗结核治疗。

(三)血吸虫病

治疗血吸虫病的特效药物是吡喹酮,成人 60 mg/kg,儿童 70 mg/kg,2 天内分 3 次连续服用。该药在肝内和门静脉系统内浓度很高,可使虫体持续痉挛、麻痹而死。急性伴高热者可加用短程中量皮质类固醇。

(四)药物相关性肉芽肿

对于药物反应所致的肝肉芽肿,最重要的治疗措施是立即停用所有可疑药物。如果治疗得当,药物性病因引起的肝肉芽肿能完全治愈而无后遗症。

(五)特发性肝肉芽肿

对部分有症状的特发性肉芽肿性肝炎,采用皮质激素治疗常常有效,其症状可迅速缓解,肉芽肿可消失。对激素治疗无反应者试用甲氨蝶呤(每周 15 mg)可能有效。但需注意,由于这些患者病因不明,在应用免疫抑制剂后,潜在的结核或其他感染性疾病可能显示出来,因此必须密切观察,及时调整治疗措施。

第五节　自身免疫性胰腺炎

自身免疫性胰腺炎(autoimmune pancreatitis,AIP)是免疫介导的良性纤维炎性疾病,是慢性胰腺炎的特殊类型;特别是 I 型 AIP 与传统慢性胰腺炎在临床表现、发病年龄及治疗等方面有显著的不同。各国诊断标准虽不尽相同,但影像学均为诊断必备条件,另外,诊断需联合临床表现、血清学、组织学、激素治疗反应和胰腺外器官受累等几个方面;AIP 对于激素治疗反应好,既是治疗手段,也是协助诊断的条件之一。

一、自身免疫性胰腺炎的临床分型与临床表现

AIP 虽归属于慢性胰腺炎,但是临床表现却不同于慢性胰腺炎。与慢性胰腺炎不同的是,AIP 在急性期多以梗阻性黄疸为主要临床表现(约占 63%),仅有 35% 左右的患者有轻至中度的腹痛,出现急性胰腺炎或严重腹痛者非常少见。更重要的是上述症状通过激素治疗后均可好转。同时,AIP 的胰腺外表现很常见,可累及胆道、唾液腺、泪腺、后腹膜、淋巴结、肝脏、肺、肾脏等,且受累的胰腺外器官的组织学改变与胰腺类似,提示其致病机制可能相同。西方学者报道的 AIP 胰腺外表现以炎症性肠病为主,溃疡性结肠炎的发生率可达 17%,而日本学者报道的主要为硬化性胆管炎、Sjögren 综合征及腹膜后纤维化样表现,出现炎症性肠病者非常少见(3.8%),可能与人种差异有关。AIP 的胰腺外表现

可以与胰腺本身的病变程度不平行。

AIP除上述胰腺和胰腺外表现外,尚有患者出现胰腺和胰周静脉闭塞、门静脉狭窄和胰周动脉受累,进而出现相应症状,与普通慢性胰腺炎有相同病理生理变化。

AIP组织病理学分为2个类型,分别是淋巴浆细胞性硬化性胰腺炎(lymphoplasmacytic sclerosing pancreatitis,LPSP)和特发性导管中心性胰腺炎(idiopathic duct centric pancreatitis,IDCP);两者共同的组织病理学特点是导管周围淋巴浆细胞浸润及轮辐状纤维化,不同点是LPSP不伴有粒细胞上皮损伤。2009年Chari等首次根据胰腺组织学特点提出AIP"亚型"的概念,将AIP分为以LPSP为特征性表现的Ⅰ型和以IDCP为特征性表现的Ⅱ型。

二、诊断与诊断标准

AIP有其自身临床症状,影像学、血清学和组织学特点,但因缺乏特异性指标,故诊断需结合各方面特点,有时甚至需要包括消化科、胰腺外科、放射科和病理科等各相关科室的密切沟通和细致切磋。AIP对激素反应良好,正确的诊断可避免不必要的手术创伤。由此可见,对诊断标准的理解和把握显得尤为重要。

(1)影像学表现在AIP的诊断中占有至关重要的位置。事实上,部分病例的诊断与放射科医师的典型描述及有价值的提示密不可分。从诊断标准的演变史中不难发现,影像学的描述一直不可或缺。

AIP的影像学特点:①胰腺呈弥漫性、局限性或局灶性肿大,典型者为"腊肠样"改变,部分不典型病例可出现局部肿块,需要与胰腺癌相鉴别;②胰胆管:主胰管弥漫性变细或局限性狭窄,病变累及胆总管下段时可造成局部呈陡然向心性狭窄,狭窄区往往较细长;③由于胰周积液、炎症或脂肪组织纤维化而出现胰周"鞘膜"征,增强时表现为动脉期密度略低、延迟期均匀强化。

可采用的检查方法包括增强CT/MRI、磁共振胰胆管成像、超声内镜、逆行胰胆管造影及胆管内超声等。近年来,超声内镜在AIP诊断中的作用日显重要,它不仅能观察胰腺和胆管系统,还可观测胰周淋巴结,并进行组织活检。但超声内镜检查的准确性受操作者经验和设备等因素的影响。

(2)血清IgG4升高是AIP最为特征性的血清学变化。IgG可分为4个亚类,其中IgG4仅占血清总IgG的3%～6%。以往认为IgG4升高仅见于特应性皮炎、某些寄生虫感染、寻常型天疱疮、落叶型天疱疮等少数疾病。但自从Hamano等首次报道IgG4与AIP的相关性以来,多项研究提示IgG4诊断AIP的敏感性为 67%~94%,特异性为 89%~100%。IgG4 一般定为高于正常的 2 倍。但血清 IgG4 不能单独用于诊断 AIP,其水平正常并不能排除 AIP。另有研究报道,IgG4 联合血清总 IgG 和自身抗体检查,包括类风湿因子、抗核抗体、抗乳铁蛋白抗体和碳酸酐酶 Ⅱ 抗体等,可提高诊断的准确率。

各国均在日本 2006 年的修改版的基础上推出了 AIP 的诊断标准,最主要是把胰腺外表现和对于激素治疗的反应纳入了诊断标准中。这些标准在影像学不典型或者 IgG4 正常或增高倍数低于 2 倍时,可助于 AIP 诊断;同时这些诊断标准主要是针对 Ⅰ 型 AIP。2011 年 AIP 国际指南诞生,鉴于影像学不典型和(或)血清 IgG4 升高小于正常值的 2 倍等不典型,将 AIP 诊断标准分成了典型和不典型两个亚型,对于不典型亚型要注意与胰腺癌相鉴别,并提出了 Ⅱ 型 AIP 的两个亚型诊断标准。在 2012 年我国也推出了 AIP 的诊断标准,综合了上述的诊断标准,提出 A、B 和 C 3 种诊断标准。这一诊断标准简明易行;在 C 将除外胰腺癌加入诊断的标准中。

胰腺癌和胆管癌是必须加以鉴别的疾病。在应用各种方法均无法鉴别时,即使采用激素试验性治疗,也应在胃肠病专家密切观察下进行,以免贻误病情。关于激素试验性治疗,Moon 等研究显示,为期 2 周的 0.5 mg/(kg·d)泼尼松龙试验性治疗即可获得影像学的明显改善,而对治疗无反应的患者经手术证实均为胰腺癌。但需要注意的是,部分胰腺癌也可能对激素治疗有反应。

三、AIP 的治疗

AIP 是与自身免疫相关的疾病,其对激素治疗反应良好。可选择泼尼松 0.6 mg/(kg·d)作为起始剂量,服药 2~4 周后根据治疗反应酌情减量,维持剂量为 2.5~5 mg/d。维持治疗的时间尚无共识,可根据疾病活动程度及激素相关不良反应等情况选择维持 1~3 年。部分 AIP 患者激素减量或停用后可复发,再次应用仍可有效。年老体弱患者,若对激素应用有顾虑则可对症处理,如针对梗阻性黄疸可行内镜支架置入术等。对激素治疗无效者应重新考虑诊断问题,在诊断明确的情况下可予以免疫抑制剂治疗,但疗效尚未见明确报道。

国内丁辉等首次总结了 AIP 患者进行治疗随访的研究,结果显示 AIP 患者对激素治疗反应良好,放置胆管支架可缩短激素治疗时间,合并胆管病变及新发糖尿病者在激素治疗后部分可获缓解,但合并自身免疫性肝病者预后相对较差。

四、AIP 的认识与进展

从 AIP 的诊断标准几经修改(从日本标准、韩国标准、欧美标准、亚洲标准到 2011 年国际 AIP 诊断标准推出)反映出人们对 AIP 的认知从表浅到深入、从典型到不典型、从局限到全面的过程。虽然各种标准不尽相同,但总体而言不外乎影像学、血清学、组织学、激素治疗反应和胰腺外器官受累等几个方面。

根据 I 型 AIP 的胰腺外器官受累和血清 IgG4 明显增高的特点,近年提出了 IgG4 相关性系统性疾病(IgG4-related systemic disease,IgG4-RSD)的概念,它们可以视为一类以 IgG4 阳性浆细胞和 T 细胞广泛浸润全身不同器官为主要病理特点的纤维炎症性疾病。受累脏器包括胰腺、胆管、胆囊、纵隔和腹腔淋巴结、甲状腺、唾液腺、肾脏、肺脏等。基于相似的血清学和组织学特点,目前认为 AIP 是 IgG4-RSD 重要的组成部分。针对 AIP 两型之间的不同,也有人提出可能是两种不同的疾病。对于其复发及复发治疗,仍有很多问题有待研究。

心血管系统疾病

第一节　房性心动过速

房性心动过速简称房速,按照发生机制与心电图表现的不同可分为自律性房速、折返性房速和紊乱性房速。其发生机制分别为自律性增高、折返和触发活动。

一、病因

自律性房速在各年龄组均可发生。多见于器质性心脏病患者,如冠心病、肺源性心脏病、心肌病、风湿性心脏病等。洋地黄中毒可发生自律性房速,常伴有房室传导阻滞。大量饮酒及各种代谢障碍均为致病原因,也可见于无器质性心脏病患者。其发生是由于心房异位起搏点自发性 4 相舒张期除极速率加快所致。

折返性房速大部分见于器质性心脏病和心脏病手术后患者,极少见于正常人。其发生是由于外科手术瘢痕周围、解剖上的障碍物和心房切开术等引起心房肌不应期与传导速度的不同,形成房内折返。

紊乱性房速也称为多源性房速,常见于慢性阻塞性肺疾病、充血性心力衰竭的老年患者,有时也可见于儿童。氨茶碱过量也可引起紊乱性房速,而洋地黄中毒引起者并不多见。一般认为紊乱性房速与触发活动机制有关。

二、临床表现

房速患者症状的严重程度除了与基础疾病状况有关外,还与房速发作的方式、持续时间和心室率有关。房速的发作可呈短暂、间歇或持续性。短暂性发作的患者绝大多数无明显症状,有些患者仅有心悸不适。持续性发作的患者可出现头晕、胸痛、心悸、先兆晕厥、晕厥、乏力和气短等症状。少数患者因心率长期增快可引起心脏增大,出现心力衰竭,类似扩张型心肌病,称为心动过速性心肌病。体检可发现心率不恒定,第一心音强度变化。颈动脉窦按摩可减慢心室率,但不能终止房速的发作。

三、心电图与电生理检查

房速的心房率一般在150~200次/分,房波(P'波)形态与窦性P波不同,通常在各导联可见等电位线,RP'>P'R。P'R间期受房率的影响,频率快时可出现P'R间期延长,常有文氏现象或二度Ⅱ型房室传导阻滞。刺激迷走神经的方法通常不能终止心动过速,但能加重房室传导阻滞。P'波在aVL导联正向或正负双向提示房速起源于右心房,在V₁导联正向提示房速起源于左心房。不同机制的房速,心电图和电生理检查可呈以下不同特点。

(1)自律性房速发作开始时多有"温醒"现象,心房率逐渐加快而后稳定在一定水平,通常不超过200次/分,而在终止前呈"冷却"现象。电生理检查时,心房期前刺激不能诱发、终止和拖带心动过速,但可被超速抑制。心动过速的发作不依赖于房内或房室结的传导延缓,心房激动顺序与窦性心律时不同。其发作的第一个P'波与随后的P'波形态一致,这与大多数折返性室上性心动过速发作时的情形不同,后者第一个P'波与随后的P'波形态有差异(图4-1)。

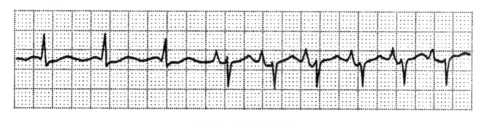

图4-1 自律性房速

第4个QRS波群开始出现连续规则的心动过速,其前的P波形态与
随后的P波形态一致,但与窦性P波形态不同,心率逐渐加快

(2)折返性房速的频率可达150~250次/分。电生理检查时,心房期前刺激能诱发、终止和拖带心动过速,并能用心房超速抑制刺激终止。当心房处于相对不应期而致房内传导延缓时易诱发心动过速。心房激动顺序和P波形态与窦性心律时不同,刺激迷走神经不能终止心动过速,但可加重房室传导阻滞。如未经电生理检

查或未观察到发作的开始和终止,则不易与自律性房速相区别(图 4-2)。

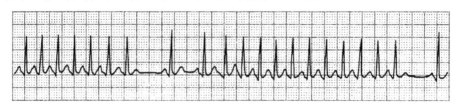

图 4-2　折返性房速

连续快速的 QRS 波群前均可见 P 波,但与第 8 个及第 21 个窦性 P 波形态不同

(3)紊乱性房速通常在同一导联有 3 种或 3 种以上形态各异、振幅明显不同的 P' 波,节律极不规则,心房率较慢,100～130 次/分,大多数 P' 波可下传心室。因部分 P' 波过早发生而下传受阻,心室率也不规则。紊乱性房速最终可发展为心房颤动(图 4-3)。

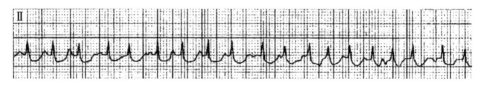

图 4-3　紊乱性房速

P' 波形态各异、振幅明显不同,P'P' 不规则,P'R 和 RR 间期不等,P' 波之间有等电位线

四、治疗

(一)自律性房速的治疗

根据不同临床情况进行处理。

(1)非洋地黄引起者,可选用 β 受体阻滞剂、非二氢吡啶类钙通道阻滞剂、洋地黄等药物以减慢心室率。如房速未能转复为窦性心律而持续存在,可加用 Ⅰ a、Ⅰ c 或Ⅲ类抗心律失常药物。药物治疗无效时可采用射频导管消融术。

(2)洋地黄引起者,应立即停用洋地黄。如血钾不高,首选氯化钾口服或静脉滴注,并注意血钾和心电图的检查,防止出现高血钾;血钾增高或不能应用氯化钾者,可选用苯妥英钠、利多卡因、β 受体阻滞剂或普罗帕酮。对于心室率不快者,只需停用洋地黄。

(二)折返性房速的治疗

可参照房室结折返性心动过速。

(三)紊乱性房速的治疗

重点是积极治疗原发疾病。在此基础上,选用维拉帕米、胺碘酮可能有效。β受体阻滞剂在无禁忌证时患者如能耐受也可选用。补充钾盐和镁盐可抑制心动过速发作,也是有效方法之一。电复律和射频导管消融术不是治疗的适应证。

第二节　病态窦房结综合征

病态窦房结综合征(sick sinus syndrome,SSS)简称病窦综合征,又称窦房结功能不全。最初在1967年由Lown提出,其在研究电复律过程中发现有些患者在房颤转复后窦性心律不稳定,出现紊乱的房性心律失常、窦房传导阻滞等表现,首次提出病态窦房结综合征的术语,并沿用至今,已被临床广泛使用。

目前认为病态窦房结综合征是由于窦房结及其邻近组织病变引起窦房结起搏功能和(或)窦房传导障碍,从而产生多种心律失常和临床症状的综合征。病态窦房结综合征是心源性晕厥的原因之一,严重者可以发生心源性猝死,临床上已引起普遍重视。

一、病因

按照病程长短,Bashout将病态窦房结综合征分为急性和慢性两类,每类又可分为器质性和功能性两种。

(一)急性病态窦房结综合征

1.器质性

(1)缺血性:急性下壁心肌梗死时,5％可伴发病态窦房结综合征,多在急性心肌梗死最初4天内出现,1小时内最多。这种急性窦房结功能不全大多在随后的1～7天内恢复,少数由于瘢痕形成而演变为慢性病态窦房结综合征。

心肌梗死发生窦性心动过缓是由于:①右冠状动脉主干闭塞,使窦房结动脉供血中断,或由于左旋支闭塞导致窦房结的供血中断。②窦房结具有丰富的胆碱能神经纤维末梢,急性缺血时,胆碱分泌增高,心动过缓,当心率小于50次/分时可导致心排血量下降、血压下降,进而导致晕厥发生。

冠状动脉严重痉挛可诱发心绞痛伴窦房结暂时性缺血,可伴有过缓性心律失常、快速异位心律,甚至晕厥。

(2)炎症性:急性心包炎、心肌炎和心内膜炎均可使窦房结受累而发生功能障碍。因窦房结动脉属于小动脉,累及全身小动脉的结缔组织病变也可影响窦房结的供血。

(3)创伤性:右心耳是心脏外科手术的重要途径,可由心脏手术损伤窦房结。

(4)浸润性:肿瘤细胞浸润可造成窦房结细胞功能单位减少,影响窦房结功能。

2.功能性

(1)神经性:自主神经功能失调、迷走神经张力升高是最常见的原因。

(2)药物性:急性药物中毒,如洋地黄、β受体阻滞剂、维拉帕米、胺碘酮等均可抑制窦房结的自律性或造成冲动形成障碍。

(3)代谢性:高血钾、高血钙、阻塞性黄疸可抑制窦房结的起搏和传导功能。

(4)医源性:颈动脉窦按摩、Valsalva动作、压迫眼球、药物或电复律后、冠状动脉造影术中导管刺激右冠状动脉等都可引起缓慢性心律失常。

(二)慢性病态窦房结综合征

1.器质性

(1)缺血性:冠状动脉粥样硬化性心脏病导致窦房结长期供血不足、纤维化,发展为病态窦房综合征。

(2)特发性:不能肯定病因者称为特发性,多由窦房结退行性病变所致。

(3)内分泌性:甲状腺功能亢进性心脏病,因甲状腺素毒性造成广泛心肌损害,可累及窦房结。黏液性水肿因代谢率低,对儿茶酚胺的敏感性降低,引起显著窦性心动过缓。

(4)创伤性:心脏手术后纤维组织增生、瘢痕形成,累及窦房结。

(5)家族性:家族性病态窦房综合征少见,国内外文献报道中多为常染色体显性和常染色体隐性遗传。

2.功能性

(1)神经性:窦房结细胞正常,但由于迷走神经张力异常增高,明显抑制窦房结功能,导致过缓性心律失常,伴有一系列症状。

(2)药物性:个别老年人,窦房结功能处于临界状态,对抗心律失常药物特别敏感,长期用药后显示窦房结功能不全。一旦快速心律失常得到控制,停用有关药物不会再次出现过缓性心律失常。

上述原因导致窦房结起搏功能低下或衰竭后,心脏下部的起搏点发出较窦房结频率为慢的逸搏,以保证心脏继续搏动而不致停跳,但临床上病态窦房结综合征患者常因心脏停搏而引起急性脑缺血综合征。这反映其下部起搏点不能发出逸搏,可以理解其病变范围包括了下部传导系统。这种房室交界区也有功能失常者被称为双结病变或双结综合征。

二、临床表现

病态窦房结综合征病程发展大多缓慢,从出现症状到症状严重可长达5~10年或更久。各个年龄组均可发生,以老年人居多。临床表现轻重不一,可呈间歇性发作。症状多以心率缓慢所致脑、心、肾等脏器供血不足为主。

(一)脑症状

头晕、眼花、失眠、瞬间记忆力障碍、反应迟钝或易激动等,进一步发展可有黑矇、眩晕、晕厥或阿-斯综合征。

(二)心脏症状

患者主要表现为心悸。无论心动过缓、过速或心律不齐,患者均可感到心悸。部分患者合并短阵室上性心动过速发作,又称快慢综合征。快慢综合征房性快速心律失常持续时间长者,易致心力衰竭。一般规律为,心动过速突然终止后可有心脏暂停伴或不伴晕厥发作;心动过缓转为过速,则出现心悸、心绞痛甚至心力衰竭加重。

(三)肾脏和胃肠道症状

心排血量过低,可以影响肾血流灌注,使肾血流量降低,引起尿量减少;胃肠道供血不足,表现为食欲缺乏、消化吸收不良、胃肠道不适。

三、心电图表现

心电图表现主要包括窦房结功能障碍本身及继发于窦房结功能失常的逸搏和(或)逸搏心律,还可以并发短阵快速心律失常和(或)传导系统其他部位受累的表现。

(一)过缓性心律失常

过缓性心律失常是病态窦房结综合征的基本特征,包括:①单纯的窦性心动过缓,心率多在60次/分以下,有时低至40次/分;②窦房传导阻滞;③窦性停搏,它可自发也可发生于心动过速后,持续时间短者为数秒,长者为十几秒。

(二)过速性心律失常

过速性心律失常常见的有:①阵发性房速,常由房内或房室交界区形成折返所致;②阵发性交界性心动过速,也是因折返机制所致;③心房扑动;④心房颤动。

(三)快慢综合征

阵发或反复发作短阵心房颤动、心房扑动或房速,与缓慢的窦性心律形成所谓快慢综合征。快速心律失常自动停止后,窦性心律常于2秒以上的间歇后出现(图4-4)。

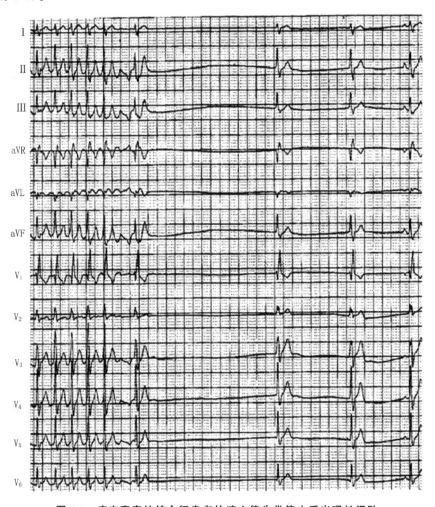

图 4-4　病态窦房结综合征患者快速心律失常停止后出现长间歇

上述这些心律失常可以单独存在、相继出现,也可合并存在,因此病态窦房结综合征患者心律和心率变化明显。

四、诊断

患者有心动过缓伴头晕、晕厥或有心动过缓-心动过速表现者应首先考虑本综合征的可能,但必须排除某些生理性表现、药物的作用及其他病变的影响。诊断主要基于窦房结功能障碍的心电图表现。早期或不典型病例的窦房结功能障碍可能呈间歇性发作,或以窦性心动过缓为主要或唯一表现,常难以确诊本病。下列检查有助于评估窦房结功能。

动态心电图可发现心脏节律变化的特征,借以得到更为有意义的资料,提高病态窦房结综合征的诊断率,结果阴性时可于短期内重复检查。

通过分析病史、连续观察心电图不能确定诊断者,则需要做窦房结功能激发试验。常用的试验有以下几种。

(一)运动试验

窦房结功能不全者,可以显示运动试验不能使窦性节律加速,而呈现异常反应,包括踏车运动试验和平板运动试验。病态窦房结综合征患者的最高心率显著低于对照组,但这不能作为一种排除或诊断病态窦房结综合征的有识别力的方法。

(二)阿托品试验

阿托品是抗胆碱药,主要作用是阻断 M 型胆碱反应系统,使迷走神经张力减小,消除迷走神经对窦房结的影响。因此,如果心动过缓是由于迷走神经张力过高导致的,注射阿托品后(静脉注射阿托品 1～2 mg)心率可立即提高;如果与迷走神经张力无关,而是窦房结本身功能低下所致,则注射阿托品后心率不能显著提高(<90 次/分)或诱发心律失常。对于青光眼患者和前列腺肥大患者,此试验禁用。高温季节也应避免使用。

(三)异丙肾上腺素试验

通过刺激 β 受体,兴奋窦房结,提高窦房结的自律性。静脉推注或滴注 1～2 μg 异丙肾上腺素,心率<90 次/分或增加<25% 提示窦房结功能低下。冠心病、甲状腺功能亢进、高血压、严重室性心律失常者禁用。

(四)窦房结功能电生理检查

主要有心脏固有心率、窦房结电图、窦房结恢复时间(sinus node recovery time,SNRT)和矫正窦房结恢复时间及窦房结传导时间(sinus atrial conduction time,SACT)试验。病态窦房结综合征患者的 SNRT 和 SACT 常显著超过正常高限。

(五)Fisher 结合电生理检查

将 SSS 分为起搏障碍、传导阻滞及迷走神经过敏 3 种类型(表 4-1)。

表 4-1 明显的 SSS 患者的窦房结功能障碍的类型

	迷走神经张力	窦房结实验	结果
起搏障碍(固有自律性低下)	降低	SNRT	延长
		SACT	正常
窦房结传导阻滞或正常	降低	SNRT	延长
		SACT	延长
迷走神经过敏症	增加	SNRT	可变
迷走神经张力亢进	过度增加	SACT	延长
对正常张力的敏感	降低	SNRT	正常
		SACT	正常

迷走神经张力增高延长 SA 传导时间,此时进行 SNRT 试验,快速起搏未能进入窦房结,因此不能产生超速抑制,但是窦性激动传出也会受阻。起搏激发的心动过速所致的迷走神经张力增高可使 SNRT 延长,当迷走神经张力增高是由于窦性心律恢复的第一心跳产生的高血压所致时,有可能产生第二次停搏。

五、治疗

治疗应针对病因,无症状者可以定期随访,密切观察病情。

(一)药物治疗

心率缓慢显著或伴自觉症状者可以试用药物。但是用于提高心率的药物缺乏长期治疗作用,仅能作为暂时的应急处理,为起搏治疗争取时间。常用的药物有阿托品、沙丁胺醇、异丙肾上腺素、氨茶碱。当快速心律失常发作时,可慎用洋地黄、胺碘酮。心房扑动或心房颤动发作时不宜进行电复律。

(二)起搏治疗

有下列情况的患者需进行起搏治疗(《2002 ACC/NASPE 指南》)。

Ⅰ类适应证:①病态窦房结综合征表现为症状性心动过缓,或必须使用某些类型和剂量的药物进行治疗,而这些药物又引起或加重心动过缓并产生症状者;②因窦房结变时性不佳而引起症状者。

Ⅱ类适应证:①Ⅱa,自发或药物诱发的窦房结功能低下,心率<40 次/分,

虽有心动过缓的症状,但未证实与所发生的心动过缓有关;不明原因的晕厥,经电生理检查发现窦房结功能不全。②Ⅱb,清醒状态下心率长期<40次/分,但症状轻微。

Ⅲ类适应证:①无症状的患者,包括长期应用药物所致的窦性心动过缓(心率<40次/分);②虽有类似心动过缓的症状,但已证实该症状并不是由窦性心动过缓造成的;③非必须应用的药物引起的症状性心动过缓。

病态窦房结综合征患者约50%有双结病变,因此以心室抑制型起搏或房室序贯型起搏较好。有条件者可以应用程控式心室抑制型起搏器。房室顺序型、全自动双腔起搏器虽能按需起搏心房,并备有按需心室起搏功能,附以多参数程控装置可达到生理起搏与抗室性心动过速、房扑的目的,但仍无法终止房颤。带有程控自动扫描功能的起搏器是治疗快慢综合征的一种较理想的起搏器,心动过缓时按心室抑制型起搏起搏,心动过速时则由心室抑制型起搏转为心室触发型起搏,发放扫描刺激或短阵快速刺激终止心动过速的发作。

第三节 肥厚型心肌病

肥厚型心肌病(hypertrophic cardiomyopathy,HCM)是最常见的遗传性心血管病,目前发现引起HCM的致病基因有13个,均为编码肌原纤维粗、细肌丝蛋白的基因,这些蛋白参与心脏的结构、收缩或调节功能。美国调查显示年轻人的发病率达0.2%,中国医学科学院阜外医院的研究调查发现成年人群的发病率达0.08%。HCM是一种原发于心肌的疾病,有猝死的危险性,猝死原因主要是心室颤动。45%的HCM患者存在猝死危险因素。在美国,HCM是运动相关性猝死的最常见原因,常发生于平素健康的年轻人(包括运动员)。

一、临床特点

从毫无症状到心源性猝死跨度很大。HCM的症状大多开始于30岁以前,见于各个年龄段(婴儿期、儿童期、成年期等),偶见于老年患者,男女患病比例无明显差异。年轻的患者多无或者仅有轻微的临床症状,然而已经出现明显的左心室肥厚。主要临床症状有呼吸困难、胸痛、心慌、乏力、头晕、甚至晕厥,15%~25%的HCM患者至少发生过一次晕厥。

心源性猝死(sudden cardiac death,SCD)是 HCM 最为严重的并发症,并有可能是其第一临床表现。HCM 是青少年和运动员猝死的主要原因。SCD 常见于 10～35 岁年轻、无其他异常的患者和运动员,相反心力衰竭死亡多发生于中老年患者,HCM 有关的房颤导致的中风则几乎都见于老年患者。SCD 的危险性随年龄增长而逐渐下降,但不会消失,直至晚年仍会出现。到三级医疗中心就诊的患者年死亡率为 2%～4%,儿童患者甚至高达 6%。心肌缺血、心律失常、流出道梗阻等是其可能机制之一。

HCM 扩张相为 HCM 终末阶段表现之一,10%～15%的患者出现左心室的扩张,肌肉组织缺失和纤维替代是其机制之一,后者是由供应心肌的小动脉的病变而引起的心肌缺血所致。HCM 进展为扩张相的其他机制包括透壁心肌梗死、酗酒和内镜无水乙醇消融术后左心室几何形状扭曲等,遗传因素也可能参与其中。有人认为 HCM 扩张相是 HCM 合并扩张型心肌病,也有人认为这种观点不正确,应该是 HCM 的不同发展阶段。

大多数 HCM 患者无明显的体征。约 1/4 的患者可出现由于左心室流出道梗阻引发的收缩期杂音,该杂音出现于胸骨左缘。此杂音的一个典型特征是它依赖于心室容积,降低后负荷及静脉回流的生理学和药理学措施能增强杂音的程度(如 Valsalva 动作的站立位、吸入亚硝酸异戊酯);而增强后负荷及静脉回流的干预则能降低杂音(如 Valsalva 动作的下蹲位、应用肾上腺素),这对梗阻性肥厚型心肌病的用药有重要意义。大多数存在明显左心室流出道压力阶差的患者还出现二尖瓣反流。极少数情况下,在肺部可闻及收缩期杂音,这是由于右心室流出道梗阻所致。

根据血流动力学和心肌肥厚的部位等不同,HCM 可分为不同的类型。

(一)根据血流动力学的不同分型

根据血流动力学的不同,临床上将 HCM 分两型。

1.非梗阻性 HCM

无论是在静息时还是在受激惹时,左心室流出道(left ventricular outflow tract,LVOT)均无压力阶差出现[超声心动图检查 LVOT 压力阶差不超过 4.0 kPa(30 mmHg)]。

2.梗阻性 HCM

梗阻性 HCM 主要表现为 LVOT 梗阻和左心室中腔的梗阻,可能主要与肥厚的部位有关。一般情况下所说的梗阻性 HCM 主要指 LVOT 梗阻。另外,根据左心室流出道梗阻的变化情况,可分为静息梗阻型——该型患者静息时即存在左心室流出道压力阶差[超声心动图检查 LVOT 压力阶差超过 4.0 kPa（30 mmHg）]；隐匿梗阻型——该型患者在静息时不存在 LVOT 压力阶差，但在受激惹后，如吸入亚硝酸异戊酯、期前收缩后等即出现 LVOT 压力阶差[超声心动图检查 LVOT 压力阶差超过 4.0 kPa（30 mmHg）]。这是临床上最常用的分型，有利于指导治疗措施的选择。

（二）根据心肌肥厚的部位分型

根据心肌肥厚的部位，HCM 分为以下 3 型。

1.心室间隔肥厚

此型最多见，其中 1/3 累及心室间隔基底部，构成主动脉瓣下狭窄，1/3 为整个心室间隔肥厚，1/3 肥厚的室间隔延长至乳头肌。心室间隔常与左心室后壁厚度之比＞1.3，称为不对称性 HCM。

2.心尖肥厚

肥厚主要局限于左心室的心尖部，这种类型的肥厚多见于亚洲尤其是日本和中国香港，占所有 HCM 患者的 25～40％，而欧美人群少见。

3.全心肥厚

约 5％的 HCM 表现为心室的弥漫性肥厚，这种类型的肥厚难以与继发性心肌肥厚相鉴别。

其他非常少见的还有腱索或乳头肌 HCM、单心室或者单心房 HCM。

（三）根据家族史和遗传学规律分型

根据家族史和遗传学规律，HCM 可分为两种类型。

1.家族性 HCM

60～70％的 HCM 患者呈家族性聚集，我们称之为家族性 HCM。绝大部分的家族性 HCM 为常染色体显性遗传性疾病，父母双方有一方携带致病的遗传缺陷，后代就有 50％的机会继承这个遗传缺陷。

2.散发性 HCM

对于无家族性聚集的 HCM 患者我们称之为散发性 HCM。该分型有利于指导遗传学分析。

HCM 的诊断和分型主要依靠以下几种检查方法。

（1）超声心动图：超声心动图是诊断 HCM 极为重要的无创性方法，更重要的是可以根据各种测量数据，将 HCM 做进一步的分型，以利于临床诊治。超声心动图对心尖部和非典型部位的诊断灵敏度差。

(2)心电图：80％以上的 HCM 患者的心电图有 ST-T 改变，大多数患者冠状动脉正常，少数心尖部局限性心肌肥厚的患者由于冠状动脉异常而有巨大倒置的 T 波；约 60％的患者有左心室肥大；有异常 Q 波的存在于 I、aVL、V_5、V_6 导联，大多是深而不宽的 Q 波，反映不对称性室间隔肥厚；部分患者合并预激综合征。心电图变化较早，且较为灵敏，但特异性差。

(3)动态心电图：能够明确心律失常（尤其是室性心动过速），指导 HCM 的危险分层。

(4)运动试验：根据运动中血压的变化有助于危险分层。

(5)X 线检查：没有明显的特点，可能见到左心室增大，也可能在正常范围。可见肺部淤血，但严重肺水肿少见。

(6)心脏磁共振：其敏感性高于超声心动图，但费用较高，对于诊断特殊部位的肥厚和不典型的肥厚最为灵敏。尤其近年来发现延迟显像可以明确心肌纤维化。

(7)基因诊断：有望成为新的诊断标准的重要依据。但目前仅在大的医疗中心开展，临床上尚未大规模应用。

(8)其他检查：核素心肌扫描可显示心肌肥厚的部位和程度。心肌活检是诊断 HCM 的"金标准"之一，但目前我国临床中少有开展。

二、诊断标准——不断在完善但仍有缺陷

2011 年 11 月美国心脏病学会基金会和美国心脏学会发表了《肥厚型心肌病诊断与治疗指南》，进一步明确了肥厚型心肌病是一种不明原因的以左心室肥厚为特征的疾病，且不伴有心室腔扩大，除外了其他引起心脏肥厚的心血管或全身疾病。基因型阳性而表型为阴性者（无明显的心肌肥厚）应高度警惕。临床上通常认为超声提示最大左心室壁厚度≥15 mm（修订了 1995 年世界卫生组织≥13 mm 的标准）可诊断为肥厚型心肌病，13～14 mm 为临界值，特别是伴有其他危险因素（如 HCM 家族史）。

2007 年《中华心血管病杂志》发表的我国心肌病诊断与治疗建议制订了HCM 详细的诊断标准。

(一)HCM 诊断标准

临床诊断 HCM 的主要标准：①超声心动图提示左心室壁和（或）室间隔厚度＞15 mm；②组织多普勒和磁共振发现心尖、近心尖室间隔部位肥厚，心肌致密或间质排列紊乱。

次要标准:①35 岁以内患者,12 导联心电图 I、aVL、V_4～V_6 导联 ST 下移,深对称性倒置 T 波;②二维超声室间隔和左心室壁厚 11～14 mm;③基因筛查发现已知基因突变或新的突变位点与 HCM 连锁。

排除标准:①系统疾病,如高血压病、风湿性心脏病(二尖瓣病)、先天性心脏病(房间隔、室间隔缺损)及代谢性疾病伴发心肌肥厚;②运动员心脏肥厚。

临床确诊 HCM 标准:符合以下任何一项者。1 项主要标准＋排除标准;1 项主要标准＋次要标准 3 即阳性基因突变;1 项主要标准＋排除标准 2;次要标准 2 和 3;次要标准 1 和 3。

(二)家族性 HCM 诊断标准

除发病就诊的先证者以外,三代直系亲属中有两个或以上成员诊断 HCM 或存在相同 DNA 位点变异。

1.诊断家族性 HCM 依据

(1)依据临床表现、超声诊断的 HCM 患者,除本人(先证者)以外,三代直系亲属中有两个或以上被确定为 HCM 或 HCM 致猝死患者。

(2)HCM 患者家族中,两个或以上的成员发现同一基因、同一位点突变,室间隔或左心室壁＞13 mm,青少年成员 11～14 mm。

(3)HCM 患者及三代亲属中有与先证者相同基因突变位点,伴或不伴心电图、超声心动图异常者。符合 3 条中任何一条均诊断为家族性 HCM,该家族为家族性 HCM 家系。

心电图诊断标准:①在至少 2 个导联上出现 Q 波时间＞0.04 秒,或深度超过其同一导联 R 波的 1/3;②Romhilt-Estes 计分方法判断为左心室肥厚≥4。诊断标准如下。a.QRS 波幅:肢体导联最大的 R 波或 S 波＞2.0 mV;V_1 或者 V_2 导联的 S 波＞3.0 mV;V_5 或 V_6 导联 R 波＞3.0 mV。具有以上任何一项者记 3 分。b.出现典型的 ST-T 左心室劳损征象。ST-T 向量与 QRS 波平均向量相反:在未合并应用洋地黄类制剂时出现记 3 分;在合并应用洋地黄类制剂时出现记 1 分。c.出现左心房扩大(V_1 导联 P 波终末负电位＞0.1 mV,时限＞0.04 秒)时记 3 分。d.电轴左倾＞－30°时记 2 分。e.QRS 波群间期＞0.09 秒时记 1 分。f.V_5 或 V_6 内转折时间＞0.05 秒时记 1 分。在不存在束支传导阻滞的情况下,至少 2 个导联出现复极的异常,即 T 波的倒置。

绝大部分的 HCM 为家族性,因此患者在临床就诊时,医师一般建议患者的亲属也要到医院进行检查。肥厚型心肌病诊断与治疗 2003 年《美国心脏病学会/欧洲心脏病学会专家共识》中提倡对 HCM 患者的一级亲属(父母和子女)和其他的家族成员进行基因突变筛查,如果当地医院不具备基因诊断技术,也应该每年对有血缘关系的青春期(12～18岁)家系成员进行体格检查、12导心电图和超声心动图检查。而对18岁以上的成年家系成员即使临床表现正常,也应该每5年进行一次检查,因为有些基因突变所导致的HCM在成年后发病,也就是说呈年龄依赖性。而对12岁以下的儿童不建议进行常规检查,除非其家族患者危险性较高或者本人从事竞技性的体育运动。通过家族筛查发现的HCM患者,应该每1～1.5年进行一次临床检查,评定其危险性,有任何不适时应随时就诊。

原发性HCM的临床诊断并不难,凡是原因不明的心肌肥厚,不论是全心肥厚还是局限性肥厚,经超声心动图、心电图、心室造影等检查证实的患者,符合上述诊断标准可诊断。心室间隔增厚与左心室游离壁的厚度之比>1.3的患者,并不一定为原发性非对称性HCM的必需条件。临床中可见有些高血压性心脏病患者比值>1.3,所以有人提出室间隔增厚与左心室游离壁的厚度之比>1.5,甚至>1.8时才能诊断HCM。

2.鉴别诊断

(1)高血压病引起的心肌肥厚:有长期的高血压病史,常伴有眼底、肾功能等动脉硬化的临床指征。心脏超声检查没有HCM的特征表现,尽管有少部分患者可能有心室间隔增厚与左心室游离壁的厚度之比>1.3,但不伴有其他HCM的超声特点。目前指南对于HCM合并高血压的患者,认为有肌小节基因突变或左心室显著增厚>25 mm或伴有SAM现象、LVOT梗阻者可协助诊断肥厚型心肌病。

(2)冠心病:患者年龄多40岁以上,有冠心病的易患因素,如高血压病、高脂血症、长期吸烟、糖尿病等。冠心病患者的心室间隔可以增厚,很少见,但可能有室壁阶段性运动异常,而且也没有HCM的超声心动图特征。

(3)主动脉瓣狭窄:该病为瓣膜本身受累,继发出现心肌肥厚,超声心动图可以明确病变特点及部位。

(4)心肌淀粉样变性:其导致的心肌肥厚用传统的检查手段难以与HCM鉴别,但一般情况下淀粉样变性患者除心肌受累外,心外器官或者组织受累更为常见,心肌或者腹壁脂肪活检是最为可靠的确诊手段。

此外,在肥厚型心肌病的终末期,需要与扩张型心肌病相鉴别。其他如先天性室间隔缺损、动脉导管未闭等疾病都各有特点,借助超声心动图、心电图、心导管等技术可以和HCM相鉴别。

三、危险分层

预防猝死是关键。尽管 HCM 的猝死易发生于年轻人（＜30 岁），但也可以发生于中年或更大年龄的患者，因此，年龄较大的患者并不能排除猝死的可能性。对所有 HCM 患者，特别是＜60 岁的患者应该进行完善的、动态的危险分层评估，包括详细询问病史和家族史及体格检查、12 导联心电图、二维超声心动图、动态心电图监测及运动试验。危险分层应该根据时间和临床变化动态分析。HCM 的表现如左心室流出道梗阻、诱发性心肌缺血、心房颤动。尽管队列分析不是猝死的独立危险因素，但可能增加某些患者的危险性。电生理检查心室程序刺激不作为 HCM 的常规检查，因为其诱发的室性心动过速为非特异性的。实验室基因分型对患者进行危险分层，目前还未常规用于临床，在研究中心也受到很大限制。

2013 年 O'Mahony 等评估了 2003 年美国心脏病学会/欧洲心脏病学会及2011 年美国心脏病学会基金会和美国心脏学会关于肥厚型心脏病危险分层和猝死预防策略，发现在非持续性室性心动过速、左心室极度肥厚、猝死家族史、不明原因的晕厥和运动时出现血压异常反应 5 个危险因素中，危险因素越多，猝死风险越大。

四、治疗注意事项

HCM 治疗的目标是降低疾病的危险性，缓解症状，控制并发症。

应避免劳累、情绪波动等，禁止参加竞技性的体育运动和突然的、剧烈的活动，许多患者在登楼梯或者赶公共汽车时突然晕厥或猝死。建议戒烟、戒酒，饮酒往往能够使流出道梗阻加重，或者使激惹静息状态下没有流出道梗阻的患者出现梗阻。体形肥胖的患者应该减肥。禁止使用加强心肌收缩力的药如洋地黄类、异丙肾上腺素以及减轻心脏负荷的药物如硝酸甘油等，因其能使左心室流出道梗阻加重。

非梗阻性 HCM 的治疗没有特异性，晚期心脏移植是有效的手段之一。而梗阻 HCM 可选择的治疗方法较多。对无症状的 HCM 患者是否用药存在分歧，部分学者主张无症状不用药。

（一）药物治疗

1.β 受体阻滞剂

β 受体阻滞剂是治疗梗阻性 HCM 的一线药物，该类药物能使心肌收缩力减弱，减缓收缩期二尖瓣前向运动和减轻流出道梗阻，减少心肌氧耗，增加舒张期心室扩张,而且能减慢心率,延长舒张期,增加心排血量和心肌有效灌注时间,同时本身有抗心律失常作用。初始用药有效率达 60%～80%。使用 β 受体阻滞剂通常从小剂量开始,根据心率、左心室流出道压差逐渐调整剂量至最大耐受剂量,以能最大限度改善临床症状而又不引起心率过慢、血压过低为原则。常用的有普萘洛尔、美托洛尔等。

2.钙通道阻滞剂

钙通道阻滞剂是 β 受体阻滞剂的替代用药,该药阻断钙通道,减少钙内流,降低心肌收缩力,改善心肌的顺应性有利于心脏的舒张。代表药物维拉帕米。常用维拉帕米 240～480 mg/d,顿服或分次口服,可使症状长期缓解;近年来还常用硫氮䓬酮 30～60 mg,每天 3 次口服,有良好的效果。但对于严重流出道梗阻的患者使用钙通道阻滞剂需要慎重。

3.抗心律失常药

主要用于控制快速室性心律失常与心房颤动,常用胺碘酮治疗,不仅能减少恶性心律失常,还可以缓解症状,使心绞痛发作减少。开始时每次 200 mg,每天3～4 次口服,5～7 天心率减慢后,改为每天100～200 mg维持。另外,胺碘酮也能和普萘洛尔联合使用,具有缓解心绞痛的优点,但剂量宜适当减少。

4.丙吡胺

丙吡胺为 Ⅰa 类抗心律失常的药物,用于梗阻性 HCM 能够有效地降低流出道的压差,缓解梗阻,减轻患者的不适。日用量 300～600 mg。对于不能耐受β 受体阻滞剂或者维拉帕米的患者,丙吡胺是有效的选择之一。在 HCM 合并房颤时,丙吡胺可与 β 受体阻滞剂合用。使用此药物时注意监测 QT 间期。丙吡胺具有较强的负性肌力作用,合并心力衰竭时慎用。HCM 患者伴前列腺肥大者不用或慎用。

5.其他

螺内酯、辛伐他汀等药物能够逆转 HCM 心肌纤维化和心肌肥厚,改善心脏功能,有可能成为治疗 HCM 的有效药物,但目前尚缺乏一定规模的临床试验支持。

(二)外科手术治疗

外科手术是治疗内科治疗无效的梗阻性 HCM 的“金标准”,治疗效果较好,病死率较低(1%～2%)。适应证:药物治疗无效、症状明显、LVOT 压差静息时≥4.0 kPa(30 mmHg)或应激时≥6.7 kPa(50 mmHg),且室间隔心肌极度肥厚、能够耐受手术。手术目的是使 LVOT 增宽,消除二尖瓣收缩期前移和间隔与二尖瓣的接触(SAM 征),手术有效率为 70%～80%。最常用的手术方式是经主动脉途径的室间隔心肌切开或部分切除术(Morrow 术),对于二尖瓣前叶明显冗长的患者可同时行二尖瓣前叶缝折术,以减少术后 SAM 征持续存在的可能。目前,外科治疗已经进展为"RPR"修复术式,即切除-折叠-松解,对一些前室间隔上段厚度≤18 mm、手术切除易于导致室间隔穿孔或不适当的血流动力学改变者,心室腔中部梗阻、Morrow 术后仍持续有严重症状和 LVOT 梗阻者,以及二尖瓣本身病变伴严重二尖瓣反流(如二尖瓣脱垂)者,则需行二尖瓣置换术。手术可明显减少 LVOT 压差及二尖瓣关闭不全症状。主要并发症包括完全性房室传导阻滞、室间隔缺损和主动脉瓣反流等。

(三)经皮室间隔心肌消融术

经皮室间隔心肌消融术是通过导管将乙醇注入前降支的一条或多条间隔支中,造成相应肥厚部分的心肌梗死,使室间隔基底部变薄,减轻左心室流出道压差和梗阻的方法。从 15 年前开展到目前为止,全世界超过 3 000 例的患者接受了这种治疗措施,中短期的研究显示该方法能够有效地降低流出道压差,改善症状和增加活动耐量,但是,效果不及外科手术。我国目前有数十家医院能够开展此类治疗。

1.适应证

超声心动图证实符合梗阻性 HCM 的诊断标准,梗阻位于主动脉瓣下而非心室中部或其他部位,室间隔厚度≥15 mm;有明显的临床症状,例如明显劳累性气短、心绞痛、晕厥等;药物治疗效果不佳,或不能耐受药物不良反应;导管测压显示 LVOT 压力阶差静息时≥6.7 kPa(50 mmHg),或 LVOT 静息时在 4.0～6.7 kPa(30～50 mmHg),应激时≥9.3 kPa(70 mmHg)。若有明显晕厥(需除外其他原因)等临床症状,压差可适当放宽;心脏血管解剖适于行经皮室间隔心肌消融术。

2.非适应证

非梗阻性肥厚性心肌病;合并必须进行心脏外科手术的疾病,如严重二尖瓣病变、冠状动脉 3 支病变等;无或仅有轻微临床症状,即使 LVOT 压差高亦不应进行经皮室间隔心肌消融术治疗;不能确定靶间隔支,或球囊在间隔支固定不确切。年龄虽无限制,但原则上对年幼及高龄患者应更慎重,权衡利弊后再决定是否行经皮室间隔心肌消融术治疗。

经皮室间隔心肌消融术并发症:①治疗相关病死率在 2%～4%;②高度或三度房室传导阻滞,需要安装起搏器治疗,占 2%～10%;③束支阻滞:发生率可达 50%,以右束支为主;④非控制性心肌梗死:与前降支撕裂、乙醇泄漏、注入部位不当等有关;⑤急性二尖瓣关闭不全,需要急诊外科手术治疗。

经皮室间隔心肌消融术虽是很有潜力的治疗方法,但有关经验和长期安全性随访资料均有限。因为毕竟是造成了局部的心肌瘢痕,所以术中、术后均会有室性心律失常发生的可能,建议最好局限于一些有经验的医院和专家,以便将治疗危险性降到最低,避免造成不必要的心肌损伤和医源性心律失常。

(四)安置全自动双腔型永久起搏器

植入全自动双腔型永久起搏器对有严重症状的梗阻性 HCM 可能有用,但其确切的疗效仍有待证实。肥厚型心肌病诊断与治疗 2003 年美国心脏病学会/欧洲心脏病学会专家共识中仍建议把安置全自动双腔型永久起搏器作为外科手术的替代措施。缓解梗阻的机制推测与心室电极放置于右心室心尖部,左心室壁收缩方式发生变化,收缩时二尖瓣向室间隔移位减少所致。有研究发现,永久起搏缓解梗阻的效果与安慰组相同。因此,不鼓励置入双腔型永久起搏器作为药物难治性 HCM 患者的首选方案。

(五)心源性猝死的预防

埋藏式心脏复律除颤器是预防 HCM 猝死最有效的措施。有几项研究支持这种观点,包括一个 HCM 高危患者多中心前瞻性研究。3 年中埋藏式心脏复律除颤器在近 25% 的患者中有效终止了致命性心律失常,无论左心室肥厚的特点如何。置入埋藏式心脏复律除颤器每年有 11% 用于二级预防,约 5% 用于一级预防。初次适时放电的平均年龄为 40 岁,为较年轻的 HCM 患者,有 1/4 发生于致命性心律失常。临床上推荐有 1 个或多个危险因素的患者预防性安装埋藏式心脏复律除颤器(如有猝死家族史的患者)作为一级预防。有些调查(大多在欧洲)存在局限性,在考虑安装埋藏式心脏复律除颤器前,患者需要具备 2 个或 2 个以上危险因素。然而,许多尚不够安装埋藏式心脏复律除颤器指征的仅有一个危险因素的 HCM 患者仍然存在猝死的危险性。如左心室显著肥厚(≥30 mm),即使没有严重心律失常,仍是未来发生猝死的独立危险因素。对于这样的患者临床上需要慎重考虑。

目前发现 β 受体阻滞剂、钙通道阻滞剂和 I-A 类抗心律失常药(如奎尼丁、普鲁卡因胺)对预防猝死无效。小剂量胺碘酮能有效改善 HCM 患者的生存率,但是应该监测药物的毒性作用。

第四节　高血压危象

高血压危象是指短时间内血压急剧升高[通常收缩压≥24.0 kPa(180 mmHg)和(或)舒张压≥16.0 kPa(120 mmHg)],伴或不伴进行性心、脑、肾等重要靶器官严重功能障碍或不可逆损害,严重时可危及生命,可发生在高血压病的任何阶段,亦可发生在许多疾病的过程中。高血压危象可分为两种情况,即高血压急症和高血压次急症,后者通常不伴有靶器官损伤;需要强调的是血压升高的程度不是区分高血压急症与高血压次急症的标准,两者主要区别是有无新近发生的急性进行性的严重靶器官功能损害。前者需要采用静脉途径给药,在几分钟至数小时内迅速降低血压,后者需要在几小时至 24 小时内降低血压,可采用快速起效的口服降压药。高血压患者中用药依从性差,不恰当的停用降压药物往往是导致高血压危象的重要原因。常见的高血压急症主要包括以下情况:高血压脑病、颅内出血(脑出血和蛛网膜下腔出血)、脑梗死、急性心力衰竭、肺水肿、急性冠状动脉综合征(不稳定型心绞痛、急性非 ST 段抬高型和急性 ST 段抬高型心肌梗死)、主动脉夹层动脉瘤、子痫等,应注意血压水平的高低与急性靶器官损害的程度并非成正比。

各种高血压急症的发病机制不尽相同,机制尚未完全阐明,总的来说与神经-体液因素有关。交感神经及肾素-血管紧张素-醛固酮系统过度激活引起全身小动脉痉挛、外周血管收缩及压力性多尿导致循环血容量减少,进一步引起缩血管活性物质激活,形成病理性恶性循环。最终导致终末器官灌注减少和功能损伤,诱发心、脑、肾等重要脏器缺血和高血压急症。高血压急症的临床表现因临床类型不同而异。

一、整体治疗原则

(一)治疗策略

及时识别并正确处理高血压急症十分重要,可在短时间内使病情缓解,预防进行性或不可逆性靶器官损害,降低病死率。

(二)迅速降低血压

治疗高血压急症主要根据靶器官损害的类型选择适宜有效的降压药物,药物要求起效快、作用持续时间短、不良反应小,采用静脉途径给药便于调控。持续血压监测是有必要的,因为过量可能突然将血压降至诱导休克的水平。

(三)控制性降压

高血压急症时短时间内血压急剧下降,有可能使重要器官的灌注明显减少,应采取逐步控制性降压。在通常情况下,静脉给予短效降压药物,快速、准确地控制血压,1 小时平均动脉血压迅速下降,但不超过 25%,6 小时内血压降至约 21.3/13.3 kPa(160/100 mmHg),避免过度降压。血压控制后,口服药物逐渐代替静脉给药。如果耐受且临床情况稳定,随后 1～2 周内逐步降低血压达到正常水平。但在某些特殊的情况下,如急性主动脉夹层,由于可在数小时之内引起死亡,此时药物治疗的重点是控制血压及心率从而减少主动脉壁剪切应力,故要求在数分钟内将收缩压控制到 13.3/16.0 kPa(100/120 mmHg)以防止主动脉内膜撕裂进展。对脑卒中患者,血压则不宜急剧下降。

(四)药物使用注意事项

治疗开始时不宜使用强力的利尿剂降压,除非有心力衰竭或明显的体液容量负荷过度。因为如前所述,多数高血压急症时循环血容量减少,应避免使用利尿剂。

二、几种常见高血压急症的处理原则

(一)脑出血

脑出血急性期时降压治疗应该慎重,因为降压治疗有可能进一步减少脑组织的血流灌注,加重脑缺血和脑水肿。只有在血压 > 26.7/17.3 kPa(200/130 mmHg)或平均动脉压 > 20.0 kPa(150 mmHg)时考虑在密切血压监测下应用静脉降压药物。降压目标不低于 21.3/13.3 kPa(160/100 mmHg)。

(二)脑梗死

一般不需要做血压急诊处理,通常在数天内血压自行下降。除非血压持续升高[收缩压 ≥ 26.7 kPa(200 mmHg)或舒张压 ≥ 13.3 kPa(100 mmHg)],或伴有严重心功能不全、主动脉夹层、高血压脑病,可予谨慎降压治疗,并严密观察血压变化,避免血压降得过低。

(三)急性冠脉综合征

血压升高引起心脏后负荷增加,加重心肌耗氧、心肌缺血和扩大梗死面积,可选用硝酸甘油或地尔硫草静脉输注,也可选择口服 β 受体阻滞剂和血管紧张

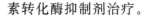

素转化酶抑制剂治疗。

(四)急性左心衰竭

选择能有效减轻心脏前、后负荷的降压药物,硝酸甘油和硝普钠是最佳药物。降压目标为血压正常或接近正常水平。避免使用增加心室率或负性肌力作用的药物,如肼屈嗪、β受体阻滞剂。

(五)先兆子痫/子痫

严重的先兆子痫和子痫应适时终止妊娠。降压可选拉贝洛尔、尼卡地平;当伴有肺水肿时,可选择硝酸甘油。除非有少尿,利尿剂不宜用于先兆子痫;硫酸镁静脉滴注被证明对预防惊厥(子痫)发生和终止发作有益。慎用硝普钠(可能导致胎儿氰化物中毒),禁用血管紧张素转化酶抑制剂。

(六)高肾上腺素能状态

高肾上腺素能状态通常发生在嗜铬细胞瘤、服用拟交感神经药物(如可卡因)、降压药物骤停(主要指可乐定)以及食物或药物与单胺氧化酶抑制剂相互作用的患者,血儿茶酚胺急剧升高导致血压严重升高。首选α受体阻滞剂(如酚妥拉明)静脉输注。禁单独使用β受体阻滞剂,因为外周β受体激动有扩血管的作用,当单独使用β受体阻滞剂后,无法对抗α受体缩血管作用,将进一步使血压增高。

第五节　主动脉夹层

主动脉夹层是一种极为凶险、死亡率极高的疾病,不及时处理或处理不当,起病后每小时死亡率可高达 1%,2 天内约一半患者死亡。近年来,由于诊断和治疗技术的进步,死亡率已大幅度下降。该病在欧美年发病率为(1~2)/10 万,主要集中在 50~70 岁年龄段,青少年罕见,男女之比为(3~4):1。以持续且剧烈的撕裂样、濒死样胸痛,血管杂音、脉搏不对称为临床特点。影像学,尤其是MRI 是其确诊的主要方法。治疗方法有药物、介入和手术 3 种。

一、病因和病理

该病的病因尚不十分清楚,但有几类人群发病率较高,故有较明确的易患因素。

(一)病因

1.动脉壁老化和硬化

中老年易患,故动脉壁的老化和硬化是该病的重要原因之一。

2.动脉壁的缺陷

马方综合征可能与主动脉中层囊性坏死、先天性缺陷有关,且发病年龄可明显提前。

3.高血压

主动脉夹层患者80%以上发生于高血压人群,故认为高血压是主动脉夹层的主要易患因素。高血压增加了动脉壁的压力和搏动负荷,促进动脉壁的老化和退行性变可能是高血压人群主动脉夹层高发的原因。

4.主动脉瓣二瓣化畸形

7%~14%主动脉夹层患者合并主动脉瓣二瓣化畸形,无论其瓣膜功能如何,主动脉夹层的发病率是正常主动脉瓣的9~10倍,可能与主动脉瓣二瓣化畸形同时合并主动脉中层缺陷有关。

5.妊娠

占女性主动脉夹层50%。妊娠引起主动脉夹层的确切机制尚不清楚,可能与妊娠期血容量及血压增加,血管搏动及压力负荷增加有关。

6.主动脉炎性疾病

各种主动脉炎性疾病,尤其是巨细胞性动脉炎,由于其中层破坏,容易引起主动脉夹层。

7.心脏手术

心脏直视手术相关者占主动脉夹层18%,尤其是主动脉瓣置换手术,主动脉夹层作为晚期并发症发生率较高;如伴主动脉扩张,主动脉反流,主动脉瓣置换术后发生率更高。

8.其他

Noonan综合征、Turner综合征、可卡因成瘾、胸部钝性损伤引起主动脉内膜撕裂、左侧心导管手术、主动脉内气囊反搏术等均与主动脉夹层有关。

总而言之,主动脉夹层危险因素很多,相互之间致病程度可以叠加,如马方综合征合并高血压和(或)妊娠是单纯马方综合征主动脉夹层的几倍,但必须指明的是,亦有不少主动脉夹层找不出相应的易患因素。

(二)病理与发病机制

主动脉中层退行性变与夹层有关。组织病理发现中层坏死、囊样坏死、纤维化及弹力纤维断裂等,但这些改变并不特异,衰老亦可见同样的变化。中层坏死和囊样坏死本质并非真有坏死,只是一个不恰当的描述退行性改变的名词。上述中层退行性改变可见于除外伤性动脉夹层以外的所有动脉夹层,故认为是其基本的病理基础。但是否发生主动脉夹层尚需其他因素参与,而动脉压力负荷、动脉搏动负荷是重要促发因素。主动脉夹层的方式有两种,其一是穿透性主动脉溃疡(penetrating aortic ulcer,PAU),指主动脉内膜溃破穿透达中层而形成主动脉夹层,该种方式比较常见;其二是主动脉壁内血肿,指主动脉壁内形成血肿。夹层的撕裂部位大多在中层靠近外膜处。目前认为二者是两种不同的疾病或者是同一种疾病的两种不同表现形式。PAU 在主动脉中层退行性变的基础上形成,沿中层顺行或逆行撕裂,撕裂范围因人和治疗是否恰当而异。横向可累及主动脉壁 1/3～2/3 周径,纵向可波及所有的弹性动脉,但大多集中在主动脉及其主要分支。夹层内血肿可向管腔内突出,阻塞管腔,使所累动脉狭窄或闭塞,引起相应的临床症状、体征;夹层内血肿撕裂可向管壁内破溃,形成假性血管通道;夹层撕裂靠近外膜时,血液可向血管外渗出引起血肿,或向外膜破裂,引起大出血,患者多在短期内死亡。

(三)分类

1.根据病理解剖

根据病理解剖即根据 PAU 部位及累及范围有 3 种分类方法,这 3 种分类方法的主要依据是:①发生频率及自然病史,85％左右累及升主动脉,自然病程仅8％超过 1 个月,而仅累及降主动脉者约 15％,超过 1 个月自然病程者可达75％;②治疗方法和疗效不同,累及升主动脉者外科手治疗效果较好,而累及降主动脉者则手术死亡率高,大多不主张手术治疗。

(1)DeBakey 分类法:结合 PAU 部位和累及范围分类。

DeBakey Ⅰ型:PAU 起源于升主动脉,但夹层达主动脉弓或主动脉弓以远。

DeBakey Ⅱ型:PAU 起源于升主动脉,但夹层仅局限于升主动脉。

DeBakey Ⅲ型:PAU 起源于降主动脉,夹层向 PAU 远端扩展,极少数亦可向近端逆行扩展到主动脉弓及升主动脉。

(2)Stanford 分类法:仅根据是否累及升主动脉分类。

Stanford A 型:只要累及升主动脉者均属 A 型。

Stanford B 型：仅累及降主动脉者属 B 型。

（3）解剖学分类法：近端夹层、远端夹层两种。前者包括 DeBakey Ⅰ、Ⅱ型和 Stanford A 型，后者包括 DeBakey Ⅲ型和 Stanford B 型。

这 3 种分类方法以 DeBakey 分类较精确，其余两种分类方法简单明了。

2.根据发病时间分类

2 周内者为急性主动脉夹层；2 周以上者为慢性主动脉夹层，前者在临床上占 2/3，后者占 1/3。

二、临床表现

主动脉夹层临床症状严重，经过凶险，有时不典型，故高度警惕是临床诊断的前提。主要临床表现有以下几项。

（一）疼痛

疼痛是急性主动脉夹层最常见的症状，96％的急性病例可出现疼痛。慢性主动脉夹层可以没有疼痛。其性质为持续性剧烈、撕裂样、刀割样锐疼，有濒死感，疼痛往往提示夹层撕裂在继续进行，尤其是疼痛缓解后再度出现多表明夹层撕裂再次扩展。疼痛的部位与夹层撕裂部位高度一致，前胸疼 90％累及升主动脉；肩胛间区疼 90％累及降主动脉胸段；颈部、咽、下颌和面部疼痛多累及升主动脉；背、腰、腹和下肢疼痛多累及腹主动脉。极少数仅有胸膜炎样胸疼。

（二）血压及脉搏变化

70％的远端主动脉夹层患者有高血压，36％近端主动脉夹层患者可测得血压升高。血压降低在近端夹层患者中更为常见，约为 25％，远端夹层者仅占 4％。夹层累及无名动脉和（或）左锁骨下动脉时，由于夹层撕裂后血管壁血肿或撕裂的内膜漂浮物阻塞相应的血管而出现假性低血压，甚至测不出；亦可表现为脉搏不对称或无脉（近端夹层发生率 50％，远端 15％）。累及降主动脉及其分支时，下肢血压可出现同样变化，股动脉、腘动脉、足背动脉搏动不对称和（或）消失。严重肢体动脉阻塞可引起缺血坏死。真性低血压和休克主要原因是夹层破裂出血引起低血容量休克、心脏压塞、急性严重主动脉瓣反流、心力衰竭引起的心源性休克，有时临床上区别真性和假性低血压有一定的困难，主动脉内测压可解决这一问题。

（三）血管杂音

受累血管由于管腔狭窄及血管内膜漂浮物的存在，受累部可闻及收缩期血管杂音,如双颈动脉、腹主动脉、双肾动脉等在体表闻及血管杂音。由于杂音沿血流传导,杂音部位不能作为病变的部位。极少数情况下,夹层破入右心房和(或)右心室,在心前区可闻及连续性血管杂音。

(四)心脏表现

1.急性主动脉瓣反流和心力衰竭

约32%可出现急性主动脉瓣反流,其原因是主动脉扩张致瓣环扩张和升主动脉中层变性,主动脉瓣膜附着处和连接处撕裂,引起主动脉瓣脱垂,或二者兼有之,少数情况下是由于撕裂的内膜漂浮物脱入左心室流出道。在主动脉瓣区可闻及舒张期泼水样递增-递减型杂音,其强度与血压及心功能有关,血压越高,心功能越好,杂音越强,反之越弱。亦可出现水冲脉和脉压增大等周围血管征。当出现心力衰竭时,主动脉瓣反流的杂音减弱或消失。

心力衰竭的主要原因是急性主动脉瓣反流,少数亦可由心肌梗死引起,主要为左心衰竭表现,气短、不能平卧、肺部湿啰音等。

2.心包积血和心脏压塞

可发现心包摩擦音、心包积液和心脏压塞的症状和体征。

3.急性心肌梗死

1%～2%病例,由于升主动脉夹层撕裂,血管内膜漂浮物可阻塞冠状动脉口而出现心肌梗死,以右冠状动脉口阻塞引起下壁心肌梗死多见,但主动脉夹层往往掩盖了心肌梗死的表现,故心电图和心肌损伤标志物的检查是必要的,包括心肌酶、cTnI/cTnT等。另一方面,一旦确诊心肌梗死,又容易忽略对主动脉夹层的考虑而用溶栓、抗凝、抗血小板等药物和介入治疗,造成灾难性后果。Kamp报道一组21例主动脉夹层溶栓治疗后,71%死亡,大部分是心脏压塞致死,故应警惕二者同时存在的可能性。

(五)神经系统表现

关于神经系统表现各家报道不一,最少6%,最多高达40%。脑卒中3%～6%,此外,尚有晕厥、霍纳综合征、意识模糊、昏迷等。

(六)反应性胸膜炎、胸腔积血

反应性胸膜炎多见于左侧,是动脉夹层后的炎症反应,可引起与呼吸相关的胸疼、少量淡黄色炎性积液、胸膜摩擦音等。往往与心包积液、积血同时存在,在心前区可闻及心包-胸膜摩擦音。胸膜积血可分两种情况,其一是主动脉夹层撕裂的血液渗入胸腔,发展较慢,多为中小量;其二是主动脉夹层撕裂破入心包,发展快,量大,很快死亡。

(七)肾动脉阻塞

5%～8%累及单侧或双侧肾动脉,引起难治性肾性高血压、肾梗死、肾衰竭等。

(八)肠系膜动脉阻塞

发病率为3%～5%,引起肠缺血坏死。临床表现腹痛、腹胀、便血、发热等。

(九)其他表现

主动脉夹层撕裂后瘤样扩张可压迫喉返神经引起声嘶;压迫上呼吸道引起呼吸困难与咳嗽;向气管、支气管内穿破引起大咯血;压迫食管引起吞咽困难;向食管穿破引起呕血;压迫上腔静脉引起上腔静脉综合征;累及颈动脉可见颈部搏动性包块等。

三、辅助检查及诊断技术

辅助检查仅能提供诊断线索或排除其他疾病,常用的有X线胸片、心电图、人平滑肌肌球蛋白重链检测等,可做常规筛选检查,影像学是主要的确诊技术。

(一)辅助检查

1.X线胸片

81%～90%可见主动脉影增宽和(或)特异性上纵隔影宽。主动脉结钙化者可见"钙征",为主动脉夹层特异性征象,即内膜钙化影距外侧主动脉软组织影≥1 cm。部分可见增宽的主动脉结处双重影,外层影较内层影宽3～5 mm,但不特异。部分患者可出现胸腔积液,大多在左侧。约12%主动脉夹层患者无明显胸部X线表现。

2.心电图

主要目的用于排除冠心病和诊断主动脉夹层是否同时合并心肌梗死。

3.人平滑肌肌球蛋白重链检测

27例小样本研究结果,用抗人平滑肌肌球蛋白重链单克隆抗体测量主动脉夹层发病12小时内血清,其敏感性和特异性分别90%和97%,因而是较为简单的筛选试验。

(二)诊断技术

1.主动脉造影

直接征象有假腔形成、内膜漂浮物;间接征象有主动脉腔变形扭曲、主动脉壁增厚、分支血管异常和主动脉瓣反流。直接征象具一条即可诊断,但间接征象均不能作为确诊标准。

主动脉造影是一项对主动脉夹层具有诊断意义的诊断技术,几十年来一直作为诊断主动脉夹层的基本技术和"金标准"。但近年的研究及临床应用结果表明,主动脉造影并非如以前认识的那样可靠,其对主动脉夹层诊断的特异性和敏感性分别为 $94\%\sim100\%$ 和 $77\%\sim90\%$ 。直接征象假腔发现率为 $80\%\sim90\%$,夹层撕裂内膜漂浮物 70% ,而 PAU 部位确诊率仅为 50% 。造成假阴性的原因有:①假腔内血栓形成使假腔不显影;②假腔和真腔等密度同步显影致使难以分辨;③非穿透性主动脉壁内血肿。除了敏感性不够以外,有创检查过程本身即可带来危险性,如加重夹层、费时等可加重病情,尤其是可能给不稳定患者带来生命危险。但主动脉造影亦有其他诊断技术难以实现的优点,如对夹层范围,尤其是分支动脉的判断、主动脉瓣关闭不全的判断、冠状动脉疾病的判断及对疾病的评判诊断十分重要。

2.CT

普通 CT 对夹层诊断能力有限,加强 CT 可以通过夹层撕裂内膜漂浮物和(或)显影密度的差异来区别夹层撕裂的真腔和假腔,从而诊断夹层。同时可对心包积液和假腔内血栓进行诊断,其特异性为 $87\%\sim100\%$,敏感性为 $94\%\sim96\%$ 。其优点是快速、无创,缺点是不能确定 PAU 部位和不能诊断主动脉反流以及分支血管病变。

3.MRI

主动脉夹层 MRI 的影像特征与加强 CT 基本相同,主要通过区分真腔、假腔及内膜撕裂漂浮物对主动脉夹层进行诊断,对 PAU 部位确认率为 88% 。如动态 cine-MRI 技术尚可对主动脉瓣反流做出诊断,其敏感性可高达 85% ,诊断心包积液的敏感性高达 100% 。此外,对大的分支动脉是否受累亦可做出诊断,但不及主动脉造影范围广泛。MRI 对夹层撕裂的诊断特异性和敏感性均在 98% 以上。

由于 MRI 为无创性检查,图像清晰,对夹层诊断具高度特异性和敏感性,同时能诊断心包积液、主动脉反流,对 PAU 部位诊断亦较敏感,故认为是目前诊断夹层的"金标准"。MRI 亦存在某些缺点:①体内金属物品,如永久起搏器、置换的金属心脏瓣膜等均不能做 MRI 检查;②做 MRI 检查时不能做监护,存在做检查时出现灾难性并发症而不能发觉的可能性,但 Nienaber 等人观察尚无做检查时发生并发症的情况。

4.超声心动图

超声心动图包括经胸和经食管两种。直接征象是在主动脉腔可见夹层撕裂漂浮物,真腔、假腔内不同的彩色多普勒血流,假腔内血栓形成,钙化的主动脉内膜移位,主动脉壁增厚等均有助于诊断。此外,对心包积液及主动脉反流诊断极为敏感、精确。

经胸超声心动图诊断主动脉夹层敏感性为 $59\%\sim85\%$,特异性为 $63\%\sim96\%$;经食管超声心动图敏感性为 $98\%\sim99\%$,特异性为 $77\%\sim99\%$,73% 可确定 PAU 部位,对假腔内血栓形成确诊率 68%。以上结果与操作者技术水平有关。超声心动图可床旁反复检查,无创是其主要优点,故临床上比较常用,但食管超声一般需浅表麻醉、食管疾病禁忌、大气管对降主动脉探测有影响等是其不足。

血管内超声是指经股动脉在 X 线引导下将特制超声探头送入血管达升主动脉进行超声诊断的一种方法。其探测血管横径,对真腔、假腔的辨别,夹层撕裂漂浮物探测,血管壁内血肿的探测均优于经胸及经食管。特别值得一提的是,其探测范围可随意选择,故对腹腔动脉及主动脉分支经胸及食管超声达不到的夹层尤其适用。此外,尚可引导主动脉内支架的放置及对其放置是否合适做出判断。由于该项技术应用不久,尚需积累更多的临床资料。

5.冠状动脉造影

尸检发现,主动脉夹层合并冠心病者占 25% 左右。但围术期死于急性心梗者仅占 $3\%\sim5\%$,故有人认为不必行冠状动脉造影。特别是急诊手术,没有必要去做冠状动脉造影而延长检查时间,延误手术时间。如高度怀疑有冠心病可通过术中冠状动脉镜及触摸探查解决诊断及是否架桥的问题。而慢性稳定期限期手术患者,有冠心病证据者可做冠状动脉造影检查,否则亦不必做冠状动脉造影。

建议除非有明确的指征,如既往有明确的冠心病史或心电图有心肌缺血表现,应避免冠状动脉造影。

6.诊断技术的选择

在选择以上诊断技术时,必须考虑精确性、安全性、简单化、适应证等诸方面,此外对合并症的诊断亦应考虑。MRI 是目前公认首选的"金标准",但由于其耗时及检查时不能监护,故不适于急诊患者。升主动脉造影耗时,且对不稳定患者亦有危险,亦不适用于急诊患者;CT、超声检查速度快,在急诊患者中应用较广泛。对高度怀疑主动脉撕裂的患者,或患者相对较平稳,可考虑 MRI 或升主动脉造影。

四、处理

治疗目的:阻止夹层血肿的进展,因为致命的并发症不是来自内膜撕裂本身,而是来自血管损伤或主动脉破裂。

(一)内科治疗

药物治疗的两个首要目标即降低收缩压和减弱左心室收缩力(dP/dt)。左心室收缩力是作用于主动脉壁的主要压力,对主动脉夹层分离的形成和扩展都起作用。

所有怀疑急性主动脉夹层的患者必须予以急诊监护,稳定血流动力学,监测血压、心率和尿量,保持静脉通路。

止痛并将收缩压降至 13.3～16.0 kPa(100～120 mmHg)[平均压 8.0～9.3 kPa(60～70 mmHg)],保持重要脏器(心、脑、肾)灌注最低水平。同时,无论疼痛和收缩期高血压存在与否,均应使用 β 受体阻滞剂来降低 dP/dt(左心室收缩力的指标)。对可能要进行手术的患者要避免使用长效降压药物,以免使术中血压控制变得复杂。疼痛本身可以加重高血压和心动过速,必要时给予吗啡。

硝普钠对紧急降低动脉血压十分有效。开始滴速 20 $\mu g/min$,最大800 $\mu g/min$。当单独使用时,硝普钠实际升高 dP/dt,这一作用可能潜在地促进夹层分离的扩展。因此,必须同时使用足够剂量的 β 受体阻滞剂。

为了迅速降低 dP/dt,可静脉给予 β 受体阻滞剂,使心率控制在 60～80 次/分。静脉内注射普萘洛尔最大首次剂量不超过 0.15 mg/kg(或 10 mg 左右)。为了维持足够的 β 受体阻滞效应,根据心率,每 4～6 小时静脉内给予普萘洛尔,剂量通常小于首剂总量,在 2～6 mg。

拉贝洛尔同时具有 α 和 β 受体阻滞作用,可以同时有效降低 dP/dt 和动脉压,因此对主动脉夹层分离治疗特别有效。首剂两分钟静脉内注射 10 mg,然后每10～15 分钟追加 20～80 mg(直至总剂量达到300 mg)到心率和血压控制为止。通过静脉持续滴注拉贝洛尔,从 2 mg/kg 起直至 5～20 mg/kg,可以达到维持量。

有 β 受体阻滞剂的禁忌证时(包括窦性心动过缓、二度或三度房室传导阻滞、充血性心力衰竭、气管痉挛)应当考虑使用其他降低动脉压和 dP/dt 的药物。如钙通道阻滞剂,舌下含服硝苯地平可治疗主动脉夹层分离相关的顽固性高血压,在应用其他药物的同时应立即应用。然而硝苯地平几乎没有负性变时和负性肌力作用,相反,地尔硫章和维拉帕米都同时具有血管扩张和负性肌力作用,使其成为治疗主动脉夹层分离的合适药物。另外,这些药物都可以静脉内使用。

当分离的内膜片损害一侧或双侧肾动脉时,可引起肾素大量释放,导致顽固性高血压。在这种情况下最有效的降压药物可能是静脉内注射的血管紧张素转化酶抑制剂依那普利,通常首先每 4～6 小时给 0.625 mg,然后加大剂量。

如果患者血压正常可单独使用 β 受体阻滞剂降低 dP/dt ,如果存在禁忌证,可选择地尔硫䓬或维拉帕米。

如果可疑主动脉夹层分离的患者表现为严重低血压,可能存在心脏压塞或主动脉破裂,需快速扩容。在对这种低血压采取积极治疗前,必须仔细排除假性低血压的可能性,这种假性低血压是由于测量了夹层累及的肢体动脉血压引起的。如果迫切需要升压药治疗顽固性低血压,可用去甲肾上腺素(左旋去甲肾上腺素)和去氧肾上腺素。当需改善肾灌注时应小剂量使用多巴胺,因为它可能升高 dP/dt 。

心脏压塞的处理:急性近端主动脉夹层分离经常伴有心脏压塞,这是这类患者死亡的最常见原因之一。心脏压塞往往是造成主动脉夹层分离患者低血压的原因。在这种情况下进行心包穿刺可能促使循环衰竭和死亡,弊大于利。其可能的原因是,心包穿刺后主动脉内压上升,导致假腔和心包腔关闭的通道重新打开,引起再次出血和致命的心脏压塞。

心脏压塞的主动脉夹层分离患者病情相对稳定时,心包穿刺的危险性超过得益,应尽快送手术室直接修补主动脉并进行术中心包血引流。然而当患者表现为电机械分离或显著低血压时,有理由进行心包穿刺以抢救患者。谨慎的做法是,在这类患者中只抽取少量液体使血压上升至最低限度能接受的水平。

(二)外科治疗

1.手术目的

预防主动脉破裂、心脏压塞和减轻主动脉反流。

2.手术指征

(1)急性近端夹层分离首选的治疗。

(2)当急性远端夹层分离伴下列情况需手术治疗:①进展的重要脏器损害;②主动脉破裂或接近破裂(例如囊状主动脉瘤形成);③主动脉瓣反流(罕见);④逆行进展至升主动脉;⑤马方综合征的夹层分离。

对急性近端夹层分离患者,手术治疗比药物治疗更优越。即使近端夹层局限而不扩展,也可能引起严重后果,如主动脉破裂或心脏压塞,急性主动脉反流等。因此除有急诊手术禁忌证(例如年龄或以往身体衰弱)的患者外,应首选手术治疗。

相反,远端夹层分离患者早期死于并发症的可能性一般要小于近端夹层分离的患者。此外,由于远端夹层分离的患者年龄偏大,严重动脉粥样硬化或心肺疾病的发病率相对较高,手术风险也相当大,因此首选药物治疗。

除非伴有主动脉破裂、动脉瘤形成、主动脉反流、动脉闭塞或夹层延伸和复发,对所有病情稳定的近端或远端慢性主动脉夹层分离患者都建议药物治疗。

马方综合征患者,无论近端或远端夹层分离,都要手术治疗。

手术包括切除最严重的主动脉病变节段,切除内膜撕裂部分,通过缝合夹层分离动脉的近端和远端以闭塞假腔的开口。

能否切除内膜撕裂处对接受手术患者的近期和远期生存率影响不大。手术修补主动脉弓可能增加操作的并发症和死亡率,而且切除内膜撕裂处不能降低死亡率。

当主动脉夹层分离伴有主动脉瓣反流时,应消灭假腔以使瓣膜再度悬吊并恢复功能。然而更多见的保留主动脉瓣的方法是将夹层分离的两层主动脉壁缝合,并用缝合使联合部再悬吊。在长期随访中发现使用这种再悬吊方法较少有主动脉瓣关闭不全复发,结果较理想。

尝试修复瓣膜失败或是既往有瓣膜疾病史,或患马方综合征、瓣膜再悬吊后存在中度的主动脉反流,则选择瓣膜置换。如果近端主动脉脆弱或是严重撕裂,多数采用 Bentall 术式。术中使用组合人工移植物(将人工主动脉瓣膜缝合于管状涤纶移植物的末端)同时置换升主动脉和主动脉瓣,然后将冠状动脉像主动脉组织的纽扣一样与移植物相接。

血栓排除技术主要应用于降主动脉夹层分离,内容包括用袖状涤纶移植物作为夹层动脉的旁路,在夹层分离的近端结扎主动脉,并在远端主动脉建立逆行血流,以灌注夹层分离动脉节段的主要分支。闭塞的主动脉节段逐渐产生血栓,这样减少了病变延伸或破裂的危险性。

通过影像学手段明确手术部位以远重要脏器是否有血供。如果一侧或双侧肾动脉都由假腔供血,而且手术中不能直接修复,外科医师可以保留手术以远部位真腔、假腔的通道以免影响肾灌注。

手术早期并发症包括出血、感染、呼吸衰竭和肾功能不全,阻断了脊髓前动脉或肋间动脉的血供,导致脊髓缺血而引起截瘫。晚期并发症包括未经换瓣的进展性的主动脉瓣关闭不全、局部动脉瘤形成、在原发或继发部位再次产生夹层分离。近端和远端夹层分离的术后生存率达 80%～90%。

慢性主动脉夹层分离时,除非产生晚期并发症(如主动脉反流或局限性动脉瘤形成)需要手术治疗外,一般无论近端或远端病变均推荐药物治疗。

(三)介入治疗

血管内技术更有前景的研究方向是使用血管内介入技术治疗主动脉夹层分离的高危患者。Walker 等对 5 例主动脉夹层分离患者同时进行了肾动脉成形和支架置放术,其中 4 例近期和远期血压控制得到了改善。在另一病例中,他们对内膜片中原先存在的膜孔进行气囊扩张,以改善周围血供。

更多肯定的血管内介入技术被引入。在心肺体外循环时放置腔内无须缝合的人工替代物可以减少术中和术后并发症,改善预后。据报道,运用经皮股动脉穿刺术放置的血管内支架-移植物有望替代主动脉修补术。最近,Rato 等在狗的主动脉远端夹层分离模型中展示了自身扩张支架的能力,支架放置的时间不到两小时,经过冠状动脉造影证实了入口关闭和假腔内血栓形成。这种非手术的治疗方法特别适用于高危患者。支架植入是一项正在发展中的技术,为治疗 B 型(Ⅲ型)动脉夹层开辟了新的途径,对破裂口的封堵可产生血栓结构和血管壁的修复。

(四)长期治疗和远期随访

出院患者中,近端和远端病变,急性和慢性病变的药物和手术治疗组间生存率无显著差别。5 年生存率在 $75\%\sim82\%$。晚期并发症包括主动脉反流、夹层分离复发、动脉瘤形成或破裂。

长期药物治疗主要是控制血压和 dP/dt。终身治疗高血压,使收缩压维持在 $17.3\sim18.7$ kPa($130\sim140$ mmHg)。较理想的药物为 β 受体阻滞剂或钙通道阻滞剂,必要时可以和利尿剂联合应用来控制血压。肼屈嗪能增加 dP/dt,所以只能和足量的 β 受体阻滞剂同时使用。血管紧张素转化酶抑制剂对由夹层分离引起的一定程度肾缺血的病例特别有益。

多达 29% 术后晚期死亡病例是夹层动脉瘤或远端出现的另外的动脉瘤。长期监测的首要目的在于早期发现可能需要外科治疗的主动脉病变,如新的动脉瘤或动脉瘤的迅速扩展、夹层分离的扩展或复发、主动脉反流或者外周血管损伤。

随访评估包括反复认真的体格检查,定期胸片检查和一系列影像学检查(经食管超声心动图检查,CT 扫描或 MRI)。MRI 是无创性检查,可了解解剖细节、评价随访间病变情况。患者刚出院的两年内危险性最高,而后危险性逐步降低,早期经常的随访十分重要。例如患者可在最初 3 个月和 6 个月复诊,然后每 6 个月复查,共两年。再往后根据患者的危险情况每 $6\sim12$ 个月复查一次。

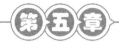

内分泌系统疾病

第一节　原发性醛固酮增多症

一、概述

原发性醛固酮增多症(简称原醛症)是指肾上腺皮质发生病变(大多为腺瘤,少数为增生)使醛固酮分泌增多,导致水钠潴留,血容量扩张,从而抑制了肾素-血管紧张素系统,以高血压、低血钾、肌无力、夜尿多为主要临床表现的一种综合征。

原醛症的主要病理生理变化为醛固酮分泌增多,肾素活性被抑制,引起高血压、低血钾、肌无力、周期性瘫痪,血钠浓度升高,细胞外液增多,尿钾排出相对过多,二氧化碳结合力升高,尿 pH 为中性或碱性。原醛症患者之所以醛固酮分泌增多,肾上腺皮质腺瘤是一个主要原因,而且占原醛症病因的大多数,其次是增生,再次是癌。Conn 为 95 例原醛症患者做手术探查,发现 82 例(86%)为腺瘤 13 例(14%)为双侧肾上腺皮质增生。

二、诊断要点

(一)临床表现

1.高血压

高血压为最早出现的症状,一般不呈恶性演变,但随病情进展血压渐高,大多数在 22.7/13.3 kPa(170/100 mmHg),高时可达 28.0/17.3 kPa(210/130 mmHg)。

2.神经-肌肉功能障碍

(1)肌无力及周期性瘫痪较为常见,一般说来,血钾越低,肌肉受累越重。常见诱因为劳累,或服用氯噻嗪、呋塞米等促进排钾的利尿剂。麻痹多累及下肢,严重时累及四肢,也可发生呼吸、吞咽困难。麻痹时间短者数小时,长者数天或更久;补钾后麻痹暂时缓解,但常复发。

(2)肢端麻木、手足抽搐。在低钾严重时,由于神经-肌肉应激性降低,手足抽搐可较轻或不出现,而在补钾后,手足抽搐往往明显。

3.肾脏表现

(1)因大量失钾,肾小管上皮细胞空泡变性,浓缩功能减退,伴多尿,尤其夜尿多,继发口渴、多饮。

(2)常易并发尿路感染。

4.心脏表现

(1)心电图呈低血钾图形:R-T 间期延长,T 波增宽、降低或倒置,U 波明显,T、U 波相连或成驼峰状。

(2)心律失常:较常见者为期前收缩或阵发性室上性心动过速,严重时可发生心室颤动。

(二)实验室检查

1.血、尿生化检查

(1)低血钾:大多数患者血钾低于正常,一般在 2~3 mmol/L,严重者更低。低血钾往往呈持续性,也可呈波动性,少数患者血钾正常。

(2)高血钠:血钠一般在正常高限或略高于正常。

(3)碱血症:血 pH 和 CO_2 结合力为正常高限或略高于正常。

(4)尿钾高:在低血钾条件下(<3.5 mmol/L),每天尿钾仍在 25 mmol 以上。

(5)尿钠排出量较摄入量为少或接近平衡。

2.尿液检查

(1)尿 pH 为中性或偏碱性。

(2)尿常规检查可有少量蛋白质。

(3)尿比重较为固定而降低,往往在 1.010~1.018,少数患者呈低渗尿。

3.醛固酮测定

(1)尿醛固酮排出量:正常人在普食条件下,均值为 21.4 mmol/24 h,范围为 9.4~35.2 nmol/L(放免法),本症中高于正常。

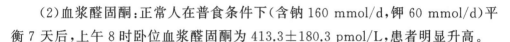

（2）血浆醛固酮：正常人在普食条件下（含钠 160 mmol/d，钾 60 mmol/d）平衡 7 天后，上午 8 时卧位血浆醛固酮为 413.3±180.3 pmol/L，患者明显升高。

醛固酮分泌的多少与低血钾程度有关，血钾甚低时，醛固酮增高常不明显，此因低血钾对醛固酮的分泌有抑制作用。另一特征是血浆肾素-血管紧张素活性降低，而且在用利尿剂和直立体位兴奋后也不能显著升高。若为继发性醛固酮增多症，则以肾素-血管紧张素活性高于正常为特征。

4.肾素-血管紧张素Ⅱ测定

患者血肾素-血管紧张素Ⅱ基础值降低，有时在可测范围下。正常参考值前者为 0.55±0.09 pg/(mL·h)，后者为 26.0±1.9 pg/mL。经肌内注射呋塞米（0.7 mg/kg）并在取立位 2 小时后，正常人血肾素-血管紧张素Ⅱ较基础值增加数倍，兴奋参考值分别为 3.48±0.52 pg/(mL·h)及45.0±6.2 pg/mL。原醛症患者兴奋值较基础值只有轻微增加或无反应。醛固酮瘤中肾素-血管紧张素受抑制程度较特发性原醛症更显著。

5.24 小时尿 17-酮皮质类固醇及 17-羟皮质类固醇

一般正常。

6.螺内酯试验

螺内酯可拮抗醛固酮对肾小管的作用，每天 320～400 mg（微粒型），分 3～4 次口服，历时1～2周，可使本症患者的电解质紊乱得到纠正，血压往往有不同程度的下降。若低血钾和高血压是由肾脏疾病所引起者，则螺内酯往往不起作用。此试验有助于证实高血压、低血钾是由于醛固酮过多所致，但不能据之鉴别为原发性或继发性。

7.低钠、高钠试验

（1）对疑有肾脏病的患者，可做低钠试验（每天钠摄入限制在 20 mmol）。本症患者在数天内尿钠下降到接近摄入量，同时低血钾、高血压减轻；而肾脏患者因不能有效地潴钠，可出现失钠、脱水，低血钾、高血压则不易纠正。

（2）对病情轻、血钾降低不明显的疑似本症患者，可做高钠试验，每天摄入钠 240 mmol/L。如为轻型原发性醛固酮增多症，则低血钾变得更明显。对血钾已明显降低的本症患者，不宜行此试验。

三、诊断标准

（一）临床症状

（1）高血压。

（2）低钾血症。

（3）四肢麻痹、手足抽搐、多饮多尿。

（二）检查所见

（1）血浆肾素活性（plasma renin activity,PRA）受抑制及下述 A、B 任何一项刺激试验无反应。A：呋塞米 40～60 mg 静脉注射,立位 30～120 分钟。B：减盐食4天,再保持立位 4 小时。

（2）血浆醛固酮浓度或尿醛固酮排泄量增多。

（3）尿 17-羟皮质类固醇及 17-酮皮质类固醇排泄量正常。

（4）肾上腺肿瘤定位诊断：腹膜后充气造影、肾上腺静脉造影、肾上腺扫描、肾上腺或肾静脉血中醛固酮含量测定。

四、鉴别诊断

对于有高血压、低血钾的患者,除本症外,还要考虑以下一些疾病。

（1）原发性高血压患者因其他原因（如服用氯噻嗪、呋塞米或慢性腹泻等）而导致低血钾者。

（2）肾缺血而引起的高血压,如急进性原发性高血压、肾动脉狭窄性高血压。患这些疾病的一部分患者可因继发性醛固酮增多而合并低血钾,但患者的血压一般较本症患者更高,进展更快,可伴有明显的视网膜损害。此外,此组高血压患者往往有急进性肾衰竭的临床表现,伴氮质血症、酸中毒等。肾动脉狭窄患者中部分可闻及肾区血管杂音,放射性肾图、静脉肾盂造影、分测肾功能显示一侧肾功能减退。这类患者血浆肾素活性高,对鉴别诊断甚为重要。

（3）失盐性肾病（失钾性肾病）：通常由于慢性肾盂肾炎所致,往往有高血压、低血钾,患者肾功能损害较明显,尿钠排出量较高,常伴有脱水。血钠不高反而偏低,无碱中毒,往往呈酸中毒。低钠试验显示肾不能保留钠。

（4）分泌肾素的肾小球旁细胞的肿瘤（肾素瘤）：分泌大量肾素,可引起高血压、低血钾。患者的年龄较小,而高血压严重,血浆肾素活性甚高,血管造影可显示肿瘤。

（5）肾上腺其他疾病：皮质醇增多症,尤以腺癌和异位促肾上腺皮质激素综合征所致者,可伴明显低血钾,临床症候群可助鉴别诊断。

（6）先天性 11β-羟基类固醇脱氢酶缺陷为近年确认的一种新病种。临床表现近似原发性醛固酮增多症,包括严重高血压、明显的低血钾性碱中毒,多见于儿童和青年人。可发生抗维生素 D 的佝偻病,此由于盐皮质激素所致高尿钙。此病用螺内酯治疗有效,用地塞米松治疗也可奏效。发病机制为先天性 11β-羟基类固醇脱氢酶缺陷。患者 11β-羟基及游离皮质醇排量远较正常为低,但血浆皮质醇正常。此外,尿中可的松代谢物/皮质醇(氢化可的松)代谢物比值降低。

五、诊断提示

(1)因早期症状常表现为单一血压升高而易误诊,此病所致高血压占所有高血压症的 0.4%~2%,多为轻、中度高血压。它可早于低血钾症候群 2~4 年出现。做出原发性高血压诊断应慎重,凡是小于 40 岁的高血压患者,或用一般降压药物治疗效果不佳,或伴有肌无力时应警惕本病的可能性。应常规检查血钾、24 小时尿钾排泄量、肾上腺 B 超。

(2)低钾所致发作性肌无力、肌麻痹易与周期性瘫痪混淆,对于低血钾者,应仔细寻找低钾原因,在确立周期性瘫痪诊断时应慎重。尤其在补钾过程中出现抗拒现象者应警惕此病。

(3)原醛症的定位诊断 CT 准确性更高;B 超强调采用多个切面探查,CT 扫描时则强调薄层增强扫描(3~5 mm),范围应包括整个肾上腺。

六、治疗

原发性醛固酮增多症的治疗分手术治疗及药物治疗两方面。

(一)手术治疗

如系醛固酮瘤单侧腺瘤者术后可使 65% 患者完全治愈,其余患者也可获好转。如系双侧肾上腺皮质增生患者,若螺内酯治疗效果不佳,则肾上腺全切除或次全切除也不能使血压下降。临床上诊断为特醛症的,经肾上腺手术后其醛固酮分泌过多可能得到纠正,低肾素活性仍存在,血压可能有所下降,但达不到正常水平。有时高血压仍持续不降,因此不少人主张,这一类型的醛固酮增多症不适合肾上腺外科手术。

(二)药物治疗

对肾上腺皮质增生所致的原醛症,近年来趋向于用药物治疗。

(1)螺内酯可能是治疗醛固酮分泌增多症患者最有效的药,它作为竞争抑制剂,竞争与醛固酮有关的细胞溶质受体,因此,在靶组织上有对抗盐皮质激素的作用。螺内酯也是一种抗雄激素和孕激素的药物,这可以解释它的许多不良反应,如性欲减退、乳房痛和男子女性型乳房可发生在 50% 或更多的男性,而月经过多和乳房痛可发生于服药妇女。这样,不良反应将有碍于螺内酯的长期使用,特别是年轻的男女,螺内酯的剂量范围从每天 50 mg 一次到每天 100 mg 两次。

(2)药物如 amiloride(阿米洛利,咪吡嗪)或 triamterene(USP,氨苯蝶啶,三氨蝶呤)也可以对抗醛固酮对肾小管的作用,这些制剂抑制钠的重吸收和钾的排泄,通过对肾小管细胞的直接作用,而不是竞争醛固酮的受体。这可以解释为什么氨苯蝶啶和咪吡嗪比螺内酯的抗高血压作用要小。

(3)钙通道阻滞剂(如硝苯地平)也是醛固酮增多症患者有效的药物,它除了有抗高血压作用外,还可减少醛固酮的生成。

(4)氨鲁米特也可抑制醛固酮的合成,对治疗原醛症有一定疗效。

第二节　继发性醛固酮增多症

继发性醛固酮增多症(简称继醛症)是由于肾上腺外的原因引起肾素-血管紧张素系统兴奋,肾素分泌增加,导致醛固酮继发性的分泌增多,并引起相应的临床症状,如高血压、低血钾和水肿等为主要临床表现的一种综合征。

一、病因

(一)有效循环血量下降所致肾素活性增多的继醛症

(1)各种失盐性肾病:多种肾小球肾炎、肾小管性酸中毒等。

(2)肾病综合征。

(3)肾动脉狭窄性高血压和恶性高血压。

(4)肝硬化合并腹水,以及其他肝脏疾病。

(5)充血性心力衰竭。

(6)特发性水肿。

(二)肾素原发性分泌增多所致继醛症

(1)肾小球旁细胞增生(Bartter 综合征)、Gitelman 综合征。

(2)肾素瘤(球旁细胞瘤)。

(3)血管周围细胞瘤。

(4)肾母细胞瘤。

二、病理生理特点

(一)肾病综合征、失盐性肾脏疾病

由于缺钠和低蛋白血症,有效循环血量减少,球旁细胞压力下降,使肾素-血管紧张素系统激活,导致肾上腺皮质球状带分泌醛固酮增加。

(二)肾动脉狭窄

肾动脉狭窄时,入球小动脉压力下降,刺激球旁细胞分泌肾素。

(三)醛固酮

85%在肝脏代谢分解,当患有肝硬化时,对醛固酮的清除能力下降,血浆醛固酮半衰期延长,由30分钟延长至60~90分钟。同时由于腹水的存在,刺激球旁细胞分泌肾素增多,两者均可导致患者醛固酮水平明显增高。

(四)特发性水肿

特发性水肿是由于不明原因的水盐代谢紊乱所致,水肿所产生的有效循环血量下降,刺激肾素分泌增多,导致醛固酮水平增高。

(五)心力衰竭

心力衰竭可以使醛固酮的清除能力下降,且有效循环血量不足,均可兴奋肾素-血管紧张素系统,使醛固酮的分泌增加。

(六)Bartter 综合征(BS)

BS系常染色体显性遗传疾病,是 Bartter 于 1969 年首次报道的一组综合征,主要表现为高血浆肾素活性、高血浆醛固酮水平、低血钾、低血压或正常血压、水肿、碱中毒等。病理显示患者的肾小球旁细胞明显增多,主要是肾近曲小管或髓袢升支对氯离子的吸收发生障碍,并伴有镁、钙离子的吸收障碍,使钠、钾离子重吸收被抑制,引起体液和钾离子丢失,导致肾素分泌增加和继发性醛固酮增多;前列腺素产生过盛;血管壁对血管紧张素Ⅱ反应缺陷;肾源性失钠、失钾;血管活性激素失调。

目前临床上将 BS 分为 3 型。

1.经典型

幼年或儿童期发病,有多尿、烦渴、乏力、遗尿(夜尿增多),呕吐、脱水,肌无力,肌肉痉挛,手足搐搦,生长发育障碍。不治疗者可出现身材矮小。尿钙正常或增高,肾脏无钙质沉着。

2.新生儿型

多发病于新生儿,也可在出生前被诊断。胎儿羊水过多,胎儿生长受限,大多婴儿为早产。出生后几周可有发热、脱水,严重时可危及生命。部分患儿伴有面部畸形、生长发育障碍、肌无力、癫痫、低血压、多饮、多尿。儿童早期被诊断前通常有严重的电解质紊乱和相应的症状。常因高尿钙,早期即有肾脏钙质沉着。

3.变异型

变异型即 Gitelman 综合征(GS)。发病年龄较晚,多在青春期后或成年起病,症状轻。有肌无力、肌肉麻木、心悸、手足搐搦,生长发育不受影响。部分患者无症状,可有多饮、多尿症状,但不明显。部分患者有软骨钙质沉积,表现为受累关节肿胀疼痛。变异型是 BS 的一个亚型,但目前也有人认为 GS 是一个独立的疾病。

(七)Gitelman 综合征(GS)

1966 年 Gitelman 等报道了 3 例不同于 BS 的生化特点的一种疾病,除了有低血钾性代谢性碱中毒等外,还伴有低血镁、低尿钙、高尿镁。血总钙和游离钙正常。GS 患者尿钙肌酐比(尿钙/尿肌酐)$\leqslant 0.12$,而 BS 患者尿钙肌酐比 >0.12。GS 患者 100% 有低血镁,尿镁增多,绝大多数前列腺素 E_2 为正常。

(八)肾素瘤

肿瘤起源于肾小球旁细胞,也称血管周细胞瘤。肿瘤分泌大量肾素,可引起高血压和低血钾。本病的特点:①患者年龄轻,但高血压严重。②有醛固酮增多症的表现,有低血钾。③肾素活性明显增加,尤其是肿瘤一侧肾静脉血中。④血管造影可显示肿瘤。

(九)药源性醛固酮增多症

甘草内含有甘草次酸,具有潴钠排钾作用。服用大量甘草者,可并发高血压,低血钾,血浆肾素低,醛固酮的分泌受抑制。

三、临床表现

继醛症由多种疾病引起,各有其本身疾病的临床表现,下述为本症相关的表现。

(一)水肿

原有疾病无水肿,出现继醛症时一般不引起水肿,因为有钠代谢"脱逸"现象。原有疾病有水肿(如肝硬化),发生继醛症可使水肿和钠潴留加重,因为这些患者钠代谢不出现"脱逸"现象。

(二)高血压

因各种原因引起肾缺血,导致肾素-血管紧张素-醛固酮系统分泌增加,高血压发生。分泌肾素的肿瘤患者,血压高为主要的临床表现;而肾小球旁细胞增生的患者,血压不高为其特征。其他继醛症患者血压变化不恒定。

(三)低血钾

继醛症的患者往往都有低血钾。

四、实验室检查与特殊检查

(1)血钾为 1.0～3.0 mmol/L,血浆肾素活性多数明显增高,在 27.4～45.0 ng/(dL · h)[正常值1.02～1.75 ng/(dL · h)],血浆醛固酮明显增高。

(2)24 小时尿醛固酮增高。

(3)肾上腺动脉造影,目的是了解有无肿瘤压迫情况。

(4)B 超检查对肾上腺增生或肿瘤有诊断价值。

(5)肾上腺 CT 扫描、MRI 是目前较先进的方法,以了解肿瘤的部位及大小。

(6)肾穿刺以了解细胞形态,能确定诊断。

五、治疗

(一)手术治疗

手术切除肾素分泌瘤后,可使血浆高肾素活性、高醛固酮症、高血压和低血钾性碱中毒所致的临床症状恢复正常。

(二)药物治疗

1.维持电解质的稳定

低钾的患者补充钾盐是简单易行的方法,口服或静脉输注或肛内注入。手足搐搦或肌肉痉挛者可给予补钙、补镁。

2.抗醛固酮药物

螺内酯剂量根据病情调整,一般每天用量 60～200 mg。螺内酯可以拮抗醛固酮作用,在远曲小管和集合管竞争抑制醛固酮受体,增加水和 Na^+、Cl^- 的排泄,从而减少 K^+、H^+ 的排出。

3.血管紧张素转换酶抑制剂

血管紧张素转化酶抑制剂应用较广,它可有效抑制肾素-血管紧张素-醛固酮系统,阻断 AT I 向 AT II 转化,有效抑制血管收缩,减少醛固酮分泌,帮助预防 K^+ 丢失。同时还有降低蛋白尿、高血压等作用。

4.非甾体抗炎药

吲哚美辛应用较广,它可抑制前列腺素的排泄,并有效抑制前列腺素刺激的肾素增高,保持血压对血管紧张素的反应性。另外,还有改善患儿生长发育的作用。GS 患者因前列腺素 E_2 为正常,故吲哚美辛对治疗 GS 无效。

六、预后

BS 和 GS 两者均不可治愈,多数患者预后较好,可正常生活,但需长期服药。

第三节　糖尿病乳酸性酸中毒

体内的碳水化合物代谢产生两种乳酸同分异构体,即左旋乳酸(L-乳酸)和 D-乳酸(D-乳酸)(图 5-1)。因此,乳酸性酸中毒应分为 L-乳酸性酸中毒和 D-乳酸性酸中毒两类。但是,一般情况下的乳酸性酸中毒仅指 L-乳酸性酸中毒。机体乳酸产生过多和(或)其清除减少引起血 L-乳酸明显升高($\geqslant 5$ mmol/L),导致代谢性酸中毒(血碳酸氢盐$\leqslant 10$ mmol/L,动脉血气 pH$\leqslant 7.35$),称为 L-乳酸性酸中毒(简称乳酸性酸中毒),而 D-乳酸性酸中毒是指血 D-乳酸$\geqslant 3$ mmol/L 的临床状态。血乳酸增高而无血 pH 降低称为高乳酸血症。在糖尿病基础上发生的乳酸性酸中毒称为糖尿病乳酸性酸中毒,亦应包括糖尿病 L-乳酸性酸中毒(常见)和糖尿病 D-乳酸性酸中毒(少见)两种。糖尿病乳酸性酸中毒的发病率在 $0.25\% \sim 4\%$,多发生于服用大量苯乙双胍伴肝肾功能不全和心力衰竭等的糖尿病患者,虽不常见,但后果严重,死亡率高。

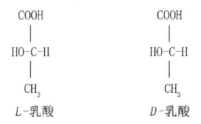

图 5-1　乳酸的同分异构体

一、病因与分类

乳酸性酸中毒可分为 L-乳酸性酸中毒和 D-乳酸性酸中毒两类,其病因与分类见表 5-1。

表 5-1 乳酸性酸中毒的病因与分类

L-乳酸性酸中毒(常见)	药物
组织缺氧型	双胍类
心力衰竭	果糖
心源性休克	山梨醇/木糖醇
窒息	反转录蛋白酶抑制剂
脓毒败血症	中毒
非组织缺氧型	甲醇/乙二醇
糖尿病	一氧化碳中毒
恶性肿瘤	D-乳酸性酸中毒(少见)
肝衰竭	生成过多
肾衰竭	胃肠手术
严重感染	短肠综合征
先天性代谢疾病	肠外营养
糖原贮积症病Ⅰ型	代谢障碍(亚临床酸中毒)
丙酮酸脱氢酸缺陷症	糖尿病
丙酮酸羟化酶缺陷症	新生儿
果糖 1,6-二磷酸酶缺陷症	严重缺血缺氧
线粒体呼吸链病	创伤

(一)L-乳酸和 D-乳酸的来源与代谢

1.L-乳酸的来源与代谢

正常人血清中的 L-乳酸来源于细胞代谢,以左旋乳酸为主,葡萄糖分解代谢生成的丙酮酸大部分经三羧酸循环氧化供能,但在缺氧或氧利用障碍时,大部分丙酮酸则在乳酸脱氢酶的作用下还原为乳酸。机体内产生乳酸的部位主要为红细胞(无线粒体)、骨骼肌、皮肤和神经等代谢活跃的组织;在氧供不充足时,人体绝大多数组织都能通过糖酵解途径生成乳酸。当人体在剧烈运动时,组织处于相对缺氧的生理状态;一些疾病(休克、心功能不全造成组织低灌注及窒息或严重贫血造成低氧状态)也可导致机体处于缺氧的病理状态,均可使体内无氧糖酵解增强,乳酸生成增多。

2.D-乳酸的来源与代谢

人类缺乏 D-乳酸脱氢酶,仅能通过 D-α-羟基丁酸脱氢酶生成丙酮酸。由甲基乙二醛途径生成的 D-乳酸很少,仅有 11 ～ 70 nmol/L,尿 D-乳酸 <0.1 μmol/h。但在某些情况下,肠道细菌可产生大量 D-乳酸,使血清 D-乳酸升高数百至数千倍。此外,外源性 D-乳酸或 L-乳酸可来源于发酵食品(如腌菜和酸奶等)。D-乳酸在组织中的转运依赖于质子-依赖性单羧酸盐转运体(proton-dependent mono carboxylate transporters,MCT 1～8),表达 MCT 的组织很多,如视网膜、骨骼肌、肾脏、肝脏、脑组织、胎盘、血细胞、毛细血管内皮细胞、心肌细胞和肠黏膜细胞等。

(二)肝/肾是利用和清除 L-乳酸的主要器官

正常情况下,肝可利用机体代谢过程中产生的乳酸为底物,通过糖异生合成葡萄糖,即所谓的 Cori 循环,或转变为糖原加以储存。少量乳酸经肾自尿液排出,机体乳酸的产生和利用之间保持平衡,血乳酸浓度相对恒定。若血乳酸明显升高,大大超过肝脏的处理能力,同时超过乳酸肾阈值(7.7 mmol/L),则可通过肾由尿中排泄,因此在肝肾功能不全时,易出现高乳酸血症,严重时可发生乳酸性酸中毒。

乳酸产生过多见于:①休克和左心功能不全等病理状态造成组织低灌流;②呼吸衰竭和严重贫血等导致动脉血氧合降低,组织缺氧;③某些与糖代谢有关的酶系(葡萄糖-6-磷酸脱氢酶、丙酮酸羧化酶和丙酮酸脱氢酶等)的先天性缺陷。乳酸清除减少主要见于肝肾功能不全。临床上,大多数的乳酸性酸中毒患者均不同程度地同时存在着乳酸生成过多及清除的障碍。

(三)缺氧/疾病/药物/中毒引起 L-乳酸性酸中毒

L-乳酸性酸中毒可分为组织缺氧型(A 类)和非组织缺氧型(B 类)两类。

1.组织缺氧型乳酸性酸中毒(A 类)

常见于心力衰竭、心源性休克、窒息、一氧化碳中毒或脓毒败血症等,此时因缺氧导致了大量乳酸产生,远超机体的清除能力,同时也可能伴有清除能力下降。2 型糖尿病患者常并发心血管疾病,因此也可表现为此类。在各种休克的抢救过程中,常需使用较大剂量的儿茶酚胺类升压药。许多缩血管药物可恶化组织灌注,使细胞缺血、缺氧更为严重。细胞内,尤其是线粒体的呼吸链缺氧可导致严重的高乳酸血症。有些患者的血乳酸升高不明显,但乳酸/丙酮酸或乳酸/酮体总量比值明显升高,这部分患者的病死率更高。乳酸/丙酮酸比值升高及高乳酸血症持续的时间越长,多器官衰竭和病死的概率也越高。

2.非组织缺氧型乳酸性酸中毒(B 类)

无明显低氧血症或循环血量不足。B 类又可分为 B-1、B-2 和 B-3 型。

(1)B-1型:见于糖尿病、恶性肿瘤、肝功能衰竭、严重感染及肾衰竭等情况。

(2)B-2型:多由于药物及毒物引起,主要见于双胍类口服降糖药、果糖、山梨醇、木糖醇、甲醇和乙二醇等的中毒。用反转录蛋白酶抑制剂治疗人类免疫缺陷病毒感染时,常发生继发性脂肪营养不良(外周性脂肪萎缩伴中枢性肥胖)和肝损害,患者往往还并发乳酸性酸中毒。长期使用抗反转录病毒治疗时,还可发生严重的多器官衰竭-乳酸性酸中毒综合征。有人用大剂量维生素 B_1 治疗取得较好效果。

(3)B-3型:由先天性代谢疾病所致,常见者为葡萄糖-6-磷酸脱氢酶缺陷(糖原贮积症病Ⅰ型)、丙酮酸脱氢酸缺陷、丙酮酸羟化酶缺陷、果糖1,6-二磷酸酶缺陷及线粒体呼吸链的氧化磷酸化障碍等情况。细胞的氧化磷酸化在线粒体呼吸链上进行。参与呼吸链氧化磷酸化的酶类很多,这些酶可因先天性缺陷或后天性病变及毒物中毒而发生功能障碍。这类疾病是线粒体病中的一种类型——线粒体呼吸链。线粒体呼吸链病可为局限性(仅发生于肝)或泛发性(肝、脑和肌肉细胞等)。局限于肝的线粒体呼吸链病的最优治疗是肝移植,但必须选择好肝移植的受体对象。

此外,无论是儿童或成年人的短肠综合征患者均易发生乳酸性酸中毒,其发生机制未明。

二、常见诱因和临床表现

糖尿病存在乳酸利用缺陷。当感染、糖尿病酮症酸中毒、高渗性高血糖状态或缺氧时容易造成乳酸堆积和乳酸性酸中毒。糖尿病患者易发生糖尿病乳酸性酸中毒是因为:①糖尿病患者常伴有丙酮酸氧化障碍及乳酸利用缺陷,平时即有血乳酸轻度升高,因此在存在乳酸性酸中毒诱因时,更易发生乳酸性酸中毒。②糖尿病性急性并发症如感染、脓毒血症、糖尿病酮症酸中毒和非酮症高渗性糖尿病昏迷等时可造成乳酸堆积,因此乳酸性酸中毒可与糖尿病酮症酸中毒或非酮症高渗性糖尿病昏迷同时存在。③糖尿病患者可合并心、肝、肾疾病和(或)并发心、肝、肾损害,可造成组织器官血液灌注不良和低氧血症;同时由于糖化血红蛋白增高,血红蛋白携氧能力下降,更易造成局部缺氧,这些均可引起乳酸生成增加。此外,肝肾功能障碍又可影响乳酸的代谢、转化及排出,进而导致乳酸性酸中毒。

(一)双胍类药物诱发 L-乳酸性酸中毒

糖尿病患者常服用双胍类药物,因其能增强糖的无氧酵解,抑制肝脏和肌肉对乳酸的摄取,抑制糖异生作用,故有致乳酸性酸中毒的作用。特别是高龄,合并心、肺、肝和肾疾病的糖尿病患者长期、大剂量服用苯乙双胍(用量>100 mg/d)时,易诱发乳酸性酸中毒,但在国内因苯乙双胍导致乳酸性酸中毒的报道较少,其原因可能与用量较小有关。二甲双胍仅使血乳酸轻度升高,多<2 mmol/L,二甲双胍致乳酸性酸中毒的发生率与死亡率分别为(0～0.8)/1 000 和(0～0.024)/10 000,仅为苯乙双胍的1/20,两者的差异可能与二甲双胍的半衰期(1.5 小时)较苯乙双胍明显缩短(12 小时)有关。有研究表明,与接受其他降糖药治疗的糖尿病患者相比,服用二甲双胍患者的血乳酸水平和乳酸性酸中毒的发病率并无显著差异。Pong-wecharak 等在泰国南部的 Hatyai 观察了门诊糖尿病患者的二甲双胍使用情况,有80%以上的患者存在该药的禁忌证(如慢性肝病、心力衰竭和慢性肾病),但并未增加乳酸性酸中毒的发生率,说明二甲双胍引起的乳酸性酸中毒并非常见。

鉴于苯乙双胍易诱发糖尿病乳酸性酸中毒,目前临床上已基本不用,而以二甲双胍代替。如用苯乙双胍,每天剂量最好≤75 mg。

糖尿病患者使用二甲双胍前,应首先评价肾功能。评价的方法:①如果血清肌酐>96.5 μmol/L,即列为二甲双胍的禁忌证;②因为肾功能正常者使用该药亦可诱发高乳酸血症,ALT 和体质指数(body mass index,BMI)是引起高乳酸血症的独立相关因素,ALT 和 BMI 越高,发生高乳酸血症的可能性越大,因此应同时考查 ALT 和 BMI 状况;③肾小球滤过率 60～90 mL/min 者可以使用二甲双胍,但应减量,并避免使用经肾排泄的其他药物。

(二)感染等因素诱发乳酸性酸中毒

糖尿病伴有感染、各种休克、脓毒败血症、糖尿病酮症酸中毒和高渗性非酮症糖尿病性昏迷综合征等急性并发症的糖尿病患者,常因微循环障碍、组织器官灌注不良、组织缺氧、乳酸生成增加和排泄减少而诱发糖尿病乳酸性酸中毒。糖尿病患者合并大血管和微血管慢性并发症,如心肌梗死、糖尿病肾病和脑血管意外,可造成或加重组织器官血液灌注不良,出现低氧血症以及乳酸清除减少,导致乳酸性酸中毒。

此外,糖尿病合并严重肺气肿、肺心病、肺栓塞和白血病等也可引起组织缺氧,使血乳酸升高;或因酗酒,一氧化碳中毒,水杨酸、儿茶酚胺、硝普钠和乳糖过量诱发乳酸性酸中毒。二甲双胍中毒可因诱发顽固性 L-乳酸性酸中毒而导致死亡。

(三)糖尿病乳酸性酸中毒的表现

在临床上,糖尿病乳酸性酸中毒不如糖尿病酮症酸中毒常见,主要发生于长期或过量服用苯乙双胍并伴有心、肝和肾疾病的老年糖尿病患者,在发病开始阶段,这些基础疾病的症状常掩盖糖尿病乳酸性酸中毒的症状,以致难以确定。其临床症状和体征无特异性。一般发病较为迅速,主要表现为不同程度的代谢性酸中毒的临床特征。当血乳酸明显升高时,可对中枢神经、呼吸、消化和循环系统产生严重影响。

乏力、食欲降低、嗜睡、腹痛、头痛、血压下降、意识障碍、昏迷及休克是糖尿病乳酸性酸中毒的常见表现。轻症可仅有乏力、恶心、食欲降低、头昏、嗜睡和呼吸稍深快,中至重度可有腹痛、恶心、呕吐、头痛、头昏、疲劳加重、口唇发绀、无酮味的深大呼吸至潮式呼吸、血压下降、脱水表现、意识障碍、四肢反射减弱、肌张力下降、体温下降和瞳孔扩大,最后可导致昏迷及休克。值得注意的是,糖尿病酮症酸中毒及高渗性非酮症糖尿病性昏迷综合征的患者,尤其是老年患者也常同时并发乳酸性酸中毒,导致病情更加复杂和严重,治疗更加困难。糖尿病乳酸性酸中毒是糖尿病最严重的并发症之一,病死率高达 50% 以上。血乳酸越高,病死率越高。血乳酸 ≥ 9.0 mmol/L 者病死率高达 80%;血乳酸 >15 mmol/L,罕有抢救成功的患者。在治疗过程中血乳酸持续升高不降者,其存活后的预后也差。

三、诊断和鉴别诊断

(一)不能用糖尿病酮症酸中毒或高渗性高血糖状态解释的意识障碍

临床上糖尿病患者出现意识障碍和昏迷,并有服用苯乙双胍史及伴有肝肾功能不全和慢性缺氧性疾病者,而不能用糖尿病酮症酸中毒或高渗性非酮症糖尿病性昏迷综合征解释者,应高度怀疑本病的可能性,尽快做血乳酸测定以确诊。

(二)根据血乳酸明显升高和代谢性酸中毒确立诊断

诊断糖尿病乳酸性酸中毒的要点包括以下 4 点。①糖尿病:患者已经诊断为糖尿病或本次的临床资料能确立糖尿病的诊断;②血乳酸明显升高:血乳酸 ≥ 5 mmol/L 者可诊断为乳酸性酸中毒,血乳酸/丙酮酸 ≥ 30;血乳酸 >2 mmol/L 但 <5 mmol/L 者可诊断为高乳酸血症;③代谢性酸中毒:动脉血气 pH <7.35,血 HCO_3^- <10 mmol/L,阴离子间隙 >18 mmol/L;④排除糖尿病酮症酸中毒和尿毒症。因此,为了早期明确诊断,应进行如下检测。

1.必检项目

作为代谢性酸中毒的病因鉴别依据,血糖、血酮体、尿酮体和血渗透压为必检项目。糖尿病乳酸性酸中毒时,血糖多偏低或正常,血酮体及尿酮体一般正常。若患者进食少及反复呕吐时,也可略高;若与糖尿病酮症酸中毒并存时,则可明显升高。血浆渗透压正常或略高。血 Na^+ 和 K^+ 正常或稍高,血 Cl^- 正常。血尿素氮和肌酐(Cr)常升高。血白细胞计数轻度增多。

2.阴离子间隙和清蛋白校正的阴离子间隙

应用碱缺乏(base deficit,BD)和阴离子间隙诊断乳酸性酸中毒不准确。阴离子间隙的正常值为10~12 meq/L,其预测乳酸性酸中毒的敏感性为 63%,特异性为 80%。在不能测定乳酸的情况下,清蛋白校正的阴离子间隙(albumin corrected anion gap,ACAG)预测乳酸性酸中毒有一定价值,其敏感性达94.4%,但特异性不足 30%。阴离子间隙$=[Na^+]-(Cl^-+HCO_3^-)$;计算的 ACAG(Figge 方程,Figge equation)$=(4.4-[$测定的清蛋白$(g/dL)])\times2.5+AG$。清蛋白和乳酸校正的阴离子间隙(anion gap corrected for albumin and serum lactate,ALCAG)$=\{[4.4-$测定的清蛋白$(g/dL)]\times0.25\}+AG)-[$血乳酸$(mmol/L)]$。因此,阴离子间隙和清蛋白校正的阴离子间隙主要用于乳酸性酸中毒(尤其是 D-乳酸性酸中毒)的排除诊断。由于 AG、ACAG 和 BD 预测乳酸性酸中毒的敏感性不高,尤其存在低蛋白血症时仅能作为诊断的参考依据,因此应该强调直接测定血乳酸含量。

3.血乳酸测定

正常情况下,乳酸是体内葡萄糖无氧酵解的终产物。一般情况下,机体代谢过程中产生的乳酸可由肝脏代谢及肾脏排泄,血乳酸为 0.5~1.6mmol/L(5~15 mg/dL),$\leq$1.8 mmol/L。糖尿病乳酸性酸中毒时,血乳酸$\geq$5 mmol/L,严重时可高达 20~40 mmol/L,血乳酸/丙酮酸$\geq$30,血乳酸浓度显著升高是诊断糖尿病乳酸性酸中毒的决定因素。2 mmol/L<血乳酸<5 mmol/L,可认为是高乳酸血症。但是,通常用于检测 L-乳酸的方法不能测出 D-乳酸,因此,当血乳酸值与临床表现不符时,应考虑 D-乳酸性酸中毒可能。

4.血气分析

动脉血气 pH<7.35,常在 7.0 以下,血 HCO_3^- <10 mmol/L,碱剩余(BE)为负值,缓冲碱(BB)降低,实际碳酸氢盐(AB)与标准碳酸氢盐(SB)均减少,阴离子间隙(AG)>18 mmol/L。

(三)L-乳酸性酸中毒与 D-乳酸性酸中毒鉴别

如果乳酸性酸中毒的临床表现典型,阴离子间隙和清蛋白校正的阴离子间隙均明显升高,但血乳酸不升高或仅轻度升高时,应想到 D-乳酸性酸中毒可能。

胃肠手术(尤其是空肠-回肠旁路术)后,容易发生D-乳酸性酸中毒(血清D-乳酸≥ 3 mmol/L)。由于手术切除了较多的肠段,摄入的碳水化合物不能被及时消化吸收,潴留在结肠,而结肠的厌氧菌(主要是乳酸杆菌)将这些碳水化合物分解为D-乳酸。D-乳酸具有神经毒性,可引起中毒性脑病。在肾功能正常情况下,中毒性脑病症状较轻,且具有一定自限性;但严重肾衰竭患者可能出现D-乳酸性酸中毒。此外,血清D-乳酸升高而未达到3 mmol/L的现象称为亚临床D-乳酸性酸中毒,多见于严重的糖尿病肾病、缺血缺氧或创伤性休克。

(四)糖尿病乳酸性酸中毒与糖尿病酮症酸中毒等的鉴别

1.糖尿病酮症酸中毒或糖尿病酮症酸中毒合并糖尿病乳酸性酸中毒

糖尿病酮症酸中毒患者有血糖控制不良病史,临床表现有明显脱水、呼气中可闻及酮味、血糖高、血酮明显升高及血乳酸<5 mmol/L,可资鉴别。另一方面,糖尿病酮症酸中毒合并糖尿病乳酸性酸中毒的情况并不少见,应引起高度重视。当糖尿病酮症酸中毒抢救后酮症已消失,而血 pH 仍低时要考虑糖尿病乳酸性酸中毒的合并存在。

2.高渗性高血糖状态或高渗性高血糖状态合并糖尿病乳酸性酸中毒

多见于老年人,起病较慢,主要表现为严重的脱水及进行性的精神障碍,血糖、血钠及血渗透压明显升高,但血 pH 正常或偏低,血乳酸正常。同样应注意少数患者也可同时伴有糖尿病乳酸性酸中毒,如果在无酮血症时,碳酸氢盐≤ 15 mmol/L,应该考虑同时合并糖尿病乳酸性酸中毒的可能。

3.低血糖症

低血糖症也可有神志改变,但有过量应用降糖药和进食不及时等病史,出现饥饿感和出冷汗等交感神经兴奋症状,血糖≤ 2.8 mmol/L,补糖后症状好转,血乳酸不高,可资鉴别。

4.酒精性酮症酸中毒

有长期饮酒史,血阴离子间隙增大,动脉血 CO_2 分压($PaCO_2$)降低而血酮和β-羟基丁酸/乙酰乙酸比值升高。酒精性糖尿病酮症酸中毒患者有长期饮酒史,血阴离子间隙和血清渗透压间隙增大,$PaCO_2$ 降低而血酮和β-羟基丁酸/乙酰乙酸比值升高。有的患者伴有肝功能异常、乳酸性酸中毒、急性胰腺炎、Wernicke 脑病和心力衰竭。

四、预防及治疗

糖尿病乳酸性酸中毒是糖尿病急性并发症之一。其在临床中发病率较低,易误诊,但一旦发生,病情严重,预后差,病死率高达50%。因为这些患者多伴有肝肾功能不全、感染和休克等严重合并症,目前尚无满意的治疗方法。加强糖尿病的宣传教育,加强医师与患者间的联系,注重预防,早期发现,及时治疗。

为安全考虑,在临床中严格掌握双胍类药物的适应证和禁忌证,尽可能不用苯乙双胍。糖尿病患者若并发心、肝和肾功能不全,或在缺氧、过度饮酒和脱水时,应尽量避免使用双胍类药物。美国糖尿病协会已建议当血肌酐(Cr)>125 μmol/L时,应避免使用双胍类药物。使用双胍类药物时,应定期监测肝肾功能。

(一)去除糖尿病乳酸性酸中毒诱因并治疗原发病

目前仍缺乏统一的诊疗指南,其治疗很不规范,疗效差异大。在连续监测血乳酸、及时判断疗效的前提下,进行如下治疗。

1.诱因和原发病治疗

一旦考虑糖尿病乳酸性酸中毒,应立即停用双胍类等可导致乳酸性酸中毒的药物,保持气道通畅和给氧。对于由肺部疾病导致缺氧者,应针对原发病因及时处理,必要时做气管切开或机械通气,以保证充分氧合。如血压偏低、有脱水或休克,应补液扩容改善组织灌注,纠正休克,利尿排酸,补充生理盐水维持足够的心排血量与组织灌注,必要时可予血管活性药及行中心静脉压监护。但尽量避免使用肾上腺素或去甲肾上腺素等强烈收缩血管药物,以防进一步减少组织的灌注量。补液量应根据患者的脱水情况和心肺功能等情况来决定、如病因不明的严重乳酸性酸中毒患者,应着重考虑有感染性休克的可能,及早行病原体培养,并根据经验,尽早选用抗生素治疗。

西柚子汁似乎可改善胰岛素抵抗,降低体重,但可能增加二甲双胍致乳酸性酸中毒的风险。

2.糖尿病酮症酸中毒和高渗性高血糖状态治疗

当糖尿病酮症酸中毒或高渗性高血糖状态患者合并高乳酸血症时,一般按糖尿病酮症酸中毒或高渗性高血糖状态的治疗即可,高乳酸血症将在治疗过程中自然消退。如果糖尿病酮症酸中毒或高渗性高血糖状态患者合并有严重的乳酸性酸中毒,则应该在治疗的同时更积极地处理原发病、改善循环、控制血糖和维持水电解质平衡,但补碱的原则仍与糖尿病酮症酸中毒相同,禁忌大量补充碱性溶液。

3.糖尿病治疗

控制血糖采用小剂量胰岛素治疗,以0.1 U/(kg·h)速度持续静脉滴注,不但可降低血糖,而且能促进三羧酸循环,减少乳酸的产生并促进乳酸的利用。如血糖正常或偏低,则应同时予以葡萄糖及胰岛素,根据血糖水平调整糖及胰岛素比例。监测血钾和血钙,视情况酌情补钾和补钙,以防低血钾和低血钙。

(二)纠正酸中毒并维持水电解质平衡

1.纠正酸中毒

目前对乳酸性酸中毒使用碱性药物仍有争议。一般认为,过度的血液碱化可使氧离曲线左移,加重组织缺氧,而且可以使细胞内液和脑脊液进一步酸化和诱发脑水肿。并无确切证据表明静脉应用碳酸氢钠可降低病死率,故补碱不宜过多和过快。当 pH$<$7.2 和 HCO$_3^-$ $<$10.05 mmol/L时,患者肺脏能维持有效的通气量以排出蓄积的二氧化碳,以及肾功能足以避免水钠潴留,应及时补充5%碳酸氢钠 100$\sim$200 mL(5$\sim$10 g),用生理盐水稀释到 1.25%的浓度。酸中毒严重者(血 pH$<$7.0,HCO$_3^-$$<$5 mmol/L)可重复使用,直到血 pH$>$7.2,则停止补碱。24 小时可用碳酸氢钠 4.0$\sim$170 g。如补碱过程中血钠升高,可予呋塞米,同时也将有助于乳酸及药物的排泄。若心功能不全或不能大量补钠,可选择使用三羟甲基氨基甲烷,应注意不可漏出血管。二氯乙酸盐可通过增加氧摄取,激动丙酮酸脱氢酶复合物,促进乳酸氧化,降低血乳酸,缓解酸中毒症状,对多种原因引起的乳酸性酸中毒有较好的疗效,日剂量在 100$\sim$1 500 mg/kg,短期应用无不良反应。

2.透析疗法

多用于伴肾功能不全或严重心力衰竭及血钠较高的危重患者。应使用不含乳酸钠的透析液,可清除药物,加快乳酸的排泄,可采用血液透析或腹膜透析。

3.支持和对症处理

积极改善心功能、护肝、保护肾功能及加强营养和护理等综合治疗。

第四节　血脂谱异常症

血脂谱异常症又称为高脂血症,是指血浆中的脂蛋白谱异常,一般特指甘油三酯(triglyceride,TG)和 LDL-C 升高伴或不伴 HDL-C 降低。人群中的血脂水平呈钟形正态分布,正常与异常之间并不存在明确的界限。血脂谱异常症、高血

压、肥胖和代谢综合征的关系密切,重型肥胖与血脂谱异常症已经成为许多国家的严重社会问题。长期以来,将人群血脂分布中最高的 5%～10%部分,即第90～95 百分位数以上的水平定义为血脂谱异常症。

一、病因与发病机制

临床上,通常根据引起血脂谱异常症的原因将其分为原发性和继发性两类。原发性血脂谱异常症是由于遗传基因缺陷所致,原因不明的血脂谱异常症称为散发性或多基因性血脂谱异常症,因全身系统性疾病所致者称为继发性血脂谱异常症,引起血脂升高的系统性疾病主要有糖尿病、甲状腺功能减退症、肝肾疾病、糖原贮积病、系统性红斑狼疮、骨髓瘤、脂肪萎缩症、急性卟啉病等。此外,某些药物如利尿剂、β受体阻滞剂、糖皮质激素等也引起继发性血脂升高。临床所见的血脂谱异常症,多数同时存在两种以上情况。

(一)脂代谢相关基因缺陷导致原发性血脂谱异常

与脂代谢有关的基因发生突变可导致脂蛋白降解酶活性降低,脂蛋白结构或受体缺陷使脂蛋白在体内的清除减少或分解代谢减慢;或增加脂蛋白的合成、影响饮食中脂肪的吸收等,引起各种类型的原发性血脂谱异常症。如家族性脂蛋白脂酶缺乏症、家族性载脂蛋白 CⅡ缺陷症、家族性高胆固醇血症、家族性载脂蛋白 B100 缺陷症、家族性异常 β脂蛋白血症、家族性混合型高脂血症、家族性高脂血症等。其中,家族性高胆固醇血症又可分为家族性单基因高胆固醇血症和家族性多基因高胆固醇血症两种。家族性单基因高胆固醇血症还可分为杂合子型和纯合子型两个亚类。

(二)获得性因素引起继发性血脂谱异常

引起血浆脂蛋白水平升高的获得性因素有很多,无论是脂蛋白的产生或由组织排泌入血浆过多,还是清除或从血浆中移出减少,均可导致一种或多种脂蛋白在血浆中过度堆积。获得性因素主要包括高脂肪饮食与高热量饮食、肥胖、增龄和不良生活习惯及某些疾病等。

1.饮食脂肪过多

饮食脂肪过多是常见的引起血脂谱异常症的非病理性因素。每天饮食中的胆固醇从 200 mg 增至 400 mg 时,可使血浆胆固醇上升 0.13 mmol/L（5 mg/dL）。如果饱和脂肪酸的热卡达到饮食总热卡的 14%,血浆胆固醇亦因此而升高 0.52 mmol/L（20 mg/dL）左右。大量摄入单糖引起血糖升高,进而导致胰岛素分泌增多,后者促进肝脏合成甘油三酯和极低密度脂蛋白（very low density lipoprotein,VLDL),引起血浆 TG 浓度升高;单糖还可改变 VLDL 的结构,使其清除速度减慢。此外,高糖膳食可诱导脂蛋白脂酶抑制因子 ApoC Ⅲ 基因表达增加,血浆 ApoC Ⅲ 浓度升高又可抑制脂蛋白脂酶活性,从而减慢乳糜微粒和 VLDL 中 TG 的水解,引起高甘油三酯血症。

2.肥胖

肥胖是血浆胆固醇升高的另一个重要因素。体重增加一方面促进肝脏合成载脂蛋白 B,使 LDL 产生增加;另一方面可增加体内胆固醇合成,使肝内胆固醇池扩大,并抑制 LDL 受体合成。肥胖患者容易发生异位脂肪储积,异位脂肪可储积于肝、肌肉、脾、胰腺和其他内脏器官,大量的皮下脂肪和异位储积的脂肪在脂肪细胞因子和内分泌激素的作用下脂解增加,血甘油三酯升高,肝游离脂肪酸释放增多,引起胰岛素抵抗、2 型糖尿病、代谢综合征、脂代谢紊乱和高血压。

3.增龄

血浆胆固醇水平随年龄的增长而轻度升高。这是因为老年人的 LDL 受体活性降低,导致其分解代谢减慢。由于体内的胆汁酸合成随年龄增加而减少,使肝内胆固醇含量增加,进一步抑制 LDL 受体活性。此外,体重也随着增龄而有所增加,但排除体重因素以后,增龄本身亦使血浆胆固醇水平上升。

4.长期大量饮酒、吸烟

饮酒可抑制肝内脂肪酸氧化,脂肪酸合成增多,导致 TG 与 VLDL 产生增多,血浆 TG 升高。吸烟也使血浆中 TG 升高,可能主要与脂肪组织中脂蛋白脂酶活性降低有关。

5.药物

雌激素增加 VLDL 的生成而引起血浆 TG 升高,常与用药剂量有关。糖皮质激素增加 VLDL 的合成,可使 VLDL 转化为 LDL 增多,最终使血浆胆固醇和 TG 均升高。此外,噻嗪类利尿剂和 β 受体阻滞剂亦可引起血脂谱异常症。

6.疾病状态

引起血脂谱异常症的疾病很多,常见于糖尿病、肝胆疾病、肾脏疾病、雌激素缺乏症、甲状腺功能减退症、神经性厌食、急性间歇性卟啉病、系统性红斑狼疮、异常丙种球蛋白血症、多发性骨髓瘤、糖原贮积病和脂肪营养不良等。

(1)糖尿病:胰岛素缺乏可抑制脂蛋白脂酶的活性,使乳糜微粒在血浆中聚积。血脂谱异常是糖尿病的重要生化表现和心血管不良事件危险因素之一,但 1 型和 2 型糖尿病的血脂谱异常有所不同。血糖控制欠佳的 1 型糖尿病患者血 TG 和 VLDL 明显升高。但血胆固醇和 LDL 可正常或降低,而 HDL 多为正常或升高；经用胰岛素控制血糖后，血脂谱一般可转为正常，少数患者的血脂谱异常仍持续存在。因此，1型糖尿病所伴的血脂谱异常多属于继发性血脂谱异常。

(2)肝胆疾病：胆道结石、肝脏肿瘤、胆汁性肝硬化、胆道闭锁等所致的胆道阻塞，使胆汁酸、胆固醇排入胆道发生障碍，引起游离胆固醇和TG升高。

(3)肾脏疾病：可引起VLDL和LDL合成增加，同时可伴有脂蛋白分解代谢减慢。肾病综合征时胆固醇和TG均升高，并与低蛋白血症密切相关；透析治疗的尿毒症患者以TG升高为主，接受肾移植的患者主要为胆固醇升高。

(4)雌激素缺乏：由于雌激素可通过增加LDL受体的表达而增强LDL的分解代谢，故45～50岁女性的血浆胆固醇常低于同龄男性。绝经后，女性的胆固醇逐渐升高，最终达到并可超过男性水平。

(5)甲状腺功能减退：肝脏的TG脂酶减少，导致VLDL清除减慢，同时可合并IDL生成过多。

(6)其他系统性疾病：许多全身系统性疾病可通过各种途径引起血浆胆固醇和(或)TG水平升高。多发性骨髓瘤的异型蛋白可抑制血浆中乳糜微粒和VLDL的清除。脂肪营养不良的脂肪组织中脂蛋白脂酶减少，可伴有肝脏合成VLDL增多等。银屑病患者的心血管病、脑血管病和外周血管病发病率增高，其原因未明，一般认为与银屑病的慢性炎症和血脂谱异常有关，因此可用他汀类药物治疗。

二、病理生理与临床表现

血脂谱异常症的病理生理复杂，而血脂谱异常症本身没有特殊的临床表现。肥胖、皮肤黄色瘤、动脉粥样硬化和非酒精性脂肪肝是血脂谱异常症的间接表现。

(一)血脂谱异常导致动脉粥样硬化和心脑血管事件

血脂谱异常症对心血管病的3个主要决定因素是LDL颗粒的数目、大小以及HDL水平。肥胖、高血压和代谢综合征是血脂谱异常症的主要危险因素。此外，血脂谱异常患者的后代(即使无肥胖和高血压)也易发生血脂谱异常症。脂质在血管内皮沉积是血脂谱异常症的最主要后果，动脉粥样硬化的发生和发展又是一种缓慢渐进的过程，如能抑制和延缓动脉硬化的发生，就可达到本症的预防和治疗目的。

1.LDL-C升高

LDL的异常主要体现在小而密低密度脂蛋白(sLDL)增多上。这种LDL容易在动脉壁沉积和被单核巨噬细胞吞噬。sLDL 主要与高甘油三酯血症有关,高 TG 和高 VLDL 刺激胆固醇酯转运蛋白活性,促进 TG 向 LDL 转移,形成小而密的 LDL。sLDL 与 LDL 受体亲和力下降,分解代谢减少伴巨噬细胞摄取增多,对氧化反应敏感性增强,因此更具有致动脉粥样硬化作用。家族性高胆固醇血症的血浆胆固醇常 >7.8 mmol/L(300 mg/dL),LDL-C>6.5 mmol/L (250 mg/dL),家族性载脂蛋白 B100 缺陷症的血浆 LDL-C 升高。同一家族性混合血脂谱异常症家族中的不同患者,其血脂变化多端,可以是胆固醇、TG 或两者均中度升高,并常伴有 HDL-C 降低。甚至同一个患者的不同时期其血脂情况亦可发生变化。

2.高甘油三酯血症

血中游离脂肪酸(free fatty acid,FFA)升高,进入肝脏的 FFA 增多,肝脏合成和释放 VLDL 及胆固醇酯(FFA 与胆固醇分子联合形成胆固醇酯),胆固醇酯浓度调节 VLDL 的产生,其浓度升高时 VLDL 合成增加,同时富含 TG 的脂蛋白产生增多。高甘油三酯血症与冠心病的危险性增高独立相关。

Ⅲ型高脂蛋白血症的血浆胆固醇和 TG 中度升高,HDL-C 正常而 LDL-C 降低。家族性脂蛋白脂酶缺乏症和家族性载脂蛋白 CⅡ缺陷症均可导致严重的高甘油三酯血症,血浆 TG 高达 11.3～22.6 mmol/L(1 000～2 000 mg/dL)或更高。家族性高甘油三酯血症的血浆 TG 一般为 2.3～5.6 mmol/L(200～500 mg/dL),当合并甲状腺功能减退、雌激素治疗或大量饮酒等情况时,可使 TG 升至 11.3 mmol/L(1 000 mg/dL)或更高。

高甘油三酯血症(10 mmol/L 以上时)是胰腺炎的重要发病病因(约 7%),称为高甘油三酯血症所致的胰腺炎,病死率在 20% 以上。发病机制可能是: ①乳糜微粒堵塞胰腺的毛细血管床,局部缺血;②胰腺腺泡中的脂肪酶与乳糜微粒直接接触,诱发前炎症因子释放、胰腺坏死、炎症和水肿。

3.HDL-C 下降

TG 增高时,胆固醇酯转运蛋白将 HDL-C 中的胆固醇转到 VLDL 的交换增加,促进 HDL-C 分解。另外,VLDL 清除障碍和 LPL 活性降低也使 HDL_3 向 HDL_2 转换减少。

4.载脂蛋白异常

ApoAⅠ糖化使 HDL-C 与 HDL 受体亲和力下降而影响细胞内胆固醇流动。由于新生态的 HDL-C 主要由肝脏产生,进入血液循环后主要功能为清除胆固醇,与之结合后转运入肝脏而代谢,部分经胆汁排出,故可使总胆固醇下降,为动脉粥样硬化和冠心病的保护因子。糖基化低密度脂蛋白(Gly-LDL)和氧化型低密度脂蛋白(ox-LDL)促进早期动脉粥样硬化形成,引发免疫反应,使吞噬细胞释放白介素-1β(IL-1β)、肿瘤坏死因子-α(TNF-α)等,导致血管病变。

(二)脂质沉积形成黄色瘤

血脂谱异常症患者可因过多的脂质沉积在局部组织而形成黄色瘤。通常表现为局限性皮肤隆凸,颜色可为黄色、橘黄色或棕红色,多呈结节、斑块或丘疹等形状,质地柔软。根据黄色瘤的形态与发生部位不同,可分为扁平黄色瘤、掌皱纹黄色瘤、结节性黄色瘤、疹性黄色瘤、结节疹性黄色瘤及肌腱黄色瘤等。

各种黄色瘤的病理改变基本相似。真皮内有大量吞噬脂质的巨噬细胞(称为泡沫细胞),又称为黄色瘤细胞。早期常伴有炎性细胞,晚期可发生成纤维细胞增生。有时可见核呈环状排列的多核巨细胞。用天狼猩红或苏丹红进行冷冻切片染色,可显示泡沫细胞内含有胆固醇和胆固醇酯。一种黄色瘤可见于不同类型的血脂谱异常症,同一类型的血脂谱异常症又可出现多种形态的黄色瘤,经有效降脂治疗后多数黄色瘤可逐渐消退。

1.扁平黄色瘤

扁平黄色瘤主要见于眼睑周围,故又称为眼睑黄色瘤,较为常见。一般表现为上睑内眦处的扁平丘疹,呈橘黄色,米粒至黄豆大小,椭圆形,边界清楚,质地柔软。通常发展缓慢,数目可逐渐增多。少数可累及面、颈、躯干和肢体。主要见于家族性高胆固醇血症、家族性载脂蛋白 B100 缺陷症和Ⅲ型高脂蛋白血症;亦可见于血脂正常者,可能是由于组织中的巨噬细胞过多摄取被氧化或修饰的脂蛋白所致。

2.掌皱纹黄色瘤

分布于手掌及手指的皱纹处,呈橘黄色的线条状扁平轻度凸起。此乃Ⅲ型高脂蛋白血症的特征性表现,约有 50% 的患者可出现掌皱纹黄色瘤。

3.结节性黄色瘤

好发于肘、膝、指节的伸侧,以及踝、髋、臀部,早期散在分布,为黄豆至鸡蛋大小的圆形结节,呈黄色、橘黄色或棕红色,边界清楚,质地柔软。一般进展缓慢。后期结节增多,并融合成大小不等的分叶状斑块,由于有纤维化形成,质地逐渐变硬,不易消退。如损伤或合并感染,可形成溃疡。此种黄色瘤具有诊断特异性,主要见于Ⅲ型高脂蛋白血症。

4.疹性黄色瘤

表现为橘黄或棕黄色的小丘疹,其中心发白,伴有炎性基底,类似于痤疮,好发于腹壁、背部、臀部及其他容易受压的部位,有时口腔黏膜也可受累。主要见于家族性脂蛋白脂酶缺乏症和家族性载脂蛋白 C Ⅱ 缺陷症所致的严重高甘油三酯血症。

5.结节疹性黄色瘤

多见于四肢伸侧,如肘部和臀部,呈橘黄色结节状,可在短期内成批出现,有融合趋势,周围有疹状黄色瘤包绕,常伴有炎性基底。主要见于Ⅲ型高脂蛋白血症。

6.肌腱黄色瘤

这是一种特殊类型的结节状黄色瘤,发生在肌腱部位,常见于跟腱、手或足背伸肌腱、膝部股直肌和肩三角肌腱等处。为圆或卵圆形,质硬的皮下结节,与皮肤粘连,边界清楚。约有 58% 的家族性高胆固醇血症患者可出现肌腱黄色瘤,家族性载脂蛋白 B100 缺陷症患者有 38% 发生肌腱黄色瘤,亦见于部分Ⅲ型高脂蛋白血症患者。如果不仔细检查,一些小的肌腱黄色瘤很容易被遗漏。X 线照片可显示跟腱黄色瘤的情况。

(三)血脂谱异常引起器官脂质沉积与浸润

异常增多的脂质沉积在肝和脾,导致其体积增大,镜下可见大量的泡沫细胞。此外,骨髓中可见类泡沫细胞。少数患者还可因乳糜微粒栓子阻塞胰腺的毛细血管导致胰腺炎发生。

家族性脂蛋白脂酶缺乏症患者可因乳糜微粒栓子阻塞胰腺的毛细血管,引起局限性胰腺细胞坏死而导致复发性胰腺炎。有 1/3～1/2 的患者可发生急性胰腺炎,常于进食高脂饮食或饱餐后发生,腹痛程度与血浆 TG 水平呈正相关。家族性载脂蛋白 C Ⅱ 缺陷症患者亦可发生胰腺炎,但其血浆 VLDL-C 水平相对较高,而乳糜微粒浓度较低,所以病情相对较轻,发生于 20 岁以前者的症状多不明显。

氧化型脂质启动并调节细胞的炎症过程,ox-LDL 被肾动脉壁和肾小球间质摄取,CXCL16 是足细胞摄取 ox-LDL 的主要受体,而在肾小管发挥同样作用的主要是 CD36 细胞。ox-LDL 和 FFA 的脂毒性损害细胞功能,刺激其他细胞因子(如 TGF-β)表达,诱发肾损害和肾小管间质纤维化,出现不同程度的肾小球肥大、基底膜增厚和细胞外基质积聚。

非酒精性脂肪肝病是内脏器官脂质沉积与浸润的特殊形式,类似于特殊化的棕色脂肪与白色脂肪组织的混合体,可发生微管性脂质淤积(通常见于棕色脂肪)、大血管性脂质淤积(通常见于白色脂肪)和脂质小滴。这些病理改变引起脂肪细胞因子的大量生成,导致脂肪堆积和细胞氧化应激反应。患者表现为肝大、肝功能异常、脂肪变性、脂性肝炎、肝硬化和肝酶学指标升高。同时,脂肪组织脂解增加,血甘油三酯升高,肝游离脂肪酸释放增多。

(四)血脂谱异常引起其他组织损害

血脂谱异常是一种全身性代谢紊乱,除上述病理变化外,还可以引起下列病变。

1.早发性老年环

40岁以下出现老年环者多伴有血脂谱异常,早发性老年环多见于家族性高胆固醇血症,但特异性不强。

2.早发性角膜弓

约有28%的家族性载脂蛋白B100缺陷症患者可有角膜弓。

3.角膜混浊

可见于家族性高甘油三酯血症和家族性卵磷脂胆固醇酰基转移酶缺乏症。

4.脂血症眼底

严重的高甘油三酯血症($>$22.6 mmol/L或2 000 mg/dL)使富含TG的大颗粒脂蛋白沉积于眼底小动脉而产生脂血症眼底;脂肪颗粒沉积于网状内皮细胞还可引起实质性器官(如肝、脾、心、肾、脑、网膜等)肿大和慢性炎症反应。

5.其他病变

乳糜微粒血症尚可导致呼吸困难和神经系统症状;纯合子家族性高胆固醇血症可出现游走性多关节炎,但具有自限性;家族性混合型血脂谱异常和家族性高甘油三酯血症的患者多有肥胖。Ⅲ型高脂蛋白血症常伴有肥胖、糖尿病和甲状腺功能减退等其他代谢紊乱,又可使患者的血脂进一步升高。

三、诊断与鉴别诊断

(一)根据血脂谱异常类型与病因评估心血管病风险

1.确立血脂谱异常症

多数学者认为,血浆总胆固醇浓度$>$5.2 mmol/L(200 mg/dL)可确定为高胆固醇血症;血浆TG浓度$>$2.3 mmol/L(200 mg/dL)为高甘油三酯血症;HDL-C$<$0.91 mmol/L(35 mg/dL)可定为低HDL-C血症。由于所测的人群及所采用的检测方法不同,各地所制定的血脂谱异常症诊断标准略有差异。一般根据患者血脂水平,结合其病史、有关的体征和实验室检查以及家族史进行血脂谱异常症的诊断并不困难。Ⅲ型高脂蛋白血症患者如果没有掌皱纹黄色瘤或结节性黄色瘤,有时难以做出诊断。此时可计算LDL-C/TG比值,若$>$0.3则对诊断有帮助(正常为0.2左右)。

血脂水平与遗传和饮食习惯密切相关,因此不同种族人群和饮食情况下的血脂水平存在一定差异。血脂水平随着年龄增长逐渐升高,儿童的血脂水平低于成人,其血脂谱异常症的标准为胆固醇>5.2 mmol/L(200 mg/dL),TG>1.6 mmol/L(140 mg/dL)。此外,血脂亦受性别和生理状态的影响。女性从青春期起直至绝经期,其 TG 和胆固醇均低于男性,而 HDL 高于同龄男性。

由于血浆胆固醇水平的增高是冠心病的重要危险因素,而冠心病危险性的增加需要进行治疗。因此,将人群血浆胆固醇水平的第75~90百分位数水平定为中度胆固醇增高或中度危险,而将第90百分位数以上水平定为重度胆固醇增高或高度危险。

2.确立原发性血脂谱异常症病因

原发性血脂谱异常症要进行病因诊断,必要时应进行有关基因、LDL 受体分析,酶活性或其他特殊检查确诊。如对家族性载脂蛋白 B100 缺陷症的确诊可通过 PCR 和直接测序进行突变分析;通过对 ApoE 基因型的分析以确诊Ⅲ型高脂蛋白血症;确诊家族性脂蛋白脂酶缺乏症需进行注射肝素后的脂蛋白脂酶活性测定等。

3.评估心血管风险度

确立血脂谱异常症的诊断后,应首先对患者的心血管病综合危险度进行评估和危险度分层,以决定治疗方案。在进行冠心病危险因素评估时,应着重了解患者一级亲属有关胆固醇代谢紊乱和早发性冠心病的详细病史。

美国国家胆固醇教育计划成人治疗组第 3 次指南中(NCEP ATP Ⅲ)提出,理想的胆固醇水平为<5.2 mmol/L(200 mg/dL),如果超过 6.2 mmol/L(240 mg/dL)即为血脂谱异常症,介于 5.2~6.2 mmol/L(200~240 mg/dL)者为临界性升高。尽管这是一种人为的界定,但是它与临床上观察到的情况非常吻合,当血浆胆固醇≥6.2 mmol/L(240 mg/dL)时,患冠心病的危险性明显增加。

(二)原发性与继发性血脂谱异常症鉴别

在进行血脂谱异常症的诊断时,应该弄清楚患者的脂代谢异常是属于何种类型。因为不同原因所致的血脂谱异常症其治疗方法亦不相同,因此必须将原发性血脂谱异常症与继发性血脂谱异常症区分开来,并确定其具体病因。

有时,Ⅱb 型高脂蛋白血症可与Ⅳ型高脂蛋白血症相混淆,此时可测定血浆 LDL-C,若 LDL-C>3.65 mmol/L(130 mg/dL),则为Ⅱb 型,反之为Ⅳ型。

(三)原发病和血脂测定鉴别继发性血脂谱异常症病因

继发性血脂谱异常症可见于多种疾病,如糖尿病、甲状腺功能减退、垂体性矮小症、肢端肥大症、神经性厌食、脂肪营养不良、肾病综合征、尿毒症、胆道阻塞、系统性红斑狼疮和免疫球蛋白病等。由于这些疾病的临床表现明显,故其鉴别一般无困难。妊娠期高甘油三酯血症是诱发急性胰腺炎的重要原因,胰腺酶水解甘油三酯所形成的游离脂肪酸诱导炎症过程,发生胰腺炎后的病情和并发症往往比一般胰腺炎更严重。妊娠期血脂谱异常症包括超生理性高脂蛋白血症和重症高脂蛋白血症两种情况。因为担心调脂药物的不良反应和对胎儿的不利影响,血脂谱异常症妇女在计划妊娠时停用调脂药物,但在权衡血脂谱异常症与调脂药物对母子的风险方面,似乎前者更重要。

四、治疗

(一)根据干预目的和危险度分层制订治疗方案

降脂治疗过程中一般应遵循以下原则:①原发性血脂谱异常症是一种终身性的代谢紊乱,因此所有采取的降脂措施都必须持之以恒。②根据不同的病因选择合适的治疗方案,经济有效地控制血脂水平。③健康生活方式和合理饮食是最基础、最经济、最安全和疗效可靠的降脂方法。④使用降脂药物时,应坚持健康的生活方式和合理的饮食控制,并定期检查肝肾功能。⑤采取降脂措施后,要定期监测血脂水平,并根据血脂水平适当调整降脂药物的剂量和种类。⑥经生活方式调整、饮食控制和降脂药物治疗后,血脂水平仍控制不理想者可进一步考虑采用血液净化治疗或外科手术治疗。

1.原发性血脂谱异常症

通过调节血脂水平,以进一步降低冠心病的患病率以及心血管事件的发生率。脂代谢紊乱特别是血浆总胆固醇、TG、LDL、VLDL升高和(或)HDL降低与冠心病及其他动脉硬化性血管病变的患病率和病死率之间有密切关系。NCEP的建议:①所有20岁以上的成年人每5年检查1次血浆总胆固醇;②所有胰腺炎患者均应测定血浆TG;③降脂治疗的目标取决于患者的冠心病危险因素,一般危险因素越多,对降脂的要求就越高(目标血脂水平越低)。

治疗途径是调整生活方式与饮食结构、降脂药物治疗、血浆净化治疗、外科治疗和基因治疗;治疗方案应根据患者的血浆LDL-C水平和冠心病的危险因素情况而决定。降脂治疗在降低冠心病患者血浆胆固醇水平的同时,还可降低其5年主要心脏事件发生率、冠状动脉重建率及脑卒中的发生率,并可减少由此所致的病死率。因此,已有冠心病的血脂谱异常症者应采取积极措施使其血脂调整到较为安全的水平。

目前对无冠心病的血脂谱异常症的降脂治疗尚存争议。有人观察到,虽然此类患者经过降脂治疗可使其心脏事件及冠心病的发生率和病死率减少,但其总的病死率并没有因此而降低。不过研究显示,中年男性高胆固醇血症患者在接受为期 5 年的降脂治疗以后,其冠心病病死率和总病死率均有降低。

2.继发性血脂谱异常症

针对继发性血脂谱异常症的治疗主要是积极治疗原发病,并可适当地结合饮食控制和降脂药物治疗。

(二)生活方式和饮食干预治疗血脂谱异常症

生活方式干预包括降低饮食中的饱和脂肪酸、反式脂肪和胆固醇含量,增加 ω-3 脂肪酸、黏稠纤维和植物类固醇的摄入量。不管血脂谱如何,糖尿病(以及伴心血管病或伴 1 个以上心血管病风险因素的 40 岁以上)患者均需用他汀类药物治疗。如果 40 岁以下者的 LDL-C >100 mg/dL,或有多个危险因素亦应加用他汀类调脂药物治疗,LDL-C 目标值<100 mg/dL(2.6 mmol/L);伴有明显心血管病者的 LDL-C 目标值<70 mg/dL(1.8 mmol/L)。男性的甘油三酯 <150 mg/dL(1.7 mmol/L),HDL-C>40 mg/dL(1.0 mmol/L);女性 HDL-C >50 mg/dL(1.3 mmol/L)。

1.生活方式干预

流行病学及临床试验研究表明,生活方式可通过多种环节影响血脂水平。通过改变生活方式(低脂饮食、运动锻炼、戒烟、行为矫正等),可使血清总胆固醇和 LDL-C 分别降低 24.3% 和 37.4%;低脂低热卡与高纤维素饮食还具有抗感染和抗代谢综合征作用。保持理想体重的措施主要是控制热量的摄入和增加体力活动,但应持之以恒才能获得长久收益。

(1)控制理想体重:流行病学资料显示,肥胖人群的平均血浆胆固醇和 TG 显著高于同龄的非肥胖者。除了 BMI 与血脂水平呈正相关外,身体脂肪的分布也与血浆脂蛋白水平关系密切。一般来说,中心型肥胖者更容易发生血脂谱异常症。肥胖者的体重减轻后,血脂紊乱亦可恢复正常。

(2)运动锻炼:长期静坐者的血浆 TG 通常高于坚持体育锻炼者。体育运动不但可以增强心肺功能、改善胰岛素抵抗和葡萄糖耐量,而且还可减轻体重,降低血浆 TG 和胆固醇,升高 HDL-C。运动可增加脂蛋白脂酶活性,升高 HDL 水平,特别是 HDL_2 水平。长期锻炼还可增加血浆 TG 的清除。进行运动锻炼时应注意以下事项。①运动强度:运动量如果不适当,则可能达不到预期效果,或容易发生意外情况。通常以运动后的心率水平来衡量运动量的大小,适宜的运动强度一般是运动后的心率控制在个人最大心率的80%左右。运动形式以中速步行、慢跑、游泳、跳绳、做健身操、骑自行车等有氧活动为宜。②运动持续时间:每次运动开始前应先进行5~10分钟的预备活动,使心率逐渐达到上述水平,然后维持20~30分钟。运动后再进行5~10分钟的放松活动。每周至少活动4次。③运动时应注意安全保护,避免发生各种意外情况。

(3)戒烟:吸烟可升高血浆胆固醇和TG水平,降低HDL-C。停止吸烟1年,血浆HDL-C可上升至不吸烟者的水平,冠心病的危险程度可降低50%,甚至接近于不吸烟者。

2.饮食治疗

血浆脂质主要来源于食物,通过控制饮食,可使血浆胆固醇降低5%~10%,同时有助于减肥,增强降脂药物的疗效。多数Ⅲ型高脂蛋白血症患者通过饮食治疗,同时纠正其他共存的代谢紊乱,常可使血脂降至正常。

(1)时机和对象:开始饮食治疗的时间取决于患者的冠心病危险程度和血浆LDL-C水平。冠心病的危险程度越高,则血浆LDL-C越低,就需要进行饮食治疗。

(2)饮食结构:可直接影响血脂水平的高低,因此必须强调饮食结构的合理性。①血浆胆固醇水平易受饮食中胆固醇摄入量的影响,进食大量的饱和脂肪酸也可增加胆固醇的合成。尽管单不饱和脂肪酸和多不饱和脂肪酸具有降低血浆胆固醇、LDL-C水平和升高HDL-C水平的作用,但是两者所含热量都较高,如果摄入过多同样可引起超重或肥胖。因此,饮食中不饱和脂肪酸也不宜过多。通常肉食、蛋及乳制品等食物(特别是蛋黄和动物内脏)中的胆固醇和饱和脂肪酸含量较多,应限量进食。食用油应以植物油为主,每人每天用量以25~30 g为宜。家族性高胆固醇血症患者应严格限制食物中的胆固醇和脂肪酸摄入。②进食大量高糖(富含蔗糖、葡萄糖及果糖)类食物,可使脂肪酸的合成增加,导致血浆VLDL-C、LDL-C和TG升高,HDL-C下降。所以,饮食中的糖类应以谷类为主,并适当控制纯糖类食品的摄入。③高纤维饮食可增加肠道中胆固醇排泄,减少胆固醇吸收,并增加LDL-C清除,减少脂蛋白合成,因而可以降低血浆胆固醇尤其是LDL-C的水平。进食蔬菜、水果、豆类、燕麦麸、玉米皮、海藻类等含有较丰富的植物纤维,可在主食中适量增加玉米、燕麦、小麦、荞麦等成分,每人每天应摄入400 g以上蔬菜及新鲜水果。有研究表明,增加豆类食物的摄入有利于改善血中胆固醇水平。一般豆类食品摄入量可增加至每天30 g干豆或50 g豆腐干或75~150 g水豆腐。④酒精可升高血浆HDL-C水平,但同时也可增加TG的合成。一般认为,酒精摄入量低于30 g/d(或白酒不超过50 g/d)的少量饮酒可能对身体无害,但并不提倡通过饮酒以提高血浆 HDL-C 水平来进行冠心病的预防。

(3)高胆固醇血症饮食方案:血脂谱异常症的饮食治疗是通过控制饮食的方法,在保持理想体重的同时,降低血浆中的 LDL-C 水平。饮食治疗通常可分两步进行。如果在为期 3 个月的第一步饮食治疗中,血浆 LDL-C 水平未能达到控制目标,则需按照第二步方案进行更为严格的饮食控制。对于冠心病患者,应直接采用第二步饮食治疗方案。

(三)降脂药物纠正血脂谱异常

降脂药物对血脂谱异常症具有十分重要的防治意义。无冠心病者经过 3~6 个月的生活方式调整及饮食控制,或有冠心病者再进行 1~2 个月的非药物性基础治疗后,其血脂水平仍未达到控制标准,均应合理地选用降脂药物治疗。根据调脂治疗的首要目标和不同危险度患者的 LDL-C 目标值,确立药物治疗方案。降脂药物治疗的一般原则是:①以他汀类降脂药作为原发性和继发性血脂谱异常症的一级和二级预防时,可使患者的心脑血管事件发生率降低约 1/3。②贝特类药物亦可降低患者心脑血管事件发生率,但疗效不及他汀类降脂药。③治疗的目标血脂水平应依患者的心脑血管事件风险因素多少和严重性而定,一般的原则是风险因素越多,程度越重,治疗的目标血脂水平越严。④用 ApoB 和 ApoB/ApoA I 比值作为降脂的疗效观察指标较 LDL 为优。冠心病者应将血浆总胆固醇水平控制在 4.1 mmol/L(160 mg/dL)以下,血浆 TG 水平应低于 1.8 mmol/L(160 mg/dL)。

目前,临床应用较多的是 HMG-CoA 还原酶抑制剂(他汀类降脂药)和纤维酸衍生物类(苯氧芳酸类或贝特类,fibrates)药物。非他汀类降脂药物可分为 4 类,即降低胆固醇吸收类、抑制致病性脂蛋白释放类、提升 HDL 类和加快胆固醇从胆道清除类。

1.HMG-CoA 还原酶抑制剂

大部分血浆脂蛋白中的胆固醇是在体内合成的。在体内胆固醇的生物合成过程中,HMG-CoA 转变成甲羟戊酸需要 HMG-CoA 还原酶进行催化。HMG-CoA 还原酶是体内胆固醇合成的重要限速酶,细胞内的胆固醇排空时,可激活此酶的活性增加,使胆固醇的合成增加;当细胞内胆固醇增多时,此酶活性下降,胆固醇的合成因此而减少。

HMG-CoA 还原酶抑制剂(他汀类降脂药)均为人工合成的化学制剂,其结构中的开放部分与 HMG-CoA 极为相似,因而可与 HMG-CoA 竞争性地与

HMG-CoA 还原酶进行结合,抑制体内胆固醇的生物合成。首先,细胞内胆固醇水平降低可刺激细胞膜 LDL 受体的数目增多、活性增强,血浆中 VLDL 残粒及 LDL 的清除增加;其次,胆固醇的合成受到抑制后,可进一步使脂蛋白的产生减少。HMG-CoA 还原酶抑制剂的降脂效果与药物剂量有关。一般常规剂量的药物可使血浆总胆固醇下降 30%～40%,LDL-C 下降 25%～50%,TG 中等度下降,HDL-C 轻度上升。此类药物是治疗家族性高胆固醇血症的首选药物,与其他降脂药物如胆汁酸螯合剂合用可使 70%杂合子患者的血浆 LDL-C 降至正常,但对纯合子患者无效。亦可用于其他以胆固醇升高为主的血脂谱异常症。他汀类降脂药有很多,如普伐他汀、氟伐他汀、伊伐他汀、阿托伐他汀、辛伐他汀、瑞舒伐他汀等。匹伐他汀分子具有独特的环丙基,其抑制 HMG-CoA 还原酶活性的作用增强 5 倍以上,同时也使 LDL 受体的转录与活性增加,而其肝脏的代谢途径细胞色素 P4503A4 酶避免了与许多药物的相互作用,升高 HDL-C 作用较强,同时能降低 LDL-C。

通常,将此类药物每天的总量分作 2 次口服,其降脂效果比一次顿服更好。若日服 1 次,则以每天睡前服用为好,因为绝大多数的胆固醇合成都是在夜间进行的。2%～3%的患者服药后可出现恶心、腹胀、腹泻或便秘、头痛、失眠、乏力、皮疹、肌病及肝功能异常等不良反应。儿童、孕妇及哺乳期妇女不宜使用此类药物。HMG-CoA 还原酶抑制剂与胆汁酸螯合剂合用,可使 LDL-C 降低 50%～60%,其用药剂量亦可因此而减少。如与烟酸、吉非贝齐、环孢素、环磷酰胺及雷公藤等联合使用,则可引起严重的肌病和肝肾损害。他汀类的肝毒性虽然少见,但一旦发生,其后果严重。绝大多数表现为急性肝细胞损害,偶尔伴有胆汁淤积、非特异性自身抗体阳性和自身免疫样肝炎。肌病的程度不一,轻者无肌肉疼痛,仅有血清肌酸激酶升高,严重者出现横纹肌肉溶解症。

2.纤维酸衍生物类(苯氧芳酸类或贝特类)

主要是增强脂蛋白脂酶的活性,使 TG 的水解增加,对治疗高甘油三酯血症有显著疗效。

(1)氯贝丁酯:最早应用于临床的贝特类药物,主要通过增强脂蛋白脂酶活性,增加 VLDL 和 TG 的分解,可抑制腺苷酸环化酶而抑制脂肪组织分解,进而减少肝脏 VLDL 的合成与分泌。此外,尚可抑制肝内胆固醇的合成和增加肠道胆固醇的排泄,使血浆总胆固醇降低。氯贝丁酯可降低血浆 TG 22%～50%,降低胆固醇 6%～20%,并可升高 HDL-C 水平。主要用于治疗高甘油三酯血症及以 TG 升高为主的混合型血脂谱异常症。常用剂量为每次 0.25～0.5 g,每天

3次。主要不良反应有恶心、腹胀和腹泻等胃肠道反应及肝功能异常,偶见头痛、乏力、皮疹、脱发、阳痿、性功能减退等,长期使用可增加胆结石发病率和非冠心病病死率。

该药可通过胎盘和乳汁排出,故孕妇和哺乳期妇女禁用。肾功能不全时容易引起肌病。氯贝丁酯能增强抗凝剂的作用,增加尿酸排泄。由于不良反应较多,并可使死亡率增加,因此被淘汰。氯贝丁酯的衍生物,如非诺贝特、苯扎贝特、吉非贝齐和益多酯等,同样具有降脂作用,但不良反应少。

(2)非诺贝特:可增加载脂蛋白A I、载脂蛋白A II及脂蛋白脂酶的基因表达,减少载脂蛋白A III的基因表达,使乳糜微粒和VLDL降解加速,从而降低血浆中TG和LDL-C水平。其降脂作用具体表现为血浆TG降低40%~60%,总胆固醇降低5%~20%,LDL-C降低5%~25%,VLDL-C降低63%,并可升高HDL-C水平。降脂适应证同氯贝丁酯。常用剂量为每次0.1 g,每天3次。微粒化的非诺贝特胶囊只需每晚服1次,每次0.2 g,其降脂效果与常规剂型相似。不良反应主要有口干、食欲减退、大便次数增多、湿疹等。偶见血清转氨酶、尿素氮或肌酐升高,但停药后即可恢复正常。长期服用者应定期进行肝肾功能检查。严重肝肾功能不全者及儿童禁用此药,孕妇、哺乳期妇女应慎用。非诺贝特可降低血尿酸和纤维蛋白原水平,增强抗凝剂的作用。故联合用药者需注意抗凝药剂量的调整。

(3)苯扎贝特:可增强脂蛋白脂酶和肝脂酶的活性,促进VLDL的分解代谢,并对HMG-CoA还原酶和乙酰辅酶A胆固醇酯酰转移酶有抑制作用,增加LDL受体活性,升高载脂蛋白A I和载脂蛋白A II水平,因此可有效降低血浆TG和胆固醇水平,升高HDL-C水平。通常,苯扎贝特可使血浆TG降低20%~60%,总胆固醇下降10%~30%,HDL-C升高10%~30%。临床适应证与氯贝丁酯相同。一般治疗剂量为每次0.2 g,每天3次。有一种苯扎贝特的缓释片,只需每晚服0.4 g。常见不良反应有食欲缺乏、恶心和上腹部不适等胃肠道症状,亦可见皮肤瘙痒、荨麻疹、皮疹、脱发、头痛、头晕、失眠、性欲减退等。以上反应大多较轻微,一般可自行消失。偶可发生肌炎样肌痛和抽搐,引起血清肌酸磷酸激酶增高。

由于94%的药物经肾脏排泄,故肾功能不全时容易引起药物在体内积蓄,并加重肾功能损害。因此肾功能不全者应慎用此药,且剂量宜小。有肝脏及胆囊疾病患者禁用此药,孕妇、哺乳期妇女及儿童均不宜服用。长期应用者需定期检查肝肾功能及血清肌酸磷酸激酶水平。苯扎贝特抑制血小板凝集,降低纤维蛋白水平及血液黏度,增强双香豆类、磺胺类及胰岛素等药物的作用,但不会引起低血糖。

(4)吉非贝齐:主要是通过增加脂蛋白脂酶的活性,促进 TG 和 VLDL 的降解,并能抑制脂肪组织的脂肪分解,从而减少 TG 和 VLDL 的生成。吉非贝齐可使血 TG 下降 40%～60%,总胆固醇降低 10%～20%,HDL-C 升高 10%～20%。适应证与氯贝丁酯相同。常用剂量为每次 0.9 g,每天 1 次或每天上午服 0.6 g,下午服 0.3 g;亦可每次 0.6 g,每天 2 次。一般起效较快,用药后4周即可达到稳定疗效。约 5% 的患者用药后可出现恶心、呕吐、上腹不适、食欲缺乏、腹痛和腹泻等胃肠道症状,部分患者可有一过性血清转氨酶及肌酸磷酸激酶增高。偶见嗜酸性细胞减少、皮肤红斑、皮疹、肌肉疼痛、视力模糊及轻度贫血。胆结石的发生率为 1%～1.5%。严重肝肾功能不全及胆结石患者、孕妇、哺乳期妇女和儿童禁用此药。吉非贝齐有增强抗凝剂药效及升高血糖的作用,服药时应注意调整抗凝药物及降血糖药物的剂量。

3.胆汁酸螯合剂

此类药物主要是通过在肠道内与胆汁酸结合后形成不易吸收的螯合物,干扰胆汁酸的肝肠循环。粪便中胆汁酸排出增多,可减少肠道内的胆固醇吸收,并增加肝细胞对胆固醇的利用,进而使血浆中的胆固醇降低。通常,治疗剂量的胆汁酸螯合剂可使血浆总胆固醇降低 10%～20%,LDL-C 下降 15%～25%,TG 水平变化不大或稍有升高,HDL-C 可有中度升高。此类药物适用于除纯合子家族性高胆固醇血症以外任何类型的高胆固醇血症,亦可与其他的降脂药物联合,用于混合型血脂谱异常症的治疗。临床上用于血脂谱异常症治疗的胆汁酸螯合剂包括树脂类、新霉素类、β-谷固醇、活性炭等。其中,新霉素类、β-谷固醇及活性炭因不良反应较大或疗效不理想而被淘汰。目前临床上应用较多的为碱性阴离子树脂类制剂。考来烯胺可降低血浆总胆固醇水平,升高 HDL-C 水平。常规剂量为每次4～5 g,每天 1～3 次。服药时宜从小剂量开始,可根据血脂水平逐渐加大剂量,一般每天总量不超过 24 g。考来替泊的降脂效果及不良反应与考来烯胺大致相似,但便秘发生较少,价格相对较为便宜。常用剂量为每天 12～15 g,分 3～4 次口服。地维烯胺降脂效果及不良反应均与考来烯胺相似,常用剂量为每天 6～12 g,分 2 次饭前服。

4.普罗布考

普罗布考促进 LDL 的分解和胆汁酸的排泄,抑制胆固醇和载脂蛋白A I 的合成,使血浆总胆固醇降低 9%～29%,LDL-C 降低 5%～15%,但对 TG 作用不大。由于其可改变脂蛋白的结构,使之不依赖于 LDL 受体而直接被细胞摄取,因此适用于包括纯合子家族性高胆固醇血症在内的所有高胆固醇血症。此外,普罗布考具有抗氧化的作用,可抑制动脉粥样硬化的形成与发展。常用剂量为每次 0.5 g,每天 2 次。不良反应以恶心、腹痛、腹泻等较为常见,少见的不良反应可有多汗、头痛、头晕、感觉异常、血管性水肿和嗜伊红细胞增多。偶见血清转氨酶、碱性磷酸酶、肌酸磷酸激酶及胆红素、尿酸、尿素氮、血糖等一过性升高,长期使用可引起心电图的 Q-T 间期延长。因此,室性心律失常、心电图 Q-T 间期延长、孕妇、哺乳期妇女和儿童禁用此药。服药女性需停药 6 个月以上才能怀孕。

此类药物有异味感,约有 2% 的患者可出现恶心、腹胀、腹痛、便秘等胃肠道反应,通常与用药剂量大小有关。长期用药者可引起脂肪吸收不良,应适当补充维生素 A、维生素 D、维生素 K 等脂溶性维生素及钙盐。考来烯胺干扰氯噻嗪、地高辛、苯巴比妥、甲状腺素、双香豆类抗凝剂的吸收,因此前述药物应在服用考来烯胺前 1 小时或服考来烯胺后 4 小时服用。

5.胆固醇酯转运蛋白激活剂

胆固醇酯转运蛋白安塞曲匹和达塞曲匹可用于血脂谱异常症的治疗。尤其可升高 HDL-C,但其心血管不良反应仍需进一步观察。

6.烟酸及其衍生物

(1)烟酸:抑制 cAMP 形成,使 TG 脂肪酶活性降低;并可减慢脂肪组织中的脂肪分解,使血浆中非酯化脂肪酸(NEFA)减少,进而减少 VLDL 在肝脏的合成。此外,烟酸在辅酶 A 的作用下与甘氨酸合成烟尿酸,可影响肝细胞利用辅酶 A 合成胆固醇。烟酸还可升高血浆 HDL-C 水平,其作用机制尚不清楚。一般服药后 1~4 天血浆 TG 水平即出现下降,LDL-C 的下降于服药后 5~7 天才开始。常用剂量可使总胆固醇和 LDL-C 均降低 15%~30%,TG 降低 20%~80%,Lp(a)下降 40%,HDL-C 升高 15%~25%。除家族性高胆固醇血症的纯合子及 I 型高脂蛋白血症以外,烟酸可用于其他任何类型血脂谱异常症的治疗。常用剂量为每次 1~2 g,每天 3 次。宜从小剂量开始,每次 100 mg,每天 3~4 次,以后每隔3~7 天增加 1 次剂量。

服药后的第 1~2 周内,可出现面部潮红、皮肤灼热或瘙痒等不良反应,并可有食欲缺乏、恶心、呕吐、胃肠胀气、腹痛、腹泻等消化道反应。大多随继续服药而逐渐减轻,以至消失。饭后服药以及服药时减少饮水,可减轻服药后的不良反应。服药前 1 小时服用小剂量阿司匹林可减轻面部潮红。此外,大剂量烟酸可引起消化性溃疡、糖耐量降低、血尿酸升高及肝功能损害,甚至黄疸。因此,有溃疡病、糖尿病、肝功能不全的患者应慎用本药,并应注意定期复查肝功能、血糖及尿酸等。由于烟酸可增强降压药的扩血管作用,引起直立性低血压,故高血压患者使用该药时应予以适当注意。孕妇及哺乳期妇女均不宜服用此药。

烟酸与树脂类降脂药合用可增强 LDL-C 降低的效果,并可减轻胃肠道的不良反应。

(2)阿昔莫司:是一种人工合成的烟酸衍生物。主要抑制脂肪组织释放非酯化脂肪酸,使 TG、VLDL 及 LDL 的生成减少;同时可激活脂蛋白脂酶,加速 VLDL 降解;并可抑制肝脂酶而升高 HDL-C 水平。阿昔莫司可使血浆 TG 下降 50%,总胆固醇降低 25%,HDL-C 升高 20%。其降脂适应证与烟酸相似,并可用于治疗糖尿病所致的继发性血脂谱异常症。常用剂量为每晚睡前服用0.25～0.5 g,病情需要时可于早餐后加服 0.25 g。患者服药后可有面部潮红、皮肤瘙痒、胃部灼热感或上腹部不适、轻微头痛等不良反应,但多数可在服药后数天内逐渐减轻或消失。此外,该药的肝肾功能损害极少见,亦不会引起糖耐量降低和高尿酸血症。

7.其他药物

(1)阿司匹林:1 型和 2 型糖尿病存在心血管风险(10 年风险＞10%)或有该病史的患者需要用阿司匹林(75～162 mg/d)作为一级预防干预,对其过敏时改用氯吡格雷(75 mg/d)。急性冠状动脉事件 1 年后,应采用阿司匹林(75～162 mg/d)加氯吡格雷(75 mg/d)治疗,但不建议用于低危者(10 年风险＜5%)。已经诊断为冠心病者用血管紧张素转化酶抑制剂、阿司匹林治疗,以前发生过心肌梗死者应加以 β 受体阻滞剂治疗指数 2 年,如果能够耐受、没有高血压者也可长期服用。症状性心力衰竭者不用噻唑烷二酮类药物,但充血性心力衰竭而肾功能正常者可服用二甲双胍。

(2)甲状腺激素类似物:甲状腺激素可延缓心血管并发症的病情。经过结构改造的甲状腺激素类似物,如 KB2115 为一种选择性促产热剂,具有产热作用,降低体重和血胆固醇水平,有可能成为新的降脂药物。另一种制剂属于选择性肝脏甲状腺素受体的类似物,据报道该药可以诱导肝脏的 LDL 受体生成,逆转胆固醇的转运,促进胆汁形成和胆汁固醇的分泌与排泄。

(3)泛硫乙胺:能促进血脂正常代谢,改善脂肪肝及酒精中毒性肝损害,能抑制过氧化脂质的形成及血小板聚集,还能防止胆固醇在血管壁沉积。该药可使血浆总胆固醇降低 5.2%～15.2%,TG 下降 23.6%～31.7%,HDL-C 升高10%～

20.5%。常用剂量为每次 0.2 g,每天 3 次。泛硫乙胺的最大特点是不良反应少而轻,对肝肾功能基本无损害。此外,药物作用时间较长,停药后 1 个月仍能保持明显的调节血脂的效果。

(4)ω-3 脂肪酸:包括二十碳五烯酸(eicosapentaenoic acid,EPA)和二十二碳六烯酸(docosahexaenoic acid,DHA),以海鱼油中含量最为丰富。能抑制肝内脂质及脂蛋白合成,促进胆固醇从粪便中排出,使血浆总胆固醇降低 12%,TG降低 40%,HDL-C 升高 5%。此外,鱼油制剂还有抑制血小板聚集及减少血栓形成的作用,可延缓动脉粥样硬化的进程,降低冠心病的发病率。目前的鱼油制剂品种较多,可分为天然鱼油型、酯型及非酯化脂肪酸型 3 种剂型。不同鱼油制剂中的 ω-3 脂肪酸含量各不相同,酯型约为 28%,天然鱼油为 57%,非酯化脂肪酸制剂为 98%。国内可正式用于临床的浓缩鱼油制剂主要有以下 3 种。①多烯康:属于酯型制剂,其中加有少量的维生素 E,以防氧化。常用剂量为每次 1.8 g,每天 3 次。②脉乐康:为天然鱼油制剂,含 EPA 和 DHA＞65%,常用剂量为每次 0.45～0.9 g,每天 3 次。③鱼油烯康:为天然鱼油制剂,每粒 0.25 g,含 EPA和 DHA＞67.5 mg。常用剂量为每次 1 g,每天 3 次。鱼腥味所致的恶心是鱼油制剂的常见不良反应。此外,长期服用非酯化脂肪酸型鱼油制剂可诱发胃肠道出血,酯型鱼油制剂可引起视力下降。天然海鱼油制剂的不良反应较少。有出血倾向的患者禁用鱼油制剂。

(5)前蛋白转换酶抑制剂和甘油三酯转运蛋白抑制剂:前蛋白转换酶——枯草杆菌蛋白酶 kexin 9(PCSK9)发现于 2003 年,主要用于常染色体显性遗传性高胆固醇血症。初步的研究表明,kexin 9 降解 LDL 受体的作用不依赖于酶的催化活性,因而通过反义 RNA 或 DNA 抗体可降低或抑制 kexin 9 活性,达到降低 LDL 的目的。微粒体甘油三酯转运蛋白抑制剂可降低血清 LDL-C,但因胃肠不良反应和肝脏损害重而禁用。

(四)基因治疗原发性血脂谱异常症

基因治疗是通过多种方法,利用特定的重组 DNA 影响靶细胞中的基因表达、替换突变基因、抑制突变基因的表达或在靶细胞中增加可以对抗突变基因作用的特殊基因,以达到治疗血脂谱异常症目的的治疗方法。原发性血脂谱异常症通过基因疗法有望获得根本解决。目前开展较多的主要是家族性高胆固醇血症的基因治疗。基因治疗的方法主要有以下 4 种。①基因表达:将正常基因导入靶细胞并使之表达,以治疗内源性基因所致的异常;②基因置换:通过同源重组方法,用外源性正常基因代替突变的基因或序列;③基因添加:在特定靶细胞中加入该细胞不具有的能产生特殊功能的基因,用以对抗异常基因的病理影响;④基因抑制:利用反义核酸技术和(或)RNA 干扰技术降低变异基因的表达。动物实验研究表明,将降脂基因转入肝脏可使血脂紊乱的情况得以恢复正常。基因治疗的关键步骤在于基因的转移,即将外源性基因准确地导入靶细胞中,并能正确地进行表达。根据具体实施的方法不同,基因治疗又可分为离体法和体内法。

1.离体基因治疗

离体基因治疗亦称间接法,是取出患者的某种组织或细胞(如成纤维细胞、骨髓、肝细胞、外周血干细胞,甚至肿瘤细胞)在体外培养时转入目的基因,或在体外筛选和富集含有外源性基因的细胞,然后再回输到患者体内。

具体的方法:通过手术切除患者的一小部分肝叶(为肝脏的 10%～15%),并留置下腔静脉导管。用胶原酶灌注切下的肝组织以分离肝细胞,将肝细胞置于平皿中培养 2 天,并与重组 LDL 受体基因的反转录病毒共同孵育 12～16 小时。经洗脱病毒后,肝细胞用胰蛋白酶进行分离,并由下腔静脉导管输入患者体内。此方法可使肝细胞的 LDL 受体获得部分重建,且无明显并发症。离体基因治疗的缺点是需要进行外科手术,而且获得转基因的细胞数目较少,使治疗效果受到很大影响。由于反转录病毒载体只能转染增殖细胞,不能转染非增殖细胞,而腺病毒载体可转染非生长期的肝细胞,因此近年来人们发现腺病毒可能是更理想的载体,这样可避免进行肝切除术或静脉注射四氯化碳损伤肝细胞。已报道在兔身上静脉注射含有 LDL 受体 cDNA 的重组腺病毒 6 天后,血浆胆固醇下降 75%,HDL-C 和 ApoA I 升高 3～4 倍。

2.体内基因治疗

体内基因治疗又称直接法,是采用一种可溶性 DNA 携带系统,在体内将 LDL 受体基因定向转移至患者的肝细胞,使肝脏能表达出 LDL 受体的治疗方法。这是一种非常有前途的基因治疗方法。动物实验显示,直接输入 DNA 蛋白质复合物后 12～72 小时,重组基因即可在肝细胞上表达,血清胆固醇下降达 20%～30%。目前存在的问题主要是转基因持续表达时间较短和基因表达的效率不够高。通过方法的改进,预计在不久的将来体内基因治疗法即可应用于临床。

(五)特殊病例和极重型血脂谱异常症的治疗

原发性血脂谱异常症需终身治疗。为了确保药物降脂治疗的有效性和安全性,应每隔 1～3 个月复查血脂,并根据血脂水平适当调整降脂药物的使用;定期复查肝肾功能、肌酸磷酸激酶、血糖及血尿酸以及心电图等。

1.血脂谱异常症并代谢综合征治疗

血脂谱异常症并代谢综合征主要表现为 TG 升高或高甘油三酯血症、HDL-C 降低、LDL-C 升高（有时）、小而密 LDL 升高、LDL/HDL 比率升高、FFA 和 ApoB 100 升高，ApoA I/ApoB 100 的比值较小。一般空腹 TG 浓度越高者的餐后脂血症的程度越严重。其治疗原则是综合性的，主要包括控制饮食总热量摄入、调整饮食结构、减少脂肪摄入，并控制饮食总热量摄入，同时要增加运动（持续的有氧运动）。在饮食和运动治疗减肥不理想的情况下，可考虑加用奥利司他、利莫那班或西布曲明等。除减肥和运动外，首选噻唑烷二酮类药物。

在降脂治疗方面，贝特类能调整脂代谢紊乱，增强抗动脉粥样硬化的作用。但贝特类与他汀类合用要慎重，以免发生横纹肌溶解和肾衰竭等不良反应。

2.血脂谱异常症并冠心病治疗

从某种意义上讲，降脂治疗是多数冠心病患者的病因治疗。因此，降脂治疗既有预防意义，又有治疗意义。但首先要预防心肌梗死和猝死，并控制心肌缺血性发作。应用抗心绞痛和抗心肌缺血药物（如硝酸酯类、β 肾上腺素能受体阻滞剂、钙通道阻滞剂），一般同时加用抗血小板和降脂治疗。亦可试用血管紧张素转化酶抑制剂（肾衰竭、肾动脉狭窄慎用）。降脂治疗的原则与一般血脂谱异常症相同，他汀类药物有改善内皮细胞功能、抑制血管炎症、稳定斑块、减少不良心血管事件发生等作用。建议的治疗目标是 LDL-C 降到 < 2.6 mmol/L（100 mg/dL）。

3.血脂谱异常症并糖尿病治疗

血脂谱异常症并糖尿病存在两种情况，一是糖尿病糖代谢紊乱引起血脂谱异常症，这些患者在适当的饮食干预和糖尿病治疗后，血脂谱异常症随着血糖控制，一般可恢复正常。另一种情况是糖尿病合并有遗传性血脂谱异常症，其血脂紊乱较严重，控制较困难。即使血糖和糖化血红蛋白已经正常，但血脂仍不能达标。在糖尿病的综合治疗中，糖尿病的治疗的目标不能仅以血糖控制为目标。临床研究表明，良好血糖控制并不能防止大血管并发症的发生和发展。糖尿病并血脂谱异常症可分为两种情况，血糖未控制前的血脂谱异常症和血糖控制后的血脂谱异常症。血糖未控制前的血脂谱异常症与血糖升高及胰岛素缺乏相关，经治疗使血糖正常后，血脂谱可转为正常，因而这部分患者不需要特殊的降脂治疗；如血糖正常后血脂谱仍异常，应加用降脂药物治疗。

糖尿病患者的降脂治疗要特别强调饮食治疗。伴血脂谱异常症者要严格控制油脂的摄入量。以谷类为主食者要尽可能选择粗制品,不宜直接食用单糖和双糖。2 型糖尿病患者长期饮酒常是血脂谱异常症的重要原因,饮酒还易发生低血糖、加重高血糖,因而应禁酒。

继发于糖尿病的混合型血脂谱异常症患者多表现为 TG 升高,可选择有利于空腹血糖控制的阿昔莫司和苯扎贝特,亦可选用非诺贝特。不同种类的降脂药联合使用,不但可以增强降脂的效果,而且还可减少所用药物的剂量。当血浆胆固醇>7.8 mmol/L(300 mg/dL)时,常常需要采用联合用药的方式进行治疗。联合用药可有多种方式,如胆汁酸螯合剂与烟酸类或苯氧芳酸类合用,可有效降低 LDL-C 和 TG,升高 HDL-C;HMG-CoA 还原酶抑制剂与胆汁酸螯合剂或烟酸合用可使血浆胆固醇下降 50% 以上等。在联合用药过程中,应注意药物之间的相互作用,尤其是可能出现的不良反应。如 HMG-CoA 还原酶抑制剂与烟酸合用易致转氨酶升高,HMG-CoA 还原酶抑制剂与纤维酸衍生物类或环孢素等合用,或他汀-贝特类联合治疗可能增加肌病的发病风险。

4.血脂谱异常症并多囊卵巢综合征治疗

多囊卵巢综合征患者常伴有轻、中度的血脂谱异常症,但在使用口服避孕药物(一般为多囊卵巢综合征的一线治疗药物)后,有的患者血脂紊乱加剧,表现为甘油三酯和 HDL 明显升高,而血糖、胰岛素与胰岛素抵抗的变化主要由 BMI、年龄、病情等决定。因此,不管治疗前的血脂是否异常,多囊卵巢综合征用口服避孕药物治疗时,均需要检测血脂变化,必要时可加用调脂药物。

5.极重型血脂谱异常症的治疗

(1)多种降脂药物联合治疗:应在生活方式干预、运动和饮食治疗的基础上,联合应用多种降脂药物治疗。由于降脂药的种类较多,在临床应用中主要是根据血脂谱异常症的病因和血脂特点以及降脂药的作用机制,选择适当的药物进行治疗。通常,轻、中度高胆固醇血症,可选用小剂量的 HMG-CoA 还原酶抑制剂,也可试用弹性酶、泛硫乙胺、烟酸类及苯氧芳酸类药物;较严重的高胆固醇血症,如杂合子家族性高胆固醇血症及继发于肾病综合征的高胆固醇血症,可选用树脂类胆汁酸螯合剂或 HMG-CoA 还原酶抑制剂,或两者联合使用;纯合子家族性高胆固醇血症应首选普罗布考。一般的高甘油三酯血症可根据不同的血浆 TG 水平,分别选用非诺贝特、吉非贝齐、益多酯、阿昔莫司、苯扎贝特、烟酸、鱼油制剂等;伴有高凝血状态、不稳定型心绞痛以及曾行冠心病手术的高甘油三酯血症患者,选择非诺贝特或苯扎贝特,既可有效降低血浆的 TG 水平,又能降低血液黏度、改善冠状动脉的供血情况。在美国,他汀类药物由于其具有降脂效果确切、不良反应小、易于服用等优点而应用最广;贝特类降低 TG 的作用最显著,但由于作用较为单一使其应用受到一定的限制。

对于混合型血脂谱异常症,如以胆固醇水平升高为主,可根据血浆总胆固醇水平的高低,分别选用烟酸类或 HMG-CoA 还原酶抑制剂;如以 TG 升高为主,可选择非诺贝特、吉非贝齐、益多酯、苯扎贝特、烟酸及阿昔莫司等;依泽替米贝与辛伐他汀联合应用的作用可能更强。

(2)血浆净化治疗:主要用于极端严重病例的临时性处理,能显著降低胰腺炎的复发率。目前的血浆净化技术仍存在许多缺点,不良反应亦较多,临床较少应用。血浆净化疗法又称血浆分离法、血浆清除法或血浆置换法,通过各种物理方法去除血浆中过多的脂蛋白。临床上可用于治疗血脂谱异常症的血浆净化疗法包括单纯血浆分离法、膜滤过法、灌流法、吸附法、沉淀法等,以上方法主要用以去除血浆中的 LDL。

滤过法主要有两种方法。①常规双重滤过法:利用两个不同孔径的过滤器,孔径较大的膜是分离血浆与血细胞的血浆分离器,主要是滤除血浆中的抗体、免疫复合物、LDL 等病原性大分子物质。经过净化后的血浆再与血细胞混合,重新回输入体内。一般每次分离血浆 3～4 L,其中滤除血浆 500～600 mL,同时补入等量的置换液。此法可使 LDL 降低 48%,最大的优点是无须补充血浆。②加热双重滤过法:在上述双重滤过中,将经第一次膜滤过的血浆加温至 39 ℃再通过第二个滤过器,可减少血浆中清蛋白、抗凝血酶Ⅲ和 HDL 的丢失,并可提高血浆滤过的速度。热滤过后的血浆 LDL/HDL-C 比值明显降低,降脂效果可维持 2 周以上。

灌流法亦有两种方法。①活性炭灌注法:通过装有活性炭的吸附柱,去除血浆中的 LDL-C、VLDL-C 和 TG。其中以 TG 降低最为显著,HDL-C 的降低较少。少数患者应用此法无效。②珠形琼脂糖灌注法:用表氯醇与琼脂糖进行交联,再加入肝素和(或)乙醇胺而制备出珠形琼脂糖。以珠形琼脂糖作为吸附剂可选择性地去除 LDL。由于血细胞直接与吸附剂接触而被破坏,灌注法可导致溶血,是灌注法的主要缺陷。

血浆吸附法:以每分钟 50 mL 的速度从肘静脉抽取血液,通过离心的方法将血细胞分离出来,并立即回输到患者体内,而血浆通过装有吸附剂的柱子后再输入患者体内。其突出的优点是血细胞不与吸附剂接触,可使血细胞免遭破坏。

肝素沉淀法:利用过滤器分离出患者静脉血中的血细胞成分,并回输到患者体内。在血浆中加入等量的肝素(10 万单位/升)-醋酸缓冲液,使 LDL 产生沉淀,再经聚碳酸膜过滤器将其去除。无 LDL 的血浆经去除肝素与过多的盐和水,并恢复生理 pH 后再给患者回输。严重高胆固醇血症特别是纯合子家族性高胆固醇血症,应用药物治疗降脂的效果常常不理想。只有采用血浆净化治疗,才能有效地降低其血浆中的胆固醇水平。

(3)手术治疗:大多数的血脂谱异常症通过调整生活方式、饮食控制和药物治疗均可将其血脂水平控制在较为理想的范围之内。仅有少数严重的血脂谱异常症如纯合子型家族性高胆固醇血症,用药物治疗降脂效果不理想。此外,还有少数患者对药物过敏,或用药后出现严重的不良反应,或合并有 2 型糖尿病与显著肥胖,对此类患者可考虑采用手术治疗,但手术适应证应严格控制,术后仍需要终生接受医学观察与综合治疗。虽然通过手术的方法可以有效地降低血脂水平,但是外科治疗并不是血脂谱异常症的首选治疗方案。临床上用于治疗血脂谱异常症的外科治疗包括回肠末端部分切除术、门腔分流术和肝脏移植术。

回肠末端部分切除术主要是切除回肠末端约 2 m 长的部分。切除部分回肠后即干扰了胆汁酸的肝肠循环,其降脂原理类似于胆汁酸螯合剂,主要降低血浆胆固醇。术后肠道胆固醇吸收可减少 60%,使体内胆固醇的分解代谢增加,胆固醇减少 35%。由此可使血浆胆固醇降低 20%~25%,并可减少软组织、器官中以及动脉壁内的非游离胆固醇,有助于黄色瘤和动脉粥样斑块的消退。但对纯合子家族性高胆固醇血症的疗效欠佳。该手术操作简单,但术后可引起一些并发症,如腹泻、肾结石、胆结石、肠梗阻等。

门腔分流术可减少体内总胆固醇、胆汁酸及 LDL 的合成,并可降低 HMG-CoA 还原酶的活性,使血浆总胆固醇下降 20%~35%。这是一种姑息性手术,因为术后患者血脂谱异常症可能依然存在。在这种情况下,应适当给予降脂药物治疗。门腔分流术可引起肝萎缩,从而导致某些激素代谢发生障碍。例如,可使女性雄性激素升高,出现男性化表现。并发症还有分流通道血栓性闭塞引起脾大,诱发肝性脑病等。

肝脏移植术可增加患者体内的 LDL 受体数量,使 LDL 的分解代谢增加、合成代谢减少。血浆总胆固醇可因此而下降 72%,LDL-C 下降 81%。但术后高胆固醇血症可能继续存在。此时给予洛伐他汀治疗,可使血浆总胆固醇进一步降低 43%,LDL-C 降低 42%。但需注意该药与环孢素或其他免疫抑制剂合用,可引起横纹肌溶解。由于肝脏移植术的死亡率、致残率以及相关的医疗费用均较高,术后需终生使用免疫抑制剂,因此该手术仅限用于治疗家族性高胆固醇血症,而且应当特别慎重。只有在各种保守治疗均无效的情况下,才考虑肝脏移植术。

第五节　蛋白质-热量营养不良症

蛋白质-热量营养不良症（protein-energy malnutrition，PEM）是一种以机体组织不断消耗、免疫功能低下、器官萎缩、生长发育停滞为特征的多种营养素缺乏症，而蛋白质-能量消耗（protein-energy wasting，PEW）综合征是 PEM 的一种特殊类型。本病多见于生长发育阶段的儿童及青少年，但各年龄阶段均可发病。临床表现为体重明显减轻、皮下脂肪减少、皮下水肿，常伴有各种器官功能损害。临床上，PEM 分为以能量供应不足为主的消瘦型、以蛋白质供应不足为主的水肿型和介于两者之间的混合型。但是，国际上没有一个有关 PEM 的统一工作定义和诊断标准，PEM 应该定义为临床疾病或疾病谱而非单纯的营养状态评估结果。

PEM 与营养不良症有联系而不同义。营养不良症是一种含糊而笼统的营养学概念，临床上一般根据患者的实际体重与理想体重之差进行判断。但是，体重只能反映营养状态的某些方面，而非全部。生活上的温饱是指不发生 PEM 的最低界线，但当人们解决温饱后，由于缺乏必需的营养知识及偏食、挑食等不良饮食生活习惯，或因患有某些慢性消耗性疾病等原因，同样可以导致 PEM 的发生。因此，PEM 不仅是发展中国家而且也是发达国家的一种常见疾病状态。

一、流行病学与病因

PEM 可分为原发性与继发性两类。

（一）食物缺乏与不良饮食习惯导致原发性 PEM

在一些经济落后的贫穷国家或地区，原发性 PEM 成为影响健康与威胁生命的重要因素。Goetghebure 报道，在扎伊尔 Kivu 地区，地方性 PEM 的流行导致该地区每年有 5％的儿童死亡。原发性 PEM 在某些地区的中、小学生中的发病率较高，对生长发育极为不利。如马来西亚雪兰莪州的轻度和中-重度消瘦发生率分别为 32.1％和 56.5％；轻度和中-重度发育不良的发生率分别为 25.6％和 61.3％。西班牙加利西亚省的一项横断面研究随机调查了 376 例住院患者（其中包括 189 例女性、210 例年龄大于 65 岁的老年人），营养不良的发生率为 47％，而且营养不良与年龄和代谢应激的程度相关。

1.食物缺乏

自然灾害如严重的水、旱、虫灾导致的粮食歉收,战争带来的耕地荒芜或交通阻碍造成的食物短缺,或生产力水平低下、经济不发达等因素均可引发 PEM 流行。

2.食物摄取不足

因医疗诊断或其他需要而频繁禁食,精神心理异常的神经性厌食,低体重儿,禁食或其他原因所致的绝食,不良饮食行为中的挑食、偏食,以及宗教信仰或其他原因引起的不合理素食均可造成食物摄取不足或不合理而引起 PEM。

3.蛋白质-热量需要量增加

在妊娠、哺乳、儿童生长发育等特殊时期,需要消耗大量营养物质,特别是蛋白质。如此时饮食营养的补充不足,则造成 PEM。

4.消化吸收障碍或吸收能力低下

主要见于慢性胃肠疾病、药物或手术后,例如肥胖、糖尿病、经消化道旁路手术后,往往发生不被认识的营养素缺乏或 PEM。

(二)躯体疾病并发 PEM

继发性 PEM 是其他原发疾病的并发症。继发性 PEM 的患病率可能很高,据报道,约 50% 的住院患者伴有 PEM。由于味蕾萎缩(萎缩性舌炎)、食欲减退及代谢减缓等原因,5%～13.2% 的老年人患有 PEM,而因各种疾病住院的老年人 PEM 患病率为 30%～61%,长期住敬老院者的 PEM 患病率则高达 40%～85%。在我国,边远地区学龄前儿童的原发性 PEM 患病率为 18.9%,其中伴生长发育迟缓者 51%,致残者 1.4%;在综合性医院住院的老年患者中,营养不良患病率为 36.1%,潜在营养不良为 46.5%。2005 年,中国疾病预防控制中心营养与食品安全所利用"1992 年全国营养调查"和"2002 年中国居民营养与健康状况调查"中的体格测量资料,分析了我国 5 岁以下儿童营养不良状况及 1992—2002 年 10 年间的变化趋势,发现城市 5 岁以下儿童生长发育迟缓率由 1992 年的 19.1% 降为 2002 年的 4.9%,农村由 35.0% 降为 14.3%;城市低体重率由 18.0% 降为 7.8%,农村由 10.1% 降为 3.8%,说明我国的儿童营养状况已经有了根本改善,PEM 的发病率大幅下降。

继发性 PEM 通常并非上述某种单一原因所致,有时可能是多种原因共同作用的结果,故继发性 PEM 的病因极为复杂。绝大多数慢性病患者多伴有不同程度的 PEM。对我国百岁老人住院病因和转归情况的分析显示,76% 患者存在低蛋白血症。社区医院的卒中恢复期患者低蛋白血症的检出率为 38%,营养不良

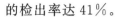

的检出率达 41%。

1.食欲下降和厌食

人的食欲受许多因素的影响,发热、疼痛、器官功能及物质代谢紊乱、药物不良反应等均使患者食欲减退而不能摄取足够的食物。

2.分解代谢亢进

消耗增加而合成代谢障碍常见于甲状腺功能亢进症、糖尿病、脓毒血症、结核病及癌症等患者。人类免疫缺陷病毒感染者特别容易发生 PEM,其主要原因是分解代谢亢进和厌食。长期透析和髋部骨折的老年人常因分解代谢亢进而发生严重的 PEM。

3.吸收不良

一些消化器官疾病不仅影响食物的消化,同时还伴有吸收不良。这些疾病包括慢性胃肠炎、短肠综合征、胃肠瘘、慢性肝胆与胰腺疾病等。由于消化液和消化酶分泌减少、酶活力降低,肠蠕动减弱,菌群失调,易致消化功能低下和 PEM。

4.丢失过多

大出血、手术创伤或肾病综合征患者可因急性或慢性营养物质丢失而诱发PEM。此种 PEM 又称为 PEW 综合征。

5.慢性肾衰竭

常伴有继发性 PEM,通常认为与下列因素有关:①蛋白质-热量摄入减少。患者食欲差且常伴有恶心、呕吐。非透析患者主要由于代谢废物对消化道直接作用所致。Aguilera 等认为,接受腹透的患者其厌食、恶心、呕吐与 TNF-α 及神经肽 Y 有关。②透析促进分解代谢。③透析丢失营养素(氨基酸、多肽、蛋白质、葡萄糖、水溶性维生素等)。④禁食、糖皮质激素导致蛋白质摄入减少而分解增强。⑤慢性失血。⑥胰岛素、IGF-1 和生长激素抵抗。⑦有害代谢产物积蓄。此外,医疗处置不当也是住院患者继发 PEM 的原因之一。

6.其他系统疾病

其他系统疾病包括慢性肝病、慢性肺病、慢性心脏病、慢性消化系统疾病、血液系统疾病等。

7.恶性肿瘤

见于恶性肿瘤广泛转移,大手术后或放疗、化疗后等。

8.医源性因素

根据 Butterworth 等对多所医院住院患者的调查,医疗处置不当可引起营养缺乏状态或 PEM,通常有 3 种主要原因。

(1)住院医疗处置不当。可引起营养缺乏状态或 PEM 的医疗行为:①长期使用5%葡萄糖与生理盐水静脉滴注;②没有常规记录患者身高、体重或记录结果不可靠;③频繁的诊断性禁食或禁食时间过长;④创伤、感染或发热引起的代谢亢进而处理不力;⑤手术前未对患者营养情况进行评价和处理,或手术后未及时补充营养素;⑥营养素补充不合理;⑦过度使用抗生素或对营养与免疫系统功能的重要性认识不足;⑧不了解临床营养评价方法。

(2)药物滥用:引起医源性 PEM 的另一个重要因素是药物。个体对药物的耐受性与反应性由许多因素决定,但个体的营养状态(肥胖和 PEM)可能是最主要和最常见的原因。例如,许多药物的剂量按体重或 BMI 给予,但是在肥胖和 PEM 患者中,这样做仍然因为药物的组织亲和性、体质成分或药物清除差异而导致明显的药物不耐受或药物失效。如果为了追求疗效而一味增大剂量(尤其是消化道反应较重的药物,如双胍类、抗生素类、生长抑素类),则常引起药物相关性 PEM。

(3)减肥手术不当或术后处置不当:减肥手术可使重度肥胖者体重很快减轻,代谢状况明显改善。但术后可出现维生素、叶酸和微量元素缺乏,如果处理不当,个别可导致 PEM。同样,大型的胃肠、胰腺或肝脏手术,肿瘤化疗或放疗后亦可出现营养不良症或 PEM。

二、病理生理与临床表现

(一)消瘦型和水肿型 PEM 的表现重叠

临床上,常将以蛋白质缺乏为主的 PEM 称为水肿型 PEM,而将能量缺乏为主者列为消瘦型 PEM,两者兼有者则为混合型 PEM。但事实上,消瘦型和水肿型 PEM 的病因、发病机制和临床表现均是重叠的。

1.消瘦型 PEM

常有全身性肌肉消瘦,皮下脂肪减少,大多数体重降至标准体重的 60%或更低,即恶性营养不良症。儿童伴生长发育迟缓,头发稀少、无光泽、易脱落,皮肤干燥、无弹性、多皱纹,患者表情淡漠,易激惹,出现"猴样"面型。有明显饥饿感但又同时厌食,一次不能耐受较多食物,否则引起呕吐甚至出现腹泻。体质虚弱,易感冒,易疲倦。心率、体温及血压均有不同程度下降。严重 PEM 常伴有多种维生素(尤其是维生素 A 和维生素 D)缺乏症,并有相应的临床体征。并发感染、失水、酸中毒及电解质紊乱为死亡的重要原因。

病情较轻的老年患者主要表现为虚弱和营养不良。引起虚弱和准虚弱的因素很多,但以营养不良最常见,严重 PEM 的根本原因可能在食物的"质"而非"量"上。

PEM 的发生是一个复杂的病理生理过程。恶病质是指肌肉丢失伴或不伴脂肪丢失与厌食,以及炎症和胰岛素抵抗的一种临床状态,常见于恶性肿瘤患者。脂肪分解使体内的贮存脂肪大量消耗,而骨骼肌的蛋白激酶磷酸化和真核启动因子 2 表达增强,使蛋白合成减少;癌症所致的恶病质可能与各种细胞因子特别是 TNF-α、IL-6、IL-1 和 IFN-γ 等有关,而胃饥饿素可促进食欲,增加摄食,可用于恶病质的治疗。

2.水肿型 PEM

水肿型 PEM 为严重 PEM 的少见类型,全身水肿,常伴有感染,病死率高。发病机制未明,以前认为 PEM 主要与蛋白质严重缺乏有关,但研究发现水肿型 PEM 和消瘦型 PEM 动物的蛋白质供应量并无显著差别,前者的抗利尿激素(或其他抗利尿物质)分泌增多,当给予低热卡、低蛋白饮食后,发生水潴留。此外,自由基和抗氧化剂消耗也与水肿的形成有关。死亡病例的尸检发现周身水肿、内脏及肌肉萎缩,并伴有严重的脂肪肝及骨髓衰竭。水肿最先出现在下肢,呈凹陷性。随着病情的加重,水肿向上延至腹部、上肢及面部,儿童患者身高不受影响,皮下仍有一定量的脂肪,但肌肉松弛、脸圆、眼睑肿胀、皮肤薄而发亮,周身软弱无力,表情淡漠。严重病例呆板无表情,无食欲或厌食,常有腹泻或大量水样便及 A 族和 B 族维生素缺乏,或伴有肝大、心动过速等;低体温和低血糖亦较常见。其他并发症与消瘦型相同。

(二)机体适应性反应引起能量代谢和器官功能低下

1.能量代谢低下

PEM 患者的能量代谢低下,这是机体对低蛋白质、低热能环境的一种适应性反应。有人比较了 PEM 儿童与正常儿童的基础代谢率,正常儿童每平方米体表面积的代谢率为($1\,180\pm23$) kcal,而 PEM 儿童则为(837 ± 16) kcal,后者较前者降低 29%。但在成人继发性 PEM 病例中,因原发病不同,能量消耗与基础代谢率的关系更为复杂。例如,癌症患者继发 PEM 时,能量消耗可降低、正常或增高。

2.器官功能低下

循环系统表现为心脏收缩力减弱,心排血量减少,血压偏低,脉细弱。肾小管重吸收功能降低,尿量增多而比重下降。神经系统症状包括精神抑制、表情淡漠、反应迟钝、记忆力减退等,头颅磁共振显像表现为脑萎缩和脑室扩张。

(三)蛋白质分解大于合成伴氨基酸谱异常

最初为肌肉组织的蛋白质含量减少,以后同时有内脏蛋白质消耗,随着体重明显下降及低蛋白血症,血浆总氨基酸显著下降。水肿型患者的必需氨基酸(特别是支链氨基酸和苏氨酸)下降更明显,缬氨酸、亮氨酸、异亮氨酸、蛋氨酸亦降低。正常儿童血液中缬氨酸浓度为 $250~\mu mol/L$,而水肿型 PEM 患儿可降低至 $30~\mu mol/L$。典型消瘦型和水肿型患儿血清谷氨酸显著增高,谷氨酸/丙氨酸比值增加。胰腺萎缩影响胰腺外分泌功能,患者不能耐受脂肪和高蛋白饮食。

(四)血糖降低伴脂代谢异常和维生素缺乏

PEM 患者的血糖常降低,但其波动范围较大。严重消瘦型患者的空腹血糖常比水肿型更低。由于胰岛素水平下降,患者可能出现葡萄糖耐量降低,或因为糖原贮存减少、糖异生障碍等原因而导致低血糖症。但这些改变一般是可逆的。大约经过 6 周治疗,患者血糖及胰岛素基本恢复正常,糖耐量明显改善,但胰岛素抵抗的恢复可能需要更长时间。营养不良时,钾与铬缺乏对胰腺功能及糖代谢障碍亦有一定影响,如在营养不良的治疗过程中,补钾后随着体内钾总量的增加,胰岛素及胰岛素/葡萄糖比值亦明显增加。补充铬能改善葡萄糖耐量和增加空腹血糖水平。低血糖昏迷是严重消瘦型和水肿型 PEM 的一种表现,多见于因食物严重缺乏而导致慢性 PEM 患者长时间未进食时,患者常伴有低体温、心率减慢、血压偏低,如不进行及时抢救,常导致死亡。

1.伴有脂质代谢异常

PEM 患者常有脂质代谢异常,其主要变化为必需脂肪酸缺乏和血脂成分改变。Franco 等发现,Ⅲ度 PEM 儿童血浆必需脂肪酸降低,其中水肿型儿童血浆二十碳四烯酸较对照组儿童低,而消瘦患儿血浆十八碳二烯酸较水肿型儿童更低。Houssaini 报道严重 PEM 患儿血浆 ApoAⅠ、总胆固醇、LDL-胆固醇降低,而血甘油三酯增高。这些儿童多存在不饱和脂肪酸和必需脂肪酸缺乏。尸检发现,水肿型 PEM 患者常有严重的肝脏脂肪浸润,肝脏脂肪可占体脂的 $20\%\sim40\%$,肝内脂肪约占肝重的 40%。脂肪肝是由于甘油三酯的积累所致。在治疗过程中,肝脏的甘油三酯转移至血液中可使血浆含量明显增高。肝大和脂肪肝在消瘦型患者中较少见,但血浆甘油三酯、胆固醇含量可增高。水肿型患者血浆甘油三酯、胆固醇、磷脂常降低。

2.伴有维生素缺乏

PEM 常伴有一种或多种脂溶性和(或)水溶维生素缺乏,一般以脂溶性维生素缺乏多见,其主要原因是脂溶性维生素缺乏导致器官功能异常,且伴有典型的临床症状或体征,易引起医师的注意。如维生素 A 缺乏常有夜盲症、干眼症;儿童患者伴有维生素 D 缺乏时常出现佝偻病体征。事实上,PEM 患者更易发生水溶性维生素缺乏,但水溶性维生素缺乏临床上常没有特异性症状和体征。严重患者有脚气病、舌炎、阴囊炎、周围神经病变或视神经病变等表现。

(五)PEM 导致免疫功能紊乱与内分泌功能异常

1.免疫功能紊乱

PEM 对免疫系统各环节均有显著影响,其非特异性(如皮肤黏膜屏障功能、白细胞吞噬功能、补体功能)和特异性免疫功能明显降低,蛋白质营养不良患者免疫功能受损尤为明显。

2.内分泌功能异常

(1)PEM 患者血浆皮质醇增加,水肿型患者血浆皮质醇和尿 17-羟皮质类固醇增高较消瘦型更为明显,并伴有昼夜分泌节律改变和外源性皮质醇清除障碍,可能是由于蛋白质-能量缺乏激活下丘脑-垂体-肾上腺轴,或是对感染和低血糖的一种慢性应激反应。此外,血浆皮质醇增高可引起胸腺萎缩,进而引起免疫功能障碍。

(2)血甲状腺激素降低,并可进一步影响其他营养素在体内的代谢。儿童患有 PEM 时,血 T_3 降低,核黄素增高,黄素腺嘌呤二核苷酸减少,这是因为甲状腺激素降低后,肝内黄素激酶和黄素腺嘌呤二核苷酸合酶活性降低,体内核黄素转化为黄素单核苷酸还原酶和黄素腺嘌呤二核苷酸代谢速率减缓所致。中、重度营养不良者常伴有甲状腺摄碘能力下降,蛋白结合碘减少,血清 T_4 下降,但患者甲状腺本身无病变;随着 PEM 改善,甲状腺功能亦逐渐恢复正常。机体对营养不良这一应激应视为适应性调整,临床上将此种现象称为甲状腺病态综合征。

(3)PEM 对男、女性腺激素的分泌均有影响。64.9%的 PEM 男性血清睾酮低于正常,36.6%游离睾酮低于正常。低 BMI 男性患者血黄体生成素升高;女性则相反,低 BMI 者血卵泡刺激素降低。营养指标与这些性腺激素水平有相关关系。慢性营养不良患儿成年后易发生月经紊乱、骨质疏松和代谢综合征。

(六)PEM 并发水和电解质平衡紊乱

无论是水肿型还是消瘦型 PEM 患者,体内水分按体重百分率计算均有增加。水肿型和混合型患者的水肿与低蛋白血症有关,但醛固酮分泌增加及肝脏灭活抗利尿激素能力减弱亦是重要因素。此外,失水亦是 PEM 患者常见的并发症。

PEM患者总体钾含量降低,其中主要是肌肉组织中钾丢失所致。但血浆钾浓度不能反映组织缺钾情况。总体钠含量增加,肌肉、脑、红细胞中钠均比正常人高。此外,肌肉中的镁含量减少20%～30%,而脑、心、肝、肾组织中的镁/氮比值正常,红细胞内镁明显降低,甚至在临床症状消失后仍不能恢复至正常水平。血镁浓度对镁缺乏的诊断意义不大,镁负荷试验可反映镁缺乏情况。镁缺乏常与钾缺乏同时存在,故治疗时同时补给这两种元素制剂可降低PEM的死亡率。约12%的水肿患儿伴有严重的低磷血症,这些患儿在入院48小时内死亡率为63%,较无低磷血症者高出近2倍。故PEM伴有低磷血症时应引起高度重视。皮肤病变、失水与严重低磷血症有关,但这些临床改变并非导致低磷血症患儿死亡的最根本原因。

三、诊断与鉴别诊断

目前尚无诊断PEM的统一标准。由于病程和临床类型不同,有时诊断比较困难。临床上应避免PEM诊断不足和诊断过度的两种倾向。PEM诊断不足可能仍然是一种普遍现象,特别是慢性轻度PEM病例的临床症状多不明显,常需采用综合方法进行诊断。其主要原因是PEM的临床表现缺乏特异性,轻度PEM与正常营养状态的分界也不明显,导致不少患者漏诊。有关人体测量和实验检查指标的敏感性较差,临床上发现这些指标异常的患者,PEM常已达一定程度,故公认统一的诊断标准难以制订。

PEM诊断过度的现象亦不可忽视,PEM是一种因蛋白质和热量缺乏所致的特殊类型的营养不良症,因此尤其要克服将一般的营养不良症或维生素缺乏症诊断为PEM。

(一)病史/膳食史/体格测量提供诊断依据

询问患者的病史时,应注意询问下列问题:①近期(6个月内)体重有无显著变化;②胃肠道功能是否正常;③有无影响食欲、食物消化、吸收与利用的药物服用史;④有无偏食习惯和食物过敏史。如有上述任何一种情况存在,应进一步了解其与PEM的关系及演变过程。

根据所测数值可以判断个体或群体的蛋白质和热量的营养情况。但体格测量的标准常因地域、民族和饮食习惯等而有所不同,故应以本地区、本民族的正常值作为参考标准对结果进行判断。

1.身高和体重

身高、体重是判断PEM的基础指标。在实际应用中具有简便易行、不需要复杂仪器等优点,结果较可靠,适应于个体和群体的营养状态评价。

身高、体重的测量常同时进行,一般以空腹和排便后的裸体身高、体重较准确,但在住院患者则难以正确判断其营养状态。例如大量输液或肝、肾疾病使体内潴留大量水分时,体重反而增加。烧伤患者身上大量的绷带也会影响体重的准确性。身高单独作为判断 PEM 的指标并不可靠,因为急性 PEM 缺乏时的儿童,其身高正常;相反,一些矮小儿童并非营养缺乏所致。身高常用来作为判断儿童生长发育指标之一,有时能反映慢性营养缺乏。成年人由于身高变化甚小,因而在营养评价中的意义不大。故身高常与体重结合来判断营养状况。

标准体重又称理想体重,是通过正常人群调查统计所得的一个地区或民族同一身高者的平均体重。在实际工作中,计算标准体重的公式有许多,其中最简便的为 Broca 改良公式:标准体重(kg)=[身高(cm)−100]×0.9;标准体重百分数(%)=患者体重(kg)/标准体重(kg)×100。

标准体重百分数 90%～110% 为正常,89%～80% 为轻度营养不良,79%～60% 为中度营养不良,<60% 为重度营养不良。体重变化(%)是与平时体重比较计算体重变化情况,平时体重是指患病前体重。体重变化(%)=[平时体重(kg)−实际体重(kg)]/平时体重(kg)×100。体重在过去 6 个月内减轻 5% 以内为轻度体重丢失,>5% 则为显著减轻,均提示患者存在不同程度的 PEM。BMI=体重(kg)/身高(m²),正常范围为 18.5～25,<18.5 为消瘦。

2.皮褶厚度

皮褶厚度可以反映体内脂肪组织的储备情况。测定部位有三头肌部、肩胛下部、腹部等,最常用的部位为三头肌部。一般选择左手肩胛肩峰与尺骨鹰嘴连线的中点处,测量时用左手拇指和其余四指将皮肤连同皮下组织捏起呈皱褶,用皮褶计测量距拇指 1 cm 处的皮褶根部的宽度。

皮褶厚度正常值:在三头肌部(左侧)Jelliffe 标准男性 12.5 mm,女性 16.5 mm;中国男性正常参考值:18～24 岁 4.9～14.7 mm,25～34 岁 4.3～16.4 mm。实测皮褶厚度达到正常值的 90%～110% 为正常,80%～90% 为轻度体脂消耗,60%～80% 为中度体脂消耗,<60% 为重度体脂消耗。

3.上臂围与上臂肌围

上臂围指上臂中点围长,反映皮下脂肪及肌肉的储备情况。由皮褶厚度、上臂围可推算出上臂肌围,反映体内肌肉组织的储备情况。计算公式:上臂肌围(cm)=上臂围(cm)−3.14×三头肌皮褶厚度(cm);Jelliffe 标准(右侧):男性 25.3 cm,女性 23.2 cm;我国男性参考正常值(左侧):18～24 岁 ≥23.5 cm,25～

34 岁≥24.3 cm。上臂肌围的评价方法与皮褶厚度相同。肯尼亚的一项研究评价了上臂围及身高体重评分对住院儿童死亡率的预测价值：共有 8 190 例 1～5 岁的住院儿童纳入了该研究，ROC 曲线分析显示身高体重评分和上臂围对住院死亡均有预测价值，且两者的预测价值无显著性差异。因此，上臂围和身高体重评分均可以作为评价营养状态的指标，能够预测住院儿童的死亡率。

4.其他检查

中、重度的慢性 PEM 常有消瘦，皮下脂肪减少，贫血，头发稀疏、无光泽，部分患者可有水肿，尤以下肢明显。体温、血压偏低，心率减慢。伴维生素 A 缺乏者可有干眼症、毕脱斑、角膜软化或夜盲症等。

(二)实验室检查协助诊断

实验室检查是诊断 PEM 较为可靠和敏感的指标，它不受主观因素或检查者经验的影响。用来评价 PEM 的实验室检查已有数十种，但有的检查临床应用价值不大，有的检查对实验要求条件太高，不便于临床应用。目前的实验室检查主要用于治疗疗效评价。

1.血清蛋白

PEM 特别是恶性营养不良时血清蛋白偏低。清蛋白在体内的半衰期为 18～20 天，故对 PEM 特别是轻度 PEM 的反应相对迟缓。血浆清蛋白正常值为 35～55 g/L。30～35 g/L 为轻度营养不良，20～30 g/L 为中度营养不良，<20 g/L为重度营养不良。

住院患者若不能进食，分解代谢高，每天仅用 5％葡萄糖维持，一般在 10 天或更短时间内会使血清蛋白降低。这是因为应激反应与葡萄糖使胰岛素分泌受抑制，肌肉释放的氨基酸不能合成血清蛋白的缘故。

2.前清蛋白

前清蛋白在体内的半衰期仅为 2 天，故能较敏感地反映患者蛋白质营养代谢状况，是评价 PEM 较好的指标。利用前清蛋白作为筛选 PEM 的指标，发现至少有 24％的住院患者伴有 PEM(前清蛋白<160 mg/L)，经筛选出患有 PEM 的患者平均住院日显著延长，住院期有 PEM 者死亡率为 17％，而无 PEM 者为 4％，因此前清蛋白是有用的评价患者营养状况的生化指标。我国男性参考正常值为(370.2±48.2)mg/L，女性为(309.1±4.8)mg/L。值得注意的是采用不同的测定方法，结果有一定的差异。

3.血清转铁蛋白

血清转铁蛋白的半衰期为 8～10 天，较血清蛋白短，因而用于评价 PEM 时

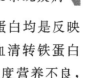

较血清蛋白敏感,但受铁代谢的影响。血清转铁蛋白与纤维连接蛋白均是反映儿童 PEM 较敏感的指标,但 PEM 儿童常伴有缺铁性贫血,影响血清转铁蛋白的结合。血清转铁蛋白正常值为 1.8～2.6 g/L,1.0～1.5 g/L 为中度营养不良,<1.0 g/L 为重度营养不良。此外,视黄醇结合蛋白、纤维结合蛋白、IGF-1 在营养状态评定中亦有一定价值。

4.血浆氨基酸

PEM 儿童血浆总氨基酸及游离必需氨基酸浓度显著下降,血浆游离非必需氨基酸浓度明显升高。特别是水肿型患者,血浆氨基酸改变更为明显,其中缬氨酸、亮氨酸、异亮氨酸、苏氨酸、蛋氨酸等必需氨基酸含量下降,故(甘+精+谷+牛磺酸)/(缬+亮+异亮+蛋氨酸)的比值升高,而消瘦型的改变不明显。血浆游离氨基酸受许多因素的影响,因此,解释结果时应谨慎。

5.肌酐身高指数

肌酐由肌肉组织中肌酸转变而来,当肾功能正常时,肌酐排出量与体内肌肉组织容量相关。因此,只要准确收集一定时间内(连续 3 天)的尿量测定其肌酐排出量,就可以代表体内肌肉组织的容量。生理状态下,肌酐的排出量较恒定,不受体力活动和膳食的影响。但在营养缺乏(如肌肉蛋白大量消耗)时则降低;肾功能不全的患者排出量也降低。健康男性 24 小时尿肌酐排出量为每公斤体重 23 mg,女性 18 mg。PEM 时,尿肌酐的排出量降低,与肌肉组织减少有关。肌肉组织或无脂肪组织的减少与体重降低是平行的,但成人的身高却不受影响。因此若将正常成人每公斤体重肌酐的排出量(男 23 mg,女 18 mg)乘以标准体重即得到标准尿肌酐排出量。

肌酐身高指数=实际尿肌酐排出量(mg)/标准尿肌酐排出量(mg)×100。正常值为 90%～110%,75%～89% 为轻度,60%～74% 为中度,<60% 为重度 PEM。尿肌酐身高指数结果不受输液与体液潴留的影响,故较血清蛋白、身高体重评分等指标灵敏,方法简单实用,关键是收集尿液必须准确。

6.尿液中氨基酸衍化物测定

3-甲基组氨酸来源于肌肉组织的分解代谢,为组氨酸的甲基化产物,在体内形成后不被重新利用而由尿排出。因此,测定 3-甲基组氨酸的排出量可以间接了解肌肉组织分解代谢情况。体重下降的儿童,肌肉减少,尿中 3-甲基组氨酸排出量亦减少。成人饥饿 20 天后,尿中 3-甲基组氨酸排出量可减少 40%,比尿肌酐的改变更明显。羟脯氨酸的排出量与生长速率有关,PEM 儿童尿中排出量减少。测定任意一次尿羟脯氨酸与尿肌酐的含量,求出羟脯氨酸指数,可反映出学龄前儿童体内蛋白质营养状况。羟脯氨酸指数＝[羟脯氨酸($\mu mol/mL$)]/[肌酐($\mu mol/mL$)]。此指数在 3 岁以内较恒定,年龄大者和体重减轻者不太适合。正常学龄前儿童为 2.0～5.0,生长缓慢者＜2.0。

7.免疫功能评价

营养不良分解代谢增高、输注葡萄糖液刺激胰岛素的产生,均可抑制肌肉组织释放氨基酸使淋巴细胞的增殖速率减慢,淋巴细胞计数降低。此外,尚可测定淋巴细胞转化反应及 T 细胞亚群,反映细胞免疫功能状态。由于免疫功能受多方面因素的影响,特异性不高,因此,解释结果时应考虑多方面因素的影响。

(三)营养评价指导治疗和预后判断

PEM 在临床住院患者中患病率极高,但至今尚无精确评价患者营养状况的更好方法。人体测量、化学性和功能性指标等方法来评价营养状况时,有些指标需由专职营养师才能熟练获得,且受许多非营养因素的干扰。因此,有人提出一些营养状况的综合评价方法。这些方法主要有人体组成评定法(BCA 法)、主观综合营养评价法(SGA 法)、微型营养评价法(MNA)及预后营养指数(PNI)等。

1.人体组成评定

人体组成评定(body composition analysis,BCA)是一种综合评价营养状况的方法,该方法用于评价患者蛋白质-热量营养状况始于 1997 年,近年来不断得以完善。例如用测定身体电阻的方法来测定身体中所含的水分;用稳定放射性核素法测定身体内的各种无机元素;用 CT 和 MRI 来测定身体的脂肪、皮肤、骨骼、细胞外体液与瘦体重等各种组织成分等。目前较先进的方法是人体中子活化分析法,此法可测定人体内氮、氢、氧、碳、氯、钙、铁、磷、钠等元素的含量,并从这些元素含量分析出所测定对象体内脂肪、蛋白质、矿物质、水分、糖原的比例,其结果准确。

2.主观综合营养评价

主观综合营养评价(subjective global assessment,SGA)是综合评价营养状况的又一方法,此法最大的优点是简便,无须任何生化分析。具体评价步骤:①了解患者过去 6 个月及最近 2 周的体重变化,如果6 个月内体重减轻 10％以上,则为显著体重减轻,减轻 5％～10％则为显著体重下降,5％以内为轻度体重下降。但如果在过去 5 个月内体重丢失 10％以上,而最近 1 个月体重没有丢失甚至增加或在最近 2 周经治疗后体重稳定或增加,则体重一项不予考虑。②膳食变化:要了解有无禁食,长期(1 周以上)进以流质饮食或其他低热能膳食。③胃肠道症状:食欲缺乏、恶心、呕吐、腹泻等,但这些症状必须持续 2 周,偶尔发生者不予考虑。④活动能力:下床活动的程度、范围。⑤应激反应:包括重度应激反应(大面积烧伤、高热、大量出血等),中等应激反应(如长期发热、慢性腹泻等),低等应激反应(如长期低热、恶性肿瘤等)。⑥肌肉消耗程度:可根据上臂肌围、最大握力及整体肌肉功能等进行判断。

与 BCA 评价方法比较,SGA 法不能评价表面上营养良好甚至肥胖但存在着内脏蛋白质缺乏患者的营养问题。尽管如此,SGA 的 3 种营养状况与疾病手术并发症的发生率有密切关系。在重度营养不良患者中,手术并发症的发生率要比正常营养者高 7 倍。因此,SGA 的营养评价方法日益受到重视,近年来应用较多,但 SGA 在很大程度上依赖评价者对有关指标的主观判断,因而有其局限性。Kalantar-Zadeh 等将此法进行了改进,将 7 项指标(除去踝水肿)中的每项指标均从正常到严重营养不良分为 1～5 个等级并赋予等同分值。最后根据累积加分来评价患者营养正常(7 分)或严重营养不良(35 分)。他们认为这种改良了的 SGA 法评价透析患者营养状况明显优于 SGA 法,且许多客观营养评价指标与其改良 SGA 评价结果一致。

3.预后营养指数

临床上常见的蛋白质-热量营养不良通过相关的营养评价指标如血清蛋白、三头肌皮褶厚度、血清转铁蛋白以及结核菌素皮试的变化,计算预后营养指数(prognostic nutritional index,PNI),可以判断营养不良对预后的影响。PNI(%)=158-1.66×血清蛋白(g/L)-0.78×三头肌皮褶厚度(mm)-20×血清转铁蛋白(g/L)-5.8×结核菌素皮试反应结果。式中结核菌素皮试如无反应为 0,硬结直径<5 mm 为 1,>5 mm 为 2。如果 PNI<30%,死亡率较低,表明预期危险性较小;如介于 30%～50%,则死亡率较高,即危险性为中等;≥60%时则危险性极高,预后不良。

(四)查找和鉴别原发病因

PEM 特别是严重水肿患者可出现明显水肿、腹水甚至胸腔积液,这主要是由于蛋白质严重缺乏所致,此时须注意与心、肝、肾疾病所致的水肿或浆膜腔积液进行鉴别。营养不良所致的水肿常有群体患病、年龄偏小、体重减轻、血清蛋白降低等表现,以及心、肝、肾等器官无实质性病变等特点。

PEM 患者伴有贫血时需与其他原因所致的贫血进行鉴别。营养性贫血主要由于蛋白质、叶酸缺乏所致,多为正色素正细胞性或巨幼细胞性贫血。随营养不良的逐步纠正,贫血亦明显改善。严重 PEM 时患者可出现类甲状腺功能低下样改变,除有甲状腺功能低下的临床症状外,血清 T_3、T_4 亦降低,促甲状腺素多数正常,但甲状腺本身并无病变,即低 T_3 综合征(非甲状腺性的病态综合征),这是机体对应激的一种适应性调整。此时应与原发性甲状腺功能减退症鉴别。

四、治疗

在多数情况下,PEM 患者病情较危重,故应尽早采取处理措施,其主要目的是:①立即改善威胁生命的 PEM 指标;②有步骤地恢复和补充营养物质;③确保机体在营养复原中预防并发症;④除了在医学处置中注意药物的不良反应外,还需要根据个体的具体情况,避免药物引起或加重 PEM。一般根据病情可分为急救期和恢复期两个治疗阶段。

(一)优先处理严重并发症

1.低血糖

低血糖是 PEM 常见的并发症,消瘦型 PEM 患者血糖常低于 2 mmol/L,且伴有低血糖的临床症状。一经确定,应迅速给予 50% 葡萄糖 60~100 mL 静脉注射,缺糖症状可迅速得以纠正。患者清醒后,不宜用 5%~10% 葡萄糖液静脉滴注来维持血糖,因患者血浆蛋白低,呈低渗状态,输入大量液体易发生脑水肿而危及生命。正确的方法应给予米汤、稀薄的米或面糊经口摄入,每次用量不宜过多,宜少食多餐,但 1 天可给 6~8 次或更多。此时切勿给予普通饮食或摄食过量,因患者肠壁已很薄,无法消化和吸收普通食物、粗糙食物或过量的食物,稍一过量即可导致消化道功能紊乱甚至引起肠穿孔。正确的方法应从流质、半流质饮食逐渐过渡至软食、普通饮食。

2.低体温状态

严重消瘦型患者伴有低体温时,死亡率较高。低体温主要由于能量不足、甲状腺激素降低、体温调节功能障碍、环境温度低以及合并败血症等原因所致。有时肛温可低于 35 ℃。治疗要保持环境温度恒定在 30~33 ℃。以电热毯、暖水袋等方法防止体温散失。每 2 小时摄取含糖饮食 1 次,促进患者主动产热。

3.水和电解质平衡紊乱

失水是 PEM 患者常见的危重表现之一。与正常人的失水不同,PEM 患者的水和电解质平衡紊乱为低渗性且伴中度的低钠症及轻、中度的酸中毒,如给患者适当的能量和电解质,酸中毒即可纠正。水分的补充要保证患者有足够的尿量排出。补液速度不宜太快,多数情况下可采用口服。WHO 推荐的口服补盐液处方即氯化钠 3.5 g、氯化钾 1.5 g、葡萄糖 40 g 加水溶解配成 1 L。中度失水的儿童,12 小时内可补充 70~100 mL/kg。电解质的补充着重注意钾、钙和镁平衡紊乱的纠正。当排出尿量正常时,每天可补钾 6~8 mmol/kg。钠的补充量宜适中,以每天 3～5 mmol/kg 为宜。补钠过量可使血容量骤增,易引起心力衰竭。

一般每次静脉滴注葡萄糖酸钙 0.5～1 g。若患者有手足搐搦、震颤、神经异常等表现,必须重视镁的补充,可给予 50%硫酸镁注射液肌内注射。

4.心力衰竭

多见于水肿型患者,主要由于心脏功能障碍和水肿消退时血容量增加,加重心脏负荷所致。心力衰竭发生前,患者常有体循环系统淤血的表现,如肝大、颈静脉充盈等。治疗时可采用利尿剂、吸氧及其他支持疗法。洋地黄类强心药物只能作为纠正心力衰竭的辅助手段。儿童患者对洋地黄类药物较敏感,要慎用。

5.血液透析并发症

每周 3 次的血液透析疗法不能维持原有自身功能,并可能引起新的并发症。腹膜透析患者的生活质量比血液透析者好,但丢失的蛋白可能更多。白天和夜间的慢速血液透析具有一定的优越性,但仍需防治应用不良等并发症。主要的措施有营养补充、合成类固醇激素、生长激素(growth hormone,GH)、雄激素受体调节剂、食欲促进剂、蛋白酶体抑制剂等。

6.感染

PEM 患者抵抗力下降,易并发各种感染。肺部感染和败血症较为常见,根据致病菌的药敏试验选用合理的抗生素控制感染是减少 PEM 死亡的重要措施。

(二)根据病情确定营养治疗方案

营养治疗是 PEM 的根本治疗,但此时患者各器官功能障碍、代谢水平低下,营养治疗特别是饮食的摄入应从小量开始,随着生理功能的适应和恢复,有计划、有步骤地增加。

1.能量和蛋白质

可按以下方案进行治疗:①儿童患者,开始时蛋白质的供给量为每天每公斤体重 1 g,能量为 80～100 kcal,以后逐渐增加至 3～4 g,能量为 120～160 kcal。为减少食物的容积,由植物油脂所提供的热量比例可占全日总热量的 30%～40%。②成人患者,开始时蛋白质的摄取量为每天 0.6 g/kg,能量为50 kcal,以后可逐渐增至2～3 g,能量达 80～100 kcal。蛋白质食物来源以牛奶、酪蛋白、蛋类和鱼类等优质蛋白质为宜,较大儿童和成人可适当加入豆类蛋白质。一般每天给予氨基酸 0.8～1.5 g/kg,碳水化合物占非蛋白能量的 60%,脂肪 40%及足够的电解质和微量元素。初始阶段给予患者易消化、无刺激的食物,根据病情也可采用流质、半流质或软食等。

值得注意的是,继发性 PEM 的住院患者因为受原发性疾病等因素的影响,患者的能量、蛋白质等营养素的代谢及需要量应视具体情况而定。测算患者的能量消耗有许多方法,例如间接能量测定仪、代谢计算法等,然而这些方法应用时难度较大。常用的能量需要量计算方法多沿用 Harris-Benedict 公式。男性:BEE (kcal)=66+13.7 W+5.0 H−6.8 A;女性:BEE(kcal)=655+9.6 W+1.8 H−4.7 A;婴儿:BEE (Kcal)=22.1+31 W+1.16 A。

上式所得结果为患者 24 小时基础能量消耗(basal energy expenditure,BEE),公式中 W=体重(kg),H=身高(cm),A=年龄。BEE 并不能代表患者的实际能量消耗,实际能量消耗还受活动因素(activity factor,AF)、损伤因素(injury factor,IF)和体温因素(temperature factor,TF)的影响。有人研究了这些因素对能量需要的影响,并将不同程度的因素赋予不同系数。

患者实际能量消耗(AEE)可以下列公式表示:AEE=BEE×AF×IF×TF。除BEE 外,临床上更多地使用静息能量消耗(resting energy expenditure,REE)。REE 系指进餐后 2 小时以上,在合适温度下,安静平卧或静坐 30 分钟以上所测得的人体能量消耗。与 BEE 相比,REE 约增高 10%,但测定较 BEE 简单。复旦大学附属中山医院根据我国人体测量结果,提出计算住院患者 REE 的公式可以表述为男性:REE(kcal/24 h)=5.48 H(cm)+11.51 W(kg)−3.47 A (岁)−189;女性:REE (kcal/24 h)=2.95 H(cm)+8.73 W(kg)−1.94 A(岁)+252。

2.部分肠外营养

严重的 PEM 病情常较为复杂,有时可能影响进食或根本不能进食,或即使进食也很难达到营养治疗的要求,此时可考虑给予肠外营养治疗。德国营养学会特别指出,除不能进食者,ICU 的危重患者不应该随便使用部分肠外营养。通常可将葡萄糖液、脂肪乳剂、氨基酸液、矿物质和维生素制剂混合配制,由外周静脉或中心静脉输入。用量由少量开始,逐渐增加。严重 PEM 患者常有代谢低下或紊乱,如糖耐量降低、蛋白质合成能力不足等,超负荷的营养治疗往往导致严重的代谢并发症,如高渗性脱水昏迷、高血糖症或加重原有的水和电解质平衡紊乱。

有时也可根据病情由外周静脉输入单一的某种营养制剂,如复方氨基酸液、脂肪乳剂等,作为营养治疗的辅助治疗。肠外营养通常不作为 PEM 的常规治疗,只有当病情严重而又有肠道吸收功能障碍时才考虑使用。应用静脉注射用脂肪乳剂时应格外小心。脂肪乳剂中的脂肪颗粒利用需要脂蛋白酯酶,如果使用的时间或速度超过脂蛋白酯酶对其的清除能力,即可能发生不良事件。如果使用 10% 的脂肪乳剂过多,因其所含的游离磷脂高于 20% 的脂肪乳剂,其游离磷脂可干扰脂蛋白酯酶活性。如果剂量在每天 2.5 g/kg 内,速度不高于每小时 0.1 g/kg,不良事件的发生率很低。此外,在 10% 的脂肪乳剂中加入麻醉剂异丙酚可能增加升高血清甘油三酯和胰腺炎风险;而在 20% 的脂肪乳剂中加入氯维地平使不良事件发生率降低。

中心静脉营养支持主要适用于危重病例和严重营养不良患者的急性期治疗,一般使用 5~7 天。

(1)碳水化合物选择:在所供给的碳水化合物中,一般使用葡萄糖,不再应用果糖和山梨醇,因为一旦出现遗传性不相容反应,其后果将相当严重。小样本研究发现,木糖醇可降低高血糖,减轻肝糖输出和肝糖异生,但这一结果未被以后的大样本研究证实,不推荐应用,尤其是草酸盐沉着症患者不宜使用木糖醇。此外,果糖和山梨醇还是诱发 D-乳酸性酸中毒和骨质疏松及骨质软化的重要原因。

(2)中心静脉营养支持引起的高血糖症:如果患者在营养支持治疗前的血糖正常,中心静脉营养支持治疗后血糖 >6.1 mmol/L,应减少碳水化合物的用量,并加用胰岛素。如果应用的胰岛素量 ≥20 U/h 而不能使血糖降至 8.1 mmol/L(最好 <6.1 mmol/L)以下,应进一步减少碳水化合物的供给量,直到血糖正常。相反,如果血糖已经降至 4.4 mmol/L 以下,则在增加碳水化合物用量的同时,适当减少胰岛素的用量。

如果患者在营养支持治疗前的血糖 >6.1 mmol/L,那么静脉营养支持必然使血糖进一步升高,因此必须及时使用胰岛素持续静脉滴注,尽量在以 ≤4 U/h 可以维持目标血糖的前提下,开始供给葡萄糖。

3.要素膳

要素膳是一种营养素种类较齐、比例恰当,且不需消化或经轻微水解即可在小肠上端吸收的经肠营养配方膳。该膳分营养支持及特殊治疗两类。PEM 患者可选用营养支持型要素膳,根据病情不同时期,可选用低脂型或高蛋白型。严重 PEM 患者,治疗早期消化与吸收功能较差、食欲不强、食量较少时,可辅以要素膳。开始时可将要素膳配制成 10%~15% 的浓度,少量试喂(管饲或经口饮用),每次 100~200 mL,每 3~4 小时 1 次,观察一两天,如无腹泻、腹痛等反应,可逐渐将浓度增加至 20%~25%(不宜超过 25%),每次用量 200 mL 左右,每 2~3 小时 1 次。要素膳用于营养支持常能收到较好的治疗效果。要素膳是一种粉末状配方膳,国内有多个生产要素膳的厂家,产品均大同小异。如果危重症患者不能口服,可给予肠道营养。

4.维生素

PEM 常伴有维生素缺乏,开始时应补给维生素 A、维生素 D、B 族维生素及维生素 C 等制剂。如有典型缺乏表现,一般应给予较大剂量治疗。

5.无机盐

钾的补给量可根据血钾监测结果随时调整。钠的补给宜少,以防心力衰竭,$3\sim5$ mmol/(kg·d)即可。补钙 $0.5\sim1$ g/d,铁 $16\sim32$ mg/d,镁 $2\sim3$ mmol/(kg·d)。

(三)恢复体质并去除病因

此时以部分肠外营养治疗为主。患者靠摄取食物获得各种营养素以满足身体恢复期的需要。蛋白质和能量的摄入维持急救后期时的较高水平。患者全身状况好转,食欲改善,体重逐渐增加,水肿消退,$6\sim8$ 周后血清蛋白可达 30 g/L 以上。大约经过 12 周的持续营养治疗,并辅以体力锻炼,体内蛋白质和能量可恢复正常。

1.IGF-1

IGF-1 是近年来辅助治疗 PEM,特别是继发性 PEM 的有效方法。IGF-1 的分子结构与前胰岛素相似,有类似胰岛素促使葡萄糖运转、增加肌肉糖的分解与糖原合成的作用。同样也可促进体内脂肪的合成,并促进 DNA 和 RNA 合成,使成纤维细胞、软骨细胞中蛋白质增多,还有促细胞分裂增殖作用。研究证实,PEM 儿童血清 IGF-1 是降低的,其降低程度与 PEM 程度平行。Hatton 等认为,在保证能量与蛋白质供给充足的条件下,给予中、重度脑损伤患者 IGF-1 有预防 PEM 发生及促进患者蛋白质-热量营养不良恢复的作用,能改善患者的预后及氮的利用率。Fouque 给予能活动、持续腹膜透析并有营养不良的肾衰竭患者重组 IGF-1(rhIGF-1),剂量为每 12 小时 100 μg/kg,20 天后血 IGF-1 增高 100%,氮平衡为 +2 g/d,血尿素氮降低,合成代谢增强。

Pichard 等报告用重组 GH(rhGH)成功地治疗 1 例肺功能不全伴严重营养不良(恶病质)的患者。这位 38 岁的女性患者,因患阻塞性毛细支气管炎 10 年,需要持续性机械通气,患者曾接受泼尼松口服,BMI 为 15.2 kg/m²。经用 rhGH 16 U(35 天为 1 疗程,间断 35 天后开始第 2 个疗程),在为期 3.5 个月的治疗期间,患者体重增加 14.7%,氮的排出由治疗前每天的 23.7 g 降至 8 g,至第 2 个疗程后出院时肺功能明显改善。2 个月后,患者成功地接受了肺移植手术,6 个月后体重增至 48.8 kg。学者认为,rhGH 可能成为治疗等待肺移植患者营养不良的重要手段,rhGH 能改善营养状况和呼吸肌功能,有预防呼吸道感染和减少术后并发症的作用。从以上临床研究结果可以看到,IGF-1(或 rhIGF-1)和 rhGH

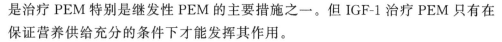

是治疗 PEM 特别是继发性 PEM 的主要措施之一。但 IGF-1 治疗 PEM 只有在保证营养供给充分的条件下才能发挥其作用。

2.GH 和葛瑞林

GH 替代治疗可使 PEM 患者的肌肉含量增加 5%～10%,但部分是由于体液潴留所致,而且 GH 可导致胰岛素抵抗和糖耐量减退。因此,使用者在禁食状态下,可能因糖异生而减少蛋白质分解,但在餐后则引起糖代谢障碍。葛瑞林可促进食欲,增加体重,与 GH 合用于急性与亚急性疾病伴营养不良者。Dong 等对合并 PEM 的透析患者使用促合成治疗方案的效果进行了综述,发现生长激素、雄激素、葛瑞林对于改善这部分患者的营养状态有较大益处。

(四)处理合并症与并发症

PEM 患者可能存在多种并发症,如心力衰竭、感染、性腺功能减退等,其处理原则和方法与其他疾病所致者相同。在处理这些临床情况时,有两点值得特别注意,即药物的剂量与药物效应。

1.药物剂量

机内总的水量随着营养不良的程度而增加,而脂肪和体重随着营养不良的程度而降低。脂溶性药物的体内表观分布容量明显减少,靶组织的药物浓度升高,药物作用时间延长。例如,氨基糖苷类抗生素靶组织的药物浓度升高足以引起肾脏毒性和耳毒性,而青霉素、妥布霉素、氨基糖苷类中的链霉素和头孢西丁似乎较安全。

2.药物效应

酸性药物进入体内后,常与血清蛋白结合,而碱性药物多与 α1-酸性糖蛋白结合,PEM 时结合的药物降低,流离的药物浓度升高,毒性增大。所以建议适当减少药物的用量或延长给药时间。

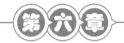

传 染 病

第一节 霍 乱

霍乱是由霍乱弧菌所引起的烈性肠道传染病，以剧烈的腹泻和呕吐、脱水、肌肉痉挛、周围循环衰竭为主要临床表现，诊治不及时易致死亡。本病主要经水传播，具有发病急、传播迅速、发病率高、常在数小时内可致人死亡等特点，对人类生命健康形成很大威胁。在我国，霍乱属于甲类传染病。本病广泛流行于亚洲、非洲、拉丁美洲地区，属国际检疫传染病。

一、病原学

(一)分类

霍乱弧菌为霍乱的病原体，WHO 腹泻病控制科研组根据弧菌的生化性状、O 抗原的特异性，将霍乱弧菌分成 139 个血清群，其中仅 O1 与 O139 可引起霍乱流行。

1.O1 群霍乱弧菌

O1 群霍乱弧菌包括古典生物型霍乱弧菌和埃尔托生物型霍乱弧菌。前者是 1883 年第 5 次霍乱世界大流行期间由德国细菌学家郭霍在埃及首先发现的；后者于 1905 年在从埃及西奈半岛埃尔托检疫站所发现。本群霍乱弧菌是霍乱的主要致病菌。

2.非 O1 群霍乱弧菌

生化反应与 O1 群霍乱弧菌相似，鞭毛抗原与 O1 群相同，而菌体 O 抗原则

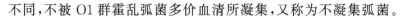

不同,不被 O1 群霍乱弧菌多价血清所凝集,又称为不凝集弧菌。

3.不典型 O1 群霍乱弧菌

本群霍乱弧菌可被多价 O1 群血清所凝集,但本群弧菌在体内、外均不产生肠毒素,因此没有致病性,多由自然水源或井水中分离得到。

4.O139 群霍乱弧菌

O139 群霍乱弧菌既不同于 O1 群霍乱弧菌,也不同于非 O1 群霍乱弧菌的 137 个血清群,而是一个新的血清群,于 1992 年 12 月 22 日首先在孟加拉国分离得到,所以又称 Bengal 型。

(二)形态学

O1 群霍乱弧菌是革兰染色阴性,呈弧形或逗点状杆菌,大小为$(1.5 \sim 2.2)\mu m \times (0.3 \sim 0.4)\mu m$,无芽胞、无夹膜,菌体尾端有一鞭毛,运动极为活泼,在暗视野悬滴镜检观察,如同夜空中的流星。患者粪便直接涂片可见弧菌纵列呈"鱼群"样。O139 霍乱弧菌为革兰阴性弧菌,不具备非 O1 群霍乱弧菌 137 个血清型的典型特征,该菌长 $2 \sim 3 \mu m$,宽约 $0.5 \mu m$,有夹膜,菌体末端有一根鞭毛,呈穿梭样运动。

(三)培养特性

霍乱弧菌在普通培养基中生长良好,属兼性厌氧菌。在碱性环境中生长繁殖快,一般增菌培养常用 pH $8.4 \sim 8.6$ 的 1% 碱性蛋白胨水,可以抑制其他细菌生长。O139 霍乱弧菌能在无氯化钠或 30 g/L 氯化钠蛋白胨水中生长,而不能在 80 g/L 浓度下生长。

(四)生化反应

O1 群霍乱弧菌和非典型 O1 群霍乱弧菌均能发酵蔗糖和甘露糖,不发酵阿拉伯糖。非 O1 群霍乱弧菌对蔗糖和甘露糖发酵情况各不相同。此外,埃尔托生物型能分解葡萄糖产生乙酰甲基甲醇(即 VP 试验)。O139 型能发酵葡萄糖、麦芽糖、蔗糖和甘露糖,产酸不产气,不发酵肌醇和阿拉伯糖。

(五)抗原结构

霍乱弧菌有耐热的菌体(O)抗原和不耐热的鞭毛(H)抗原。H 抗原为霍乱弧菌属所共有;O 抗原特异性高,有群特异性和型特异性两种抗原,是霍乱弧菌分群和分型的基础。群的特异性抗原可达 100 余种。O1 群弧菌型的特异性抗原有 A、B、C 3 种,其中 A 抗原为 O1 群弧菌所共有,A 抗原与 B 或(和 C)抗原相结合则可分为 3 型。小川型(异型,Ogawa)含 AB 抗原;稻叶型(原型,Inaba)含

AC 抗原;彦岛型(中间型,Hikojima)含 ABC 3 种抗原。霍乱弧菌所含的 BC 抗原可以因弧菌的变异而互相转化,如小川型和稻叶型之间可以互相转化。O139 霍乱弧菌与 O1 群霍乱弧菌的多价诊断血清不发生交叉凝集,与 O1 群霍乱弧菌特异性的 A、B 及 C 因子单克隆抗体也不发生反应。

霍乱弧菌能产生肠毒素、神经氨酸酶、血凝素,菌体裂解后能释放出内毒素等。其中霍乱肠毒素(cholera toxin,CT)在古典型、埃尔托生物型和 O139 型霍乱弧菌均能产生,且互相之间很难区别。

霍乱肠毒素是一种不耐热的毒素,56 ℃分钟即被破坏。在弧菌的生长对数期合成并释放于菌体外。O1 群霍乱弧菌和非 O1 群霍乱弧菌肠毒素的抗原特性大致相同。霍乱肠毒素是由 1 个 A 和 5 个 B 两个亚单位以非共价结合构成的活性蛋白。A 亚单位为毒性亚单位,分子量为27.2 kD。A 亚单位由 A1 和 A2 两条肽链组成,依靠二硫键相结合。A1 具有酶活性,A2 与 B 亚单位结合。B 亚单位为结合单位,能识别肠黏膜细胞上的特异性受体,其分子量为 11.6 kD,由 103 个氨基酸组成。肠毒素具有免疫原性,经甲醛处理后所获得的无毒性霍乱肠毒素称为类霍乱原,免疫人体后所产生的抗体能对抗霍乱肠毒素的攻击。

霍乱弧菌体有菌毛结构,古典型有 A、B、C 3 种菌毛,埃尔托生物型仅产生 B 型及 C 型菌毛。A 型菌毛的表达与霍乱肠毒素同时受 TOXR 基因调节,称为毒素共调菌毛(toxin coregulated pilus A,TCPA)。

(六)抵抗力

霍乱弧菌对干燥、加热和消毒剂均敏感。一般煮沸 1～2 分钟,可杀灭。0.2%～0.5%的过氧乙酸溶液可立即杀死。在正常胃酸中仅能存活 5 分钟,但在自然环境中存活时间较长,如在江、河、井或海水中埃尔托生物型霍乱弧菌能生存 1～3 周,在鱼、虾和介壳类食物中可存活 1～2 周。O139 霍乱弧菌在水中存活时间较 O1 群霍乱弧菌长。

二、流行病学

(一)传染源

患者和带菌者是霍乱的传染源。严重吐泻者可排出大量细菌,极易污染周围环境,是重要的传染源。轻型和隐性感染者由于发病的隐蔽性,在疾病传播上起着更重要作用。

(二)传播途径

霍乱是肠道传染病,患者和带菌者的粪便及排泄物污染水源和食物后可引起传播。其次,日常的生活接触和苍蝇亦起到传播作用。近年来发现埃尔托生物型霍乱弧菌和 O139 霍乱弧菌均能通过污染鱼、虾等水产品引起传播。

(三)人群易感性

人群对霍乱弧菌普遍易感,本病隐性感染较多,而有临床症状的显性感染则较少。病后可获一定免疫力,能产生抗菌抗体和抗肠毒素抗体,但亦有再感染的报告。霍乱地方性流行区人群或对 O1 群霍乱弧菌有免疫力者,不能免受 O139 的感染。

(四)流行特征

1.地方性与外来性

霍乱主要在东南亚地区经常流行,历次大流行均由以上地区传播。我国发生的霍乱系从国外输入,属外来传染病。流行地区以沿海一带,如广东、广西、浙江、江苏、上海等省市为主。O139 型菌株引起的霍乱无家庭聚集性,发病以成人为主(可达 74%),男性病例多于女性病例。

2.传播方式

主要经水和食物传播。一般先发生于沿海港口、江河沿岸及水网地区,再经水陆交通传播。通过航空做远距离传播也是迅速蔓延的重要原因。

3.季节性

霍乱为热带地区传染病,全年均可发病,但在各流行地区仍有一定的季节性,主要视气温和湿度是否适合于霍乱弧菌生长而定。在我国霍乱流行季节为夏秋季,以 7~10 月为多。

三、发病机制与病理改变

(一)发病机制

霍乱弧菌经口进入消化道,若胃酸正常且不被稀释,则可杀灭一定数量的霍乱弧菌而不发病。但若胃酸分泌减少或被稀释,或者食入大量霍乱弧菌,弧菌经胃到达小肠,通过鞭毛运动及弧菌产生的蛋白酶作用穿过肠黏膜上的黏液层,在 TCPA 和霍乱弧菌血凝素的作用下黏附于小肠上段肠黏膜上皮细胞刷状缘上,并不侵入肠黏膜下层,在小肠碱性环境中霍乱弧菌大量繁殖,并产生霍乱肠毒素(即霍乱原)。

霍乱肠毒素的作用方式如下:①肠毒素到达黏膜后,B 亚单位能识别肠黏膜上皮细胞上的神经节苷脂受体并与之结合;②肠毒素 A 亚单位进入肠黏膜细胞内，A1 亚单位含有二磷酸腺苷（ADP）-核糖转移酶活性，能从烟酰胺腺嘌呤二核苷酸（NAD）中转移二磷酸腺苷（ADP）-核糖至具有控制腺苷环化酶活性的三磷酸鸟嘌呤核苷调节酶（GTP 酶或称 G 蛋白）中并与之结合，从而使 GTP 酶活性受抑制，导致腺苷环化酶持续活化；③腺苷环化酶使 ATP 不断转变为环磷酸腺苷（cAMP）。当细胞内 cAMP 浓度升高时，则刺激肠黏膜隐窝细胞过度分泌水、氯化物及碳酸盐，同时抑制绒毛细胞对钠和氯离子的吸收，使水和 NaCl 等在肠腔积累，因而引起严重水样腹泻。

霍乱肠毒素还能促使肠黏膜杯状细胞分泌黏液增多，使腹泻水样便中含大量黏液。此外，腹泻导致的失水使胆汁分泌减少，且肠液中含有大量水和电解质及黏液，所以吐泻物呈"米泔水"样。除肠毒素外，内毒素及霍乱弧菌产生溶血素、酶类及其他代谢产物，亦有一定的致病作用。

(二)病理生理

霍乱的主要病理生理改变为水和电解质紊乱、代谢性酸中毒、循环衰竭和急性肾衰竭。患者由于剧烈的呕吐与腹泻，体内水和电解质大量丧失，导致脱水和电解质紊乱。在严重脱水患者，由于血容量明显减少，可出现循环衰竭，进一步引起急性肾衰竭；由于腹泻丢失大量碳酸氢根，可导致代谢性酸中毒；而循环衰竭，组织缺氧进行无氧代谢，乳酸产生过多，同时伴发急性肾衰竭，不能排泄代谢的酸性物质，均可促使酸中毒进一步加重。

(三)病理解剖

霍乱患者的死亡原因为循环衰竭和尿毒症，其主要病理变化为严重脱水，脏器实质性损害不重。皮肤苍白、干瘪、无弹性，皮下组织和肌肉脱水，心、肝、脾等脏器因脱水而缩小，色暗无光泽。肠黏膜轻度发炎、松弛，一般无黏膜上皮脱落，亦无溃疡形成，偶见出血。小肠明显水肿，色苍白暗淡，黏膜面粗糙，活检镜下仅见轻微的非特异性炎症。肾脏无炎性改变，肾小球和肾间质毛细血管可见扩张，肾小管可有混浊变性和坏死。

四、临床表现

3 种生物型弧菌所致霍乱的临床表现基本相同，古典生物型和 O139 型霍乱弧菌引起的疾病，症状较严重，埃尔托生物型霍乱弧菌引起的症状轻者较多，无症状的病原携带者亦较多。本病潜伏期，短者数小时，长者 7 天，一般为 1～3 天；典型患者多发病急，少数患者发病前 1～2 天可有头昏、乏力或轻度腹泻等前驱症状。

(一)病程

典型病例的病程可分为 3 期。

1.吐泻期

绝大多数患者以剧烈的腹泻、呕吐开始。一般不发热,仅少数有低热。

(1)腹泻:腹泻是发病的第一个症状,不伴有里急后重感,多数不伴腹痛,少数患者因腹直肌痉挛而引起腹痛。大便初为泥浆样或水样,尚有粪质,以后迅速变为"米泔水"样或无色透明水样,无粪臭,微有淡甜或鱼鲜味,含有大量黏液。少数患者可排出血便,以埃尔托霍乱弧菌引起者多见。腹泻次数由每天数次至数十次不等,重者则大便失禁。腹泻量在严重患者甚至每次可达到 1 000 mL。

(2)呕吐:呕吐一般发生在腹泻之后,但也有先于腹泻或与腹泻同时发生。呕吐不伴恶心,多呈喷射性和连续性。呕吐物初为胃内食物,继而为清水样,严重者为"米泔水"样呕吐物。呕吐一般持续 1~2 天。

2.脱水期

由于剧烈的呕吐与腹泻,使体内大量水分和电解质丧失,因而出现脱水、电解质紊乱和代谢性酸中毒,严重者出现循环衰竭。本期病程长短主要决定于治疗是否及时和正确,一般为数小时至 2~3 天。

(1)脱水:可分轻、中、重 3 度。轻度脱水,可见皮肤黏膜稍干燥,皮肤弹性略差,一般约失水 1 000 mL,儿童 70~80 mL/kg。中度脱水,可见皮肤弹性差,眼窝凹陷,声音轻度嘶哑,血压下降和尿量减少,丧失水分 3 000~3 500 mL,儿童 80~100 mL/kg。重度脱水,则出现皮肤干皱,没有弹性,声音嘶哑,并可见眼眶下降,两窝深凹,神志淡漠或不清的"霍乱面容"。重度脱水患者约脱水 4 000 mL,儿童 100~120 mL/kg。

(2)循环衰竭:是严重失水所致的失水性休克。出现四肢厥冷,脉搏细速,甚至不能触及,血压下降或不能测出。继而由于脑部供血不足、脑缺氧而出现神志意识障碍,开始为烦躁不安,继而呆滞、嗜睡甚至昏迷,出现循环衰竭,若不积极抢救,可危及生命。

(3)酸中毒:临床表现为呼吸增快,严重者除出现库斯莫尔呼吸外,可有神志意识障碍,如嗜睡、感觉迟钝甚至昏迷。

(4)肌肉痉挛:由于呕吐、腹泻使大量的钠盐丧失,严重的低血钠引起腓肠肌和腹直肌痉挛。临床表现为痉挛部位的疼痛和肌肉呈强直状态。

(5)低血钾:频繁的腹泻使钾盐大量丧失,血钾可显著降低。临床表现为肌张力减弱、膝反射减弱或消失、腹胀,亦可出现心律失常。心电图示 Q-T 间期延长,T 波平坦或倒置,出现 U 波。

3.恢复期或反应期

腹泻停止,脱水纠正后多数患者症状消失,尿量增加,体力逐步恢复。但亦有少数病例由于血液循环的改善,残留于肠腔的内毒素被吸收进入血液,可引起轻重不一的发热。一般体温可达 38～39 ℃,持续 1～3 天后自行消退。

(二)临床类型

根据失水程度、血压和尿量情况,可分为轻、中、重 3 型。

1.轻型

起病缓慢,腹泻每天不超出 10 次,为稀便或稀水样便,一般不伴呕吐,持续腹泻3～5 天后恢复。无明显脱水表现。

2.中型(典型)

有典型的腹泻和呕吐症状,腹泻每天达 10～20 次,为水样或"米泔水"样便,量多,因而有明显失水体征。表现为血压下降,收缩压 9.3～12.0 kPa(70～90 mmHg),尿量减少,24 小时尿量在 500 mL 以下。

3.重型

患者除有典型腹泻和呕吐症状外,存在严重失水,因而出现循环衰竭。表现为脉搏细速或不能触及,血压明显下降,收缩压低于 9.3 kPa(70 mmHg)或不能测出,24 小时尿量在 50 mL 以下。

除上述 3 种临床类型外,尚有一种罕见的暴发型或称中毒型,又称干性霍乱。本型起病急骤,尚未出现腹泻和呕吐症状,即迅速进入中毒性休克而死亡。

五、实验室检查

(一)一般检查

1.血常规及生化检查

由于失水可引起血液浓缩,红细胞计数升高,血红蛋白和血细胞比容增高。白细胞计数可达 10×10^9/L 以上。分类计数中性粒细胞和单核细胞增多。严重脱水患者可有血清钠、钾、氯均降低,尿素氮、肌酐升高,而 HCO_3^- 下降。

2.尿常规检查

可有少量蛋白,镜检有少许红、白细胞和管型。

3.大便常规检查

可见黏液和少许红细胞、白细胞。

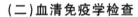

(二)血清免疫学检查

霍乱弧菌的感染者,能产生抗菌抗体和抗肠毒素抗体。抗菌抗体中的抗凝集抗体一般在发病第 5 天出现,病程 8~11 天达高峰。血清免疫学检查主要用于流行病学的追溯诊断和粪便培养阴性可疑患者的诊断。若抗凝集素抗体双份血清滴度 4 倍以上升高,有诊断意义。

(三)病原学检查

1.粪便涂片染色

取粪便或早期培养物涂片行革兰染色镜检,可见革兰阴性稍弯曲的弧菌,无芽胞、无荚膜,而 O139 菌除可产生荚膜外,其他与 O1 菌相同。

2.悬滴检查

将新鲜粪便做悬滴或暗视野显微镜检,可见运动活泼呈穿梭状的弧菌。

3.制动试验

取急性期患者的水样粪便或碱性蛋白胨水增菌培养 6 小时左右的表层生长物,先做暗视野显微镜检,观察动力。如有穿梭样运动物时,则加入 O1 群多价血清一滴。若是 O1 群霍乱弧菌,由于抗原抗体作用,则凝集成块,弧菌运动即停止。若加 O1 群血清后,不能制止运动,应再用 O139 血清重做试验。

4.增菌培养

所有怀疑霍乱患者的粪便,除做显微镜检外,均应做增菌培养。粪便留取应在使用抗菌药物之前。增菌培养基一般用 pH 8.4 的碱性蛋白胨水,36~37 ℃培养 6~8 小时后表面能形成菌膜。此时应进一步做分离培养,并进行动力观察和制动试验,这将有助于提高检出率和早期诊断。

5.核酸检测

应用霍乱毒素基因的 DNA 探针做菌落杂交,能迅速鉴定出产霍乱毒素的霍乱弧菌,但不能鉴别霍乱弧菌的古典生物型、埃托尔生物型和 O139 生物型。应用 PCR 技术来快速诊断霍乱也得到应用。其中通过识别 PCR 产物中的霍乱弧菌毒素基因亚单位 $CTxA$ 和毒素共调菌毛基因 $TcpA$ 来区别霍乱弧菌和非霍乱弧菌。然后根据 $TcpA$ 基因的不同 DNA 序列来区别古典生物型、埃托尔生物型和 O139 生物型霍乱弧菌。4 小时以内可出结果,能检测出碱性蛋白胨水中 10 条以下的弧菌。具有快速、特异、敏感的优点。

6.ELISA

用针对 O139 霍乱弧菌"O"抗原的单克隆抗体,用 dot-ELISA 直接检测直肠拭子标本中的抗原,呈现出极高的敏感性和特异性。

六、并发症

(一)急性肾衰竭

发病初期由于剧烈呕吐、腹泻导致脱水,出现少尿,此为肾前性少尿,经及时补液尿量能迅速增加而不发生肾衰竭。若补液不及时,脱水加重引起休克,由于肾脏供血不足,可引起肾小管缺血性坏死,出现少尿、无尿和氮质血症。

(二)急性肺水肿

由于本病脱水严重,往往需要快速补液,若不注意同时纠正酸中毒,则往往容易发生肺水肿。这是代谢性酸中毒导致肺循环高压之故。

七、诊断

霍乱流行地区,在流行季节,任何有腹泻和呕吐的患者均应考虑霍乱可能,因此均需做排除霍乱的粪便细菌学检查。凡有典型症状者,应先按霍乱处理。

(一)诊断标准

具有下列之一者,可诊断为霍乱。

(1)有腹泻症状,粪便培养霍乱弧菌阳性。

(2)霍乱流行期间,在疫区内有典型的腹泻和呕吐症状,迅速出现严重脱水、循环衰竭和肌肉痉挛者。虽然粪便培养未发现霍乱弧菌,但并无其他原因可查者。如有条件可做双份血清凝集素试验,滴度4倍上升者可诊断。

(3)疫源检索中发现粪便培养阳性前5天内有腹泻症状者,可诊断为轻型霍乱。

(二)疑似诊断

具有以下之一者。

(1)具有典型霍乱症状的首发病例,病原学检查尚未肯定前。

(2)霍乱流行期间与霍乱患者有明确接触史,并发生泻吐症状,而无其他原因可查者。

疑似患者应进行隔离、消毒,做疑似霍乱的疫情报告,并每天做粪便培养,若连续两次粪便培养阴性,可做否定诊断,并做疫情订正报告。

八、鉴别诊断

(一)急性细菌性胃肠炎

急性细菌性胃肠炎由副溶血弧菌、金黄色葡萄球菌、变形杆菌、蜡样芽孢杆菌、致病性和产肠毒素性大肠埃希菌等引起。由于细菌和食物中产生肠毒素，人进食后即发病。本病起病急骤，同食者常集体发病。且往往是先吐后泻，排便前有阵发性腹痛。粪便常为黄色水样便或偶带脓血。

(二)病毒性胃肠炎

病毒性胃肠炎常由人轮状病毒、诺如病毒等引起。患者一般有发热，除腹泻、呕吐外可伴有腹痛、头痛和肌痛，少数有上呼吸道症状。大便为黄色水样便，粪便中能检出病毒抗原。

(三)急性细菌性痢疾

典型患者有发热、腹痛、里急后重和脓血便，易与霍乱鉴别。

轻型患者仅腹泻黏液、稀液，需与轻型霍乱鉴别，主要依靠粪便细菌学检查。

九、治疗

治疗原则：严格隔离，及时补液，辅以抗菌和对症治疗。应按甲类传染病进行严格隔离，及时上报疫情，确诊患者和疑似病例应分别隔离。患者排泄物应彻底消毒。患者症状消失后，隔天粪便培养一次，连续两次粪便培养阴性方可解除隔离。

(一)补液疗法

1.静脉输液

及时补充液体和电解质是治疗本病的关键。治疗开始时以生理盐水做快速静脉滴注，当血压回升后可考虑选择以下液体。

(1)541液：即每升溶液中含氯化钠 5 g、碳酸氢钠 4 g、氯化钾 1 g。此液的电解质浓度与大便丧失的电解质浓度相似，为等渗溶液，是目前治疗霍乱的首选液。若在此溶液 1 000 mL 中加 50%葡萄糖 20 mL，则为含糖 541 液，可防低血糖。可以按照 0.9%氯化钠 550 mL、1.4%碳酸氢钠300 mL、10%氯化钾 10 mL 和 10%葡萄糖 140 mL 的比例配制。幼儿由于肾脏排钠功能较差，为避免高血钠，其比例改为每升液体含氯化钠 2.65 g、碳酸氢钠 3.75 g、氯化钾 1 g、葡萄糖 10 g。

(2)2∶1溶液：2 份生理盐水，1 份 1.4%碳酸氢钠溶液，由于不含氯化钾，故应注意补充。

输液的量和速度：应根据失水程度而定。轻度失水患者以口服补液为主，如有呕吐不能口服者给予静脉补液 3 000～4 000 mL/d；中度失水补液 4 000～8 000 mL/d；重度失水补液 8 000～12 000 mL/d。补液量也可以根据血浆比重计算,血浆比重每升高 0.001(正常为 1.025),成人补液量为每千克体重 4 mL,婴儿、幼年儿童为每千克体重 10 mL。输液总量的 40% 应于 15～30 分钟内输完,余量于 3～4 小时输完。补液不足和时间拖延可促使肾衰竭出现,补液过多过快易发生肺水肿。因此,补液期间要密切观察病情变化,如皮肤黏膜的干燥程度、皮肤弹性、血压、脉搏、尿量、颈静脉充盈和肺部听诊情况,以避免肺水肿发生。

儿童患者的补液方法:轻型 24 小时内补液 100～150 mL/kg,中、重型患儿静脉补液各自为 150～200 mL/kg 和 200～250 mL/kg。可用 541 溶液,若应用 2:1 溶液则应注意补钾。儿童粪便中钠含量较成人为低,因此补液中的钠含量应相应减少,以避免高血钠症的发生。儿童对低血钾比成人敏感,所以钾的补充应及时和足量。

2.口服补液

霍乱肠毒素虽然能抑制肠黏膜对氯化钠的吸收,但对葡萄糖的吸收能力并无改变,而且葡萄糖还能增进水和钠的吸收。因此,对轻、中型患者可以口服补液,重型患者在通过静脉补液病情改善后,也可改用口服补液。一般应用葡萄糖 20 g,氯化钠 3.5 g,碳酸氢钠 2.5 g,氯化钾 1.5 g 加水 1 000 mL。口服量可按成人 750 mL/ h,小儿 15～20 mL/kg。以后每 6 小时的口服量按前一个 6 小时吐泻量的 1.5 倍计算。

(二)抗菌治疗

应用抗菌药物控制病原菌后能缩短病程,减少腹泻次数和迅速从粪便中清除病原菌,但仅作为液体疗法的辅助治疗。近年来已发现四环素的耐药菌株,但对多西环素仍敏感。目前常用药物:复方磺胺甲基异噁唑,每片含甲氧苄啶(TMP)80 mg、磺胺甲基异噁唑(SMZ)400 mg,成人每次 2 片,每天 2 次。小儿 30 mg/kg,分 2 次口服。多西环素,成人每次 200 mg,每天 2 次,小儿每天 6 mg/kg,分 2 次口服。诺氟沙星,成人每次 200 mg,每天 3 次,或环丙沙星,成人每次 250～500 mg,每天 2 次口服。以上药物任选一种,连服 3 天。不能口服者可应用氨苄西林肌内或静脉注射。O139 菌对四环素、氨苄西林、氯霉素、红霉素、头孢菌素 V 号、环丙沙星敏感,而对复方磺胺甲基异噁唑、链霉素、呋喃唑酮耐药。

(三)对症治疗

休克患者经补液后血容量基本恢复,但血压仍低者,可应用地塞米松 20～40 mg 或氢化可的松 100～300 mg,静脉滴注,并可加用血管活性药物静脉滴注。

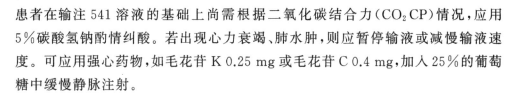

患者在输注 541 溶液的基础上尚需根据二氧化碳结合力（CO_2CP）情况，应用 5％碳酸氢钠酌情纠酸。若出现心力衰竭、肺水肿，则应暂停输液或减慢输液速度。可应用强心药物，如毛花苷 K 0.25 mg 或毛花苷 C 0.4 mg，加入 25％的葡萄糖中缓慢静脉注射。

十、预后

本病的预后与所感染霍乱弧菌生物型的不同，以及临床类型轻重、治疗是否及时和正确有关。此外，年老体弱或有并发症者预后差，治疗不及时者预后差。死亡原因主要是循环衰竭和急性肾衰竭。

十一、预防

（一）控制传染源

应用敏感的、特异的方法进行定期的流行病学调查。建立肠道门诊，以便及时发现患者和疑似患者。尤其当发现首例可疑病例时，应该做到"五早一就"，即早发现、早诊断、早隔离、早治疗、早报告和就地处理。对于高危人群如家庭密切接触者进行粪便检查和预防性服药。一般应用多西环素 200 mg 顿服，次日口服 100 mg，儿童每天 6 mg/kg，连服 2 天。亦可应用诺氟沙星，每次 200 mg，每天 3 次，连服 2 天。对疫源区要进行严格、彻底消毒，防止疫情扩散。加强和完善国境卫生检疫，严防霍乱从国外传入或国内传出。

（二）切断传播途径

加强饮水消毒，定期检测饮水余氯，确保用水安全。加强垃圾和污水的无害化处理。良好的卫生设施可以明显减少霍乱传播的危险性。对患者和带菌者的排泄物进行彻底消毒。加强对食品的卫生管理。此外，应消灭苍蝇等传播媒介。

（三）提高人群免疫力

以前使用全菌死疫苗和霍乱肠毒素的类毒素疫苗，由于其保护效率低、作用时间短，不能防止隐性感染和带菌者，目前已被停止使用。现国外应用基因工程技术制成并试用的有多种疫苗，仍在扩大试用，包括以下几种。

1.B 亚单位-全菌体疫苗（whole cell B subunit vaccine，BS-WC）

这是由灭活的霍乱弧菌全菌体细胞（WC）和纯化的霍乱肠毒素 B 亚单位（BS）组成的疫苗。此疫苗保护率为 65％～85％，对古典生物型霍乱弧菌的预防作用优于埃尔托生物型霍乱弧菌。此外，尚有一种重组 B 亚单位-全菌体疫苗（BS-rWC），也显示出同样的保护效率。

2.减毒口服活疫苗

CVD103-HgR 疫苗,为一重组的不含 *CTXA* 基因减毒活疫苗,此疫苗能明显对抗 O1 群古典生物型和埃尔托生物型霍乱弧菌的感染。Tacket 等报告,口服$(3\sim5)\times10^8$ 单一剂量 CVD103-HgR 疫苗后,志愿者中获得 100% 的保护作用。一般认为保护作用至少持续 6 个月,但动物实验表明,此疫苗对 O139 型霍乱弧菌无保护作用。

十二、结语

(1)霍乱属于甲类传染病,是由霍乱弧菌所引起的烈性肠道传染病,以剧烈的腹泻和呕吐、脱水、肌肉痉挛、周围循环衰竭为主要临床表现。

(2)本病主要经水传播,具有发病急、传播迅速、发病率高、诊治不及时易致死亡等特点。应按甲类传染病严格隔离患者,并及时上报疫情。

(3)治疗上及时补液,辅以抗菌和对症治疗。

第二节　伤寒和副伤寒

伤寒和副伤寒是由伤寒沙门菌、副伤寒沙门菌引起的急性细菌性传染病(乙类传染病)。临床特征为持续发热、表情淡漠、相对缓脉、腹痛、玫瑰疹、肝脾大及白细胞计数降低、嗜酸性粒细胞减少或消失等,有时可出现肠出血、肠穿孔等严重并发症。

一、病原学与流行病学

伤寒沙门菌、副伤寒沙门菌为革兰阴性杆菌,具有脂多糖细胞壁抗原(O 抗原)和鞭毛抗原(H 抗原),还有多糖毒力(Vi)抗原。伤寒沙门菌裂解所释放的内毒素在发病机制中起重要作用,伤寒沙门菌对干燥、寒冷抗力较强,在干燥污物、水和食物中可存活 $2\sim3$ 周。伤寒可发生于任何季节,但以夏秋季多见,儿童与青年多见。传染源为伤寒、副伤寒患者及带菌者。传播途径为粪-口途径经消化道接触传播,食物被污染是传播的主要途径,食物、水源被污染可引起暴发。人群普遍易感。

二、临床特征与诊断

伤寒的诊断主要依据流行病学资料、临床表现和实验室检查。流行病学资料如当地伤寒疫情、伤寒疫苗接种史与伤寒病史、近期伤寒患者接触史、夏秋季节发病等。伤寒的潜伏期一般为7～14天(3～60天);临床依据为持续1周以上的发热,伴有全身中毒症状、表情淡漠、食欲缺乏、腹胀、腹痛、腹泻或便秘等胃肠症状,相对缓脉、玫瑰疹、肝脾大等体征,如发生肠出血、肠穿孔、中毒性心肌炎、溶血尿毒综合征等对诊断更有帮助。实验室检查见外周血白细胞计数减少、淋巴细胞相对增多,嗜酸性细胞减少或消失;肥达反应有辅助诊断价值,确诊需血(骨髓)培养伤寒、副伤寒沙门菌阳性。

三、治疗

(一)抗菌治疗

抗菌治疗是关键性治疗。

1.首选药物

(1)喹诺酮类药:左氧氟沙星500 mg,每天1次,或200 mg每天2～3次,口服或静脉滴注;环丙沙星,1次500 mg,每天2次,口服或静脉滴注。

(2)头孢菌素类:如头孢曲松钠,尤其适用于18岁以下患者与妊娠妇女、哺乳妇女。成人1次1～2 g,每12小时1次,静脉滴注;儿童,每天100 mg/kg,分2次。或用头孢噻肟,成人,1次1～2 g,每8小时1次,静脉滴注;儿童,每天150 mg/kg,分3次。抗菌疗程为14天。

2.次选药物

(1)氨苄西林:成人,每天4～6g;儿童,每天100～150 mg/kg,分3～4次口服或静脉滴注。

(2)阿莫西林:成人,每天2～4 g,分3～4次口服。抗菌疗程为14天。

3.带菌者治疗

左氧氟沙星500 mg,每天1次,或200 mg每天2次,口服;环丙沙星,1次500 mg,每天2次,口服;疗程均为4～6周。氨苄西林,成人,每天4～6 g;儿童,每天150 mg/kg,分3～4次口服或静脉滴注。阿莫西林,成人,每天2～4 g,分3～4次口服。疗程均为4～6周。

需要注意的是喹诺酮类药物因其影响骨骼及关节发育,孕妇、哺乳妇女及18岁以下禁用。

(二)一般治疗

一般治疗不能忽视,包括消毒隔离,按照肠道传染病常规隔离消毒,隔离期为临床症状消失后每5～7天送粪便做伤寒沙门菌培养,连续2次阴性方可解除隔离。发热患者应卧床休息。尤其应注意口腔护理,卧床时注意更换体位预防肺部感染和压疮。饮食以流质、少渣、易消化为宜。

(三)合并症治疗

1.肠出血

酌量输血;禁用泻剂及灌肠;内科治疗无效应考虑手术治疗。

2.肠穿孔

除局限者外,应及早手术治疗,同时控制腹膜炎。

3.中毒性心肌炎

绝对卧床休息,保护心肌,必要时使用肾上腺糖皮质激素。如发生心力衰竭,按心力衰竭处理。

4.溶血尿毒综合征

有效抗菌,应用肾上腺糖皮质激素如地塞米松、泼尼松龙等;输血及碱化尿液;小剂量肝素;必要时血液透析治疗。

第三节　流行性脑脊髓膜炎

流行性脑脊髓膜炎简称流脑,是由脑膜炎奈瑟菌(又称脑膜炎球菌)引起的急性化脓性脑膜炎,为急性呼吸道传染病。主要临床表现为发热、头痛、呕吐、皮肤黏膜瘀点、瘀斑及脑膜刺激征,重者可有败血症性休克和脑膜脑炎。流脑感染进程迅速、病情严重,重者常可危及生命或留有后遗症。本病好发于冬春季,儿童为主,常呈散发。

一、病原学

直径为 $0.6\sim1\ \mu m$,常凹面相对,成对排列或四联排列,能产生毒力较强的内毒素,有荚膜,无鞭毛和脑膜炎球菌属奈瑟菌属,革兰染色阴性,呈肾形双球菌,直芽胞。组成其细胞壁复合物有荚膜多糖、蛋白质、脂多糖、类脂质等多种成分。根据荚膜多糖免疫特异性的不同,国际上将脑膜炎球菌分成 13 个血清群,即 A、B、C、D、X、Y、Z、29E、W135、H、I、K、L 群等,在我国主要的流行菌群为 A 群,但近年来少数地区也出现 B 群和 C 群等血清群。

该菌为专性需氧菌,仅存在于人体,可从带菌者及患者鼻咽部、血液、脑脊

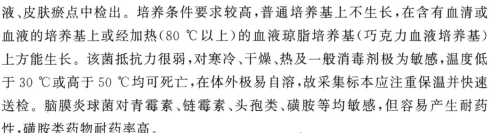

液、皮肤瘀点中检出。培养条件要求较高,普通培养基上不生长,在含有血清或血液的培养基上或经加热(80 ℃以上)的血液琼脂培养基(巧克力血液培养基)上方能生长。该菌抵抗力很弱,对寒冷、干燥、热及一般消毒剂极为敏感,温度低于 30 ℃或高于 50 ℃均可死亡,在体外极易自溶,故采集标本应注重保温并快速送检。脑膜炎球菌对青霉素、链霉素、头孢类、磺胺等均敏感,但容易产生耐药性,磺胺类药物耐药率高。

二、流行病学

(一)传染源

带菌者和患者是本病的传染源。本病隐性感染率高,流行期间人群带菌率可高达 50% 以上。由于病原菌存在于感染者的鼻咽部,大部分不出现临床症状,不易被发现,因此带菌者作为传染源的意义更重要。患者从潜伏期开始至发病后 10 天内具有传染性。

(二)传播途径

病原菌主要经咳嗽、打喷嚏借飞沫经呼吸道传播。由于该菌在体外生存力极弱,故通过玩具与用品等间接传播机会极少。但密切接触如亲吻、同睡、怀抱、喂乳等对 2 岁以下婴幼儿传播有重要意义。

(三)人群易感性

人群普遍易感,隐性感染率高。人群易感性与体内抗体水平密切相关,6 个月至 2 岁小儿因从母体内获得的抗体降到最低水平,故发病率最高,以后随年龄增加,发病率逐渐降低。人感染后产生的免疫力较为持久,各群之间虽有交叉免疫,但不持久。

(四)流行特征

流脑遍及世界各地,呈散发或大、小流行。以冬春季发病较多,一般从 11～12 月开始上升,次年 2～4 月达高峰,5 月起逐渐下降,但全年均可有散发病例。我国各地均有本病发生,曾先后发生过多次全国性大流行,自 1984 年广泛开展 A 群疫苗接种后,发病率逐年降低,但近几年有上升趋势。以往流行菌株以 A 群为主,近年 B 群和 C 群有增多趋势,在个别省份发生了 C 群引起的局部流行。由于人群免疫力及受染机会的不同,各地区的发病差异甚大,与居住的人口密度、居住条件、健康状况及隐性感染机会等有密切关系。

三、发病机制与病理改变

脑膜炎球菌通常寄居于健康人鼻咽腔,5％～10％的健康人鼻咽部带有本菌。流行期高达20％～70％,但带菌者90％并不发病,少数引起鼻咽炎,严重者造成菌血症,仅1％～2％的人经血液或淋巴到达脊髓膜引起细菌性脑脊髓膜炎。

脑膜炎球菌自鼻咽部侵入人体,其致病因素主要有菌体的荚膜、菌毛、菌体产生的IgA1蛋白酶以及菌体细胞壁外壁层的脂寡糖,即内毒素。内毒素可激活补体,血清炎症介质明显增加,产生循环障碍和休克,是本病致病的重要因素。脑膜炎球菌内毒素可引起小血管和毛细血管坏死性出血,激活凝血系统,在休克早期即可出现弥散性血管内凝血,继而加重微循环障碍、出血及休克,引起缺血性组织损伤,导致多器官功能衰竭。

脑膜炎球菌通过跨细胞途径侵犯脑膜,在基底膜被释放进入脑脊液,释放内毒素破坏血-脑屏障,引起脑膜和脊髓膜化脓性炎症及颅内压升高,出现惊厥、昏迷等症状。

流脑在败血症期主要病变是血管内皮的损害,血管壁炎症、坏死及血栓形成,血管周围出血。皮肤黏膜、内脏器官也可有出血现象。严重败血症患者还可能引起肾上腺出血,即华-佛氏综合征。脑膜炎期主要病变在软脑膜和蛛网膜,表现为血管充血、出血、炎症及水肿,引起颅内压增高、脑脊液混浊。颅底部由于化脓性炎症的直接侵袭和炎症后粘连,可引起视神经、展神经等脑神经损害,并出现相应的症状。

四、临床表现

潜伏期为1～10天,一般为2～3天,短者仅为数小时。按病情分为以下各型。

(一)普通型

占90％。按病情可分为4期。

1.前驱期(上呼吸道感染期)

持续1～2天,多数患者无此期表现,部分表现为发热、咽痛、鼻炎和咳嗽等上呼吸道感染症状。

2.败血症期

常无前驱症状,多数起病后迅速出现此期表现,可持续1～2天。患者突然出现高热、寒战、头痛、呕吐、乏力、肌肉酸痛、神志淡漠等全身中毒症状,70％以上患者皮肤黏膜可出现瘀点、瘀斑。幼儿常表现为哭闹、拒食、烦躁、因皮肤感觉过敏而拒抱,以及惊厥等。

3.脑膜脑炎期

多与败血症期症状同时出现,经积极治疗后通常在 2～5 天内进入恢复期。除高热及毒血症状外,主要表现为中枢神经系统症状,如剧烈头痛、喷射性呕吐、烦躁不安,以及颈项强直、布鲁津斯基征和凯尔尼格征等脑膜刺激征阳性,严重者可出现谵妄、抽搐及意识障碍。颅内压升高明显者可有血压升高、脉搏减慢等。婴幼儿多不典型,前囟未闭者可隆起,脑膜刺激征可缺如或不明显。

4.恢复期

经治疗后体温逐渐降至正常,皮肤瘀血、瘀斑消失或结痂愈合,症状逐渐好转,神经系统检查正常。病程中约有 10% 的患者可出现口唇疱疹。

(二)暴发型

病情凶险、进展迅速,如不及时治疗 6～24 小时内即可危及生命,病死率高,儿童多见。可分为以下 3 种类型。

1.休克型

休克型又称暴发型脑膜炎球菌败血症,表现为急起寒战、高热或体温不升、严重中毒症状。短期内(12 小时内)出现全身广泛瘀点、瘀斑,可迅速融合扩大,或继以瘀斑中央坏死。随后出现面色苍白、唇及指端发绀、四肢厥冷、皮肤花斑状、脉搏细速、血压下降,易并发弥散性血管内凝血。多无脑膜刺激征,脑脊液检查多无异常。

2.脑膜脑炎型

脑膜脑炎型主要表现为脑膜和脑实质损伤。患者常于 1～2 天出现严重神经系统症状,除高热、头痛、呕吐症状外,意识障碍加深,可迅速出现昏迷。颅内压升高,可有惊厥、脑膜刺激征阳性、锥体束征阳性。部分患者可出现脑疝及其相应的症状。

3.混合型

兼有上述 2 型的临床表现,常同时或先后出现,是本病最严重的一型。

(三)轻型

临床表现为低热、轻微头痛、咽痛等上呼吸道感染症状,皮肤黏膜可有少量细小出血点,亦可有脑膜刺激征。脑脊液可有轻度炎症改变,咽培养可有脑膜炎双球菌生长。

(四)慢性型

此型不多见,成年患者较多,病程常迁延数月之久。患者常有间歇性畏冷、寒战、发热发作,每次历时 12 小时后即缓解,相隔 1～4 天后再次发作。血培养可为阳性。

五、实验室检查

(一)血象

白细胞计数一般在 $(10～20)×10^9/L$,中性粒细胞增至 $80\%～90\%$。

(二)脑脊液检查

脑脊液检查是确诊的重要方法。病初或休克型患者,脑脊液多无明显变化,可表现为压力升高,应于 12～24 小时后复查。典型的脑膜脑炎期,压力常升高,外观呈浑浊米汤样甚或脓样,白细胞数明显增高至 $1\ 000×10^6/L$ 以上,并以多核细胞增高为主,糖及氯化物明显减少,蛋白质含量升高。

(三)细菌学检查

细菌学检查是确诊的重要手段,应注意标本送检条件。

1.涂片

取皮肤瘀点处的组织液或离心沉淀后的脑脊液做涂片染色。阳性率为 $60\%～80\%$,是早期诊断的重要方法。

2.细菌培养

应在使用抗菌药物前收集标本。取瘀斑组织液、血或脑脊液,进行培养。

(四)血清免疫学检查

常用对流免疫电泳法、乳胶凝集法、反向间接血凝试验、ELISA 等进行脑膜炎球菌抗原检测,主要用于早期诊断,阳性率可达 90% 以上。

(五)其他

如脑膜炎球菌核酸 DNA 特异性片段检测等。

六、并发症及后遗症

经早期积极抗菌治疗,并发症及后遗症已很少见。主要有继发感染及病灶迁徙,包括肺炎、中耳炎、化脓性关节炎等。因脑及周围组织粘连等可引起后遗症,包括硬脑膜下积液、脑积水、肢体瘫痪、癫痫等。

七、诊断

诊断流脑需根据流行病学资料、临床症状和体征,以及实验室检查结果进行综合分析,确诊需依靠细菌学或流脑特异性血清免疫学检查。

(一)疑似病例

(1)有流脑流行病学史:冬春季节发病(2～4月为流行高峰),1周内有流脑患者密切接触史,或当地有本病发生或流行;既往未接种过流脑疫苗。

(2)临床表现、脑脊液检查符合化脓性脑膜炎表现。

(二)临床诊断病例

(1)有流脑流行病学史。

(2)临床表现及脑脊液检查符合化脓性脑膜炎表现,伴有皮肤黏膜瘀点、瘀斑。或虽无化脓性脑膜炎表现,但在感染性中毒性休克表现的同时伴有迅速增多的皮肤黏膜瘀点、瘀斑。

(三)确诊病例

在临床诊断病例的基础上,细菌学或流脑特异性血清免疫学检查阳性。

八、鉴别诊断

从国内发表的流脑误诊报告来看,流脑病例比较容易误诊为上感、其他原因的败血症及各种原因的紫癜性疾病。而其他容易误诊为流脑的病例,主要有其他细菌导致的化脓性脑膜炎、结核性脑膜炎、脑脓肿等。

(一)其他细菌引起的化脓性脑膜炎

具有发病急、畏寒、高热、头痛、呕吐、抽搐、意识障碍、脑膜刺激征阳性等表现,类似流脑。但本病常有原发病灶,如肺炎、中耳炎、乳突炎、败血症、脑外伤、骨髓炎等,或继发于腰穿、麻醉、手术等有创操作后。发病无明显季节性,散发为主,无皮肤瘀点、瘀斑等。确诊主要依据细菌学检查。

(二)结核性脑膜炎

本病可有急性发作者,在流脑流行季节,急性发作者易误诊为流脑;慢性型流脑患者,又易误诊为本病。但本病大多有结核患者接触史,肺部或肺外有结核病灶。发病缓慢,病程较长,伴有低热、盗汗、消瘦等症状,皮肤无瘀点和瘀斑;外周血白细胞计数正常或稍高,淋巴细胞增多;脑脊液澄清或呈毛玻璃状,细胞总数增多,以单核细胞为主,蛋白质含量增加,糖及氯化物下降;脑脊液涂片可检出抗酸染色阳性杆菌。

(三)虚性脑膜炎

某些急性发热性感染性疾病,如肺炎、扁桃体炎、伤寒、中毒性菌痢、脑型疟疾等有严重毒血症时,可出现脑膜刺激征,又称感染性中毒性脑病。但本病有显明的原发疾病存在,脑脊液除压力升高外,一般均正常(细胞总数可稍增,蛋白质含量可轻度增加)。

九、治疗

(一)普通型

1.病原治疗

一旦高度怀疑流脑应尽早(30分钟内)、足量应用敏感并能透过血-脑屏障的抗菌药物。

(1)青霉素:目前青霉素对脑膜炎球菌仍高度敏感,虽不易透过正常血-脑屏障,但在脑膜有炎症时亦有10%～30%药物透过,故需大剂量才能达到脑脊液的有效浓度,临床上可获良好疗效。剂量成人每天800万～1 200万单位,儿童每天每公斤体重20万～40万单位,分3～4次加入5%葡萄糖液内静脉滴注,疗程5～7天。

(2)头孢菌素类:第三代头孢菌素对脑膜炎球菌抗菌活性强,易透过血-脑屏障,在脑脊液中浓度高。头孢噻肟剂量:成人每天2～4 g,儿童每天50～150 mg/kg,分2～4次肌内注射或静脉滴注。头孢曲松剂量:成人每天每次0.5～2 g,病情严重者每12小时给药1～2 g,儿童每天50～100 mg/kg,分2次肌内注射或静脉滴注。疗程3～5天。

(3)氯霉素:对脑膜炎球菌亦很敏感,且较易透过血-脑屏障,脑脊液浓度为血浓度的30%～50%。剂量:成人每天2～4 g,儿童每天50 mg/kg,根据病情可口服、肌内注射或静脉滴注,疗程3～7天。应注意其对骨髓抑制的不良反应,一般不作为首选。

(4)磺胺类药:由于近年来耐药菌株的增加,现已少用,仅用于该地区对磺胺药物敏感的流行菌株的患者,现多选用复方磺胺甲噁唑。

2.一般对症治疗

早期诊断,就地住院隔离治疗,密切监护,加强护理,预防并发症。同时加强营养支持治疗及维持水和电解质平衡。高热时可用物理降温和药物降温;颅内高压时予以20%甘露醇1～2 g/kg,快速静脉滴注,根据病情4～6小时一次,可

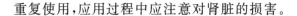

重复使用,应用过程中应注意对肾脏的损害。

(二)暴发型流脑的治疗

1.休克型

(1)尽早应用抗菌药物:可联合应用抗生素,首剂可加倍。

(2)迅速纠正休克。①扩充血容量及纠正酸中毒治疗:最初 1 小时内成年人 1 000 mL,儿童10～20 mL/kg,快速静脉滴注。输注液体为 5%碳酸氢钠液 5 mL/kg和右旋糖酐-40。此后酌情使用晶体液和胶体液,24 小时输入液体量 2 000～3 000 mL,儿童为 50～80 mL/kg,其中含钠液体应占 1/2 左右,补液量 应视具体情况而定。原则为"先盐后糖、先快后慢"。根据监测血 pH 或 CO_2 结 合力,用 5%碳酸氢钠液纠正酸中毒。②血管活性药物应用:在扩充血容量和纠 正酸中毒基础上,正确使用血管活性药物以纠正异常的血流动力学改变和改善 微循环,常用的药物为山莨菪碱、多巴胺、间羟胺等。

(3)弥散性血管内凝血的治疗:高度怀疑有弥散性血管内凝血时宜尽早应用 肝素,剂量为 0.5～1 mg/kg,加入 10%葡萄糖液 100 mL 静脉滴注,以后可 4～ 6 小时重复一次。应用肝素时,用凝血时间监测调整剂量,要求凝血时间维持在 正常值的 2.5～3 倍为宜。如在 2 倍以下,可缩短间隔时间,增加剂量;如超过 3 倍,可延长间隔时间或减少剂量。高凝状态纠正后,应输入新鲜血液、血浆及 应用维生素 K,补充被消耗的凝血因子。

(4)肾上腺皮质激素的使用:适应证为毒血症症状明显的患者,有利于纠正感 染性中毒性休克。地塞米松剂量:成人每天 10～20 mg,儿童 0.2～0.5 mg/kg,或氢 化可的松 200～500 mg/d,儿童剂量为 8～10 mg/kg。静脉注射,一般不超过 3 天。

(5)治疗流脑原发病同时注意保护肺、肝、肾等重要器官。

2.脑膜脑炎型

(1)抗生素的应用。

(2)防治脑水肿、脑疝:及早发现脑水肿,积极脱水治疗,预防发生脑疝。可 用甘露醇治疗,用法同前,此外还可使用血清蛋白、利尿剂、激素等药物治疗。

(3)防治呼吸衰竭:在积极治疗脑水肿的同时,保持呼吸道通畅,必要时气管 插管,使用呼吸机治疗。

3.混合型

此型患者病情复杂严重,治疗中应积极治疗休克,又要顾及脑水肿的治疗。 因此,应在积极抗感染治疗的同时,针对具体病情有所侧重,二者兼顾。

十、预后

本病普通型预后好,如能及时诊断及治疗,多能治愈,并发症及后遗症少见。暴发型病死率高,其中脑膜脑炎型及混合型预后差。<1 岁的婴幼儿及老年人预后差。如能早期诊断,及时予以综合治疗,病死率可显著下降。

十一、预防

(一)控制传染源

早期发现患者,就当地医院进行呼吸道隔离与治疗,做好疫情报告。对患者所在社区、学校等疫源地和周围环境开展消毒处理,患者应隔离至症状消失后3 天,或自发病后 1 周。

(二)切断传播途径

流行期间做好卫生宣传工作,保持好个人及环境卫生。室内保持清洁和通风。儿童避免到公共场所,提倡少集会,少走亲访友。

(三)保护易感人群

疫苗预防对象主要为 15 岁以下儿童。国内多年来应用 A 群荚膜多糖疫苗,接种后的保护率达 90% 以上,不良反应极少。剂量为 40~50 μg,皮下注射。近年来由于 C 群流行,我国已经开始接种 A+C 结合疫苗。药物预防的重点对象为发生流行的集体单位、患者周围密切接触者或发病家庭密切接触的儿童。根据药敏结果进行预防用药,未知药敏结果时可服用利福平,成人每天 600 mg,儿童 5~10 mg/kg,分 2 次服用,连用 2 天。由于磺胺类药物耐药发生率较高,故一般不采用,仅用于对磺胺药物敏感的流行菌株的患者。另外头孢菌素类、喹诺酮类亦有良好的预防作用。

十二、结语

(1)流脑是由脑膜炎球菌引起的急性化脓性脑膜炎,为急性呼吸道传染病。主要临床表现为发热、头痛、呕吐、皮肤黏膜瘀点、瘀斑及脑膜刺激征,重者可有败血症性休克和脑膜脑炎,常可危及生命或留有后遗症。血常规、脑脊液检查可辅助诊断,确诊需要依靠细菌学或流脑特异性血清免疫学检查。

(2)本病的治疗重点是早期认识和诊断,正确使用抗生素,加强对症支持治疗,密切监测病情进展。同时发现病例要积极上报,管理好传染源、控制疾病的进一步传播,做好预防措施。

第四节 流行性感冒

流行性感冒(简称流感)是由流行性感冒病毒引起的急性呼吸道传染病。其临床特点为起病急,全身中毒症状明显(如发热、头痛、全身酸痛、软弱无力),而呼吸道症状较轻。主要通过飞沫传播,传染性强,但病程短,常呈自限性。婴儿、老年人及体弱者易并发肺炎及其他并发症,可导致死亡。

一、病因与发病机制

流感病毒属正黏病毒科,系 RNA 病毒,病毒颗粒呈球形或细长形,直径为 80~120 nm,有双层类脂包膜,膜上有两种糖蛋白突起,即血凝素 (hemagglutinin,H)和神经氨酸酶(neuraminidase,N),均具有抗原性。H 促使病毒吸附到细胞上,故其抗体能中和病毒,在免疫学上起主要作用;N 与细胞释放病毒有关,故其抗体不能中和病毒,但能限制病毒释放,缩短感染过程。根据病毒颗粒核蛋白(NP)和基质蛋白(M1)抗原及其基因特性的不同,流感病毒分为甲、乙、丙 3 型,分别于 1933 年、1940 年和 1947 年被发现。甲型流感病毒可感染多种动物和人类,为人类流感的主要病原,20 世纪发生的 4 次(1918 年、1957 年、1968 年、1977 年)世界大流行,均由甲型引起(病毒株分别是 H1N1、H2N2、H3N2、H1N1);而乙、丙型流感相对较少,且仅感染人类。根据其表面抗原(H 和 N)及其基因特性的不同,甲型流感病毒又分成许多亚型,至今已发现甲型流感病毒的 H 有 15 个亚型(H1~15),N 有 9 个亚型(N1~9),它们均可以从禽中分离到。然而,至今发现能感染人病毒株的 H 仅有 H1、H2、H3、H5、H7 和 H9 亚型,N 有 N1、N2、N3、N7,可能还有 N8 亚型。

流感病毒不耐热,对紫外线及常用消毒剂均很敏感。但对于干燥及寒冷有相当的耐受力,能在真空干燥下或-20 ℃以下长期保存。传染源主要是患者及隐性感染者,病初 2~3 天传染性最强,病后 1~7 天均有传染性。传播途径主要是经空气飞沫传播、通过污染食具或玩具的接触,直接接触也可起传播作用。人群对流感病毒普遍易感,与年龄、性别、职业等都无关。病后虽有一定的免疫力,但不同亚型间无交叉免疫力,病毒变异后,人群重新易感而反复发病。

流感病毒侵入上呼吸道,停留在覆盖上皮细胞表面的黏液中,可能受到黏液中分泌型 IgA 和糖蛋白抑制物的作用,阻止病毒附着于宿主细胞,但这些抑制物能被病毒的表面抗原破坏。人的呼吸道上皮细胞表面有流感病毒的受体,病毒与其发生特异性结合进入细胞,进行复制,再释放到黏液中又进入其他细胞,造成柱状上皮细胞变性、坏死与脱落,1～2 天内引起上呼吸道广泛炎症。临床上有全身中毒症状如发热、全身酸痛、乏力等。病毒一般不进入血液,毒血症少见,但其毒素对全身器官有广泛的毒性作用。老年人、婴幼儿,患有慢性心、肺、肾等疾病或接受免疫抑制剂治疗者易发生流感病毒性肺炎与继发细菌感染。单纯流感的病变限于上、中呼吸道,柱状上皮虽有变性、坏死,但基础细胞正常,仅 5 天后开始再生未分化的上皮细胞,2 周后恢复成新的纤毛柱状上皮细胞。流感病毒性肺炎的病变特征是肺脏充血、水肿呈暗红色,气管与支气管内有血性分泌物;若继发有细菌性肺炎,则可查到大量脓细胞与病原菌。中毒型流感在中枢神经系统可呈脑膜充血及脑组织软化。

二、诊断

(一)流行病学特点

本病为突发性流行性疾病,在同一地区,1～2 天内即有大量患者同时出现,邻近地区亦可同时暴发和相继发生。在散发流行时以冬春季较多,大流行时则无明显季节性。

(二)临床表现特点

本病潜伏期为 1～3 天,短者仅数小时。突然起病,主要以全身中毒症状为主,而呼吸道症状轻微或不明显。依临床表现不同,可分为以下几种类型。最常见的流感急性发病,患者畏寒、发热,体温可达 39～40 ℃,有明显头痛、乏力、全身酸痛等症状,同时亦可有咽痛、鼻塞、流涕、咳嗽等上呼吸道感染症状。一般全身症状重而呼吸道症状相对较轻,少数患者可有腹泻,呈水样便。体检可见眼结膜轻度充血,咽部充血,肺部可有干啰音。病程为 4～7 天,但咳嗽和乏力可持续数周。病程中可并发呼吸道细菌感染,以流感嗜血杆菌、肺炎链球菌、金黄色葡萄球菌为常见。

1.典型流感(单纯型流感)

此型为流感病毒向下呼吸道蔓延引起。主要发生在老年人、婴幼儿,有慢性心、肾、肺等疾病及用免疫抑制剂治疗者。

2.肺炎型流感

病初与典型流感相似,但发病 1～2 天后病情加重,持续高热、咳嗽,胸痛较剧,咯片块状淡灰色黏痰。体检可发现双肺呼吸音低,满布哮鸣音,但无实质性病变体征。X线检查可见两肺广泛小结节性浸润,近肺门较多,肺周围较少。一般可在1～2周后症状逐渐消失,炎症消散。重症者持续高热,病情日益恶化,并可出现气急、发绀、咯血等,于5～10天内可因心力衰竭或周围循环衰竭而死亡。病程可延长至3～4周,易并发细菌感染,尤其是葡萄球菌感染。

3.中毒型流感

此型极为少见,主要表现严重毒血症,有高热、感染性中毒性脑病、休克及弥散性血管内凝血等表现,病死率高。

4.轻型流感

急性起病,轻或中度发热,全身症状及呼吸道症状较轻,一般病程为2～3天。

5.婴儿流感

临床症状常不典型,可见高热惊厥。部分患儿表现为喉-气管-支气管炎,严重者出现气道梗阻现象。新生儿流感虽少见,但一旦发生常呈败血症表现,如嗜睡、拒奶、呼吸暂停等,常伴有肺炎,病死率高。

6.其他

少数患者以腹痛、腹泻等胃肠道症状为主要表现,称为胃肠型流感。此外,流感也可导致心肌炎、心包炎、脑膜炎、脑炎、吉兰-巴雷综合征、Reye综合征及急性肌炎等。

(三)辅助检查

1.外周血象检查

白细胞总数不高或偏低,中性粒细胞显著减少,淋巴细胞相对增加,大单核细胞也可增加。此种特殊血象在发病最初数天即出现,常持续10～15天。合并细菌性感染时,白细胞总数及中性粒细胞增加。

2.胸部影像学检查

重症患者胸部X线检查可显示单侧或双侧肺炎,少数可伴有胸腔积液。

3.实验室检查

(1)直接检查:呼吸道上皮细胞的流感病毒抗原阳性。

(2)病毒分离:从患者呼吸道标本(如鼻咽分泌物、口腔含漱液、气管吸出物)或肺标本中分离出流感病毒。

(3)标本经敏感细胞增殖1代后查抗原阳性。

(4)血清学检查:急性期(发病后7天内采集)和恢复期(间隔2～3周采集)

双份血清进行抗体测定,后者抗体滴度与前者相比有4倍或以上升高。

(四)诊断注意事项

在流行季节,一个单位或地区出现大量上呼吸道感染患者,或医院门诊、急诊上呼吸道感染患者明显增加,应考虑流感。流行病学资料是诊断流感的主要依据之一,结合流感典型临床表现不难诊断,但在流行初期,散发或轻型的病例诊断比较困难。确诊往往需要实验室检查。

流感流行季节,下述情况应考虑罹患流感的可能:①发热伴咳嗽和(或)咽痛等急性呼吸系统症状;②发热伴原有慢性肺部疾病急性加重;③成年患者住院前无发热和急性呼吸系统症状,住院期间出现发热性呼吸系统疾病;④婴幼儿和儿童发热,未伴有其他症状和体征;⑤儿童患者住院前无发热和急性呼吸系统症状,住院期间出现发热,伴或不伴有呼吸系统疾病;⑥老年人(≥65岁)新发生呼吸系统症状,或原有呼吸系统症状加重,伴或不伴发热;⑦重症患者出现发热或低体温。

重症流感的危险因素:①婴幼儿,尤其是2岁以下的儿童;②老年人(≥65岁);③孕妇及分娩2周内的产妇;④具有慢性肺部疾病患者,如支气管哮喘、慢性阻塞性肺疾病;⑤具有慢性心脏疾病患者,如充血性心力衰竭;⑥具有慢性代谢性疾病患者,如糖尿病;⑦具有慢性肾脏疾病、慢性肝脏疾病、某些神经系统疾病(包括神经-肌肉疾病、癫痫、认知功能障碍等,但不包括自闭症)患者;⑧有血红蛋白病,如镰刀型细胞贫血病;⑨免疫功能受损者,如长期使用免疫抑制剂、人类免疫缺陷病毒感染、恶性肿瘤;⑩服用阿司匹林的儿童。

除流感病毒外,多种病毒、细菌等病原体亦可引起类似症状,如呼吸道合胞病毒、鼻病毒、腺病毒、副流感病毒、冠状病毒,以及肺炎支原体、衣原体和嗜肺军团菌感染等。临床均表现为不同程度的畏寒、发热、乏力、头痛、肌痛、咳嗽、咳痰、胸闷和气促,称为流感样疾病(influenza like illness,ILI)。确诊需依据实验室检查,如病原体分离、血清学检查和核酸检测。

三、治疗

(一)流感治疗的基本原则

1.隔离患者

流行期间对公共场所加强通风和空气消毒。

2.及早应用抗流感病毒药物治疗

抗流感病毒药物治疗只有早期(起病1~2天)使用,才能取得最佳疗效。

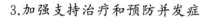

3.加强支持治疗和预防并发症

休息、多饮水、注意营养,饮食要易于消化,特别对于儿童和老年患者更应重视。密切观察和监测并发症,抗生素仅在明确或有充分的证据提示继发细菌感染时才考虑应用。

4.合理应用对症治疗药物

早期应用抗流感病毒药物大多能有效改善症状。病程已晚或无条件应用抗流感病毒药物时,可对症治疗,应用解热药、缓解鼻黏膜充血药、止咳祛痰药等。

儿童忌用阿司匹林或含阿司匹林药物及其他水杨酸制剂,因为此类药物与流感的肝脏和神经系统并发症,即 Reye 综合征相关,偶可致死。

(二)抗流感病毒药物治疗

1.抗流感病毒药物的治疗原则

流感病毒感染高危人群(危险因素)容易引发重症流感,早期抗病毒治疗可减轻流感症状、缩短流感病程、降低重症流感的病死率。

高度怀疑或确诊流感的重症患者应尽早积极抗流感病毒治疗,不应等待病毒检测结果。发病 48 小时内进行抗病毒治疗可有效降低住院患者的病死率,缩短住院时间,发病时间超过 48 小时的重症患者依然能从抗病毒治疗中获益。

高度怀疑或确诊流感的轻症患者,合并重症流感的高危因素,发病时间不足 48 小时,应在发病 48 小时内给予抗流感病毒治疗,不必等待病毒检测结果;如果发病时间超过 48 小时,症状无改善或呈恶化倾向时也应进行抗流感病毒治疗。未合并重症流感危险因素的患者,发病时间不足 48 小时,为缩短病程、减少并发症也可以抗病毒治疗;发病时间超过 48 小时,症状无改善或持续恶化,也应考虑抗病毒治疗。

针对我国目前流行的流感病毒类型,抗流感病毒治疗推荐使用神经氨酸酶抑制剂(neuraminidase inhibitor,NAI)。我国上市的 3 种 NAI(帕拉米韦、奥司他韦和扎那米韦)的临床疗效相似,给药途径不同。对于重症流感,由于奥司他韦药代动力学的研究资料较少,扎那米韦的疗效不确定,建议使用帕拉米韦。免疫功能受损者,病毒清除缓慢,且容易产生耐药,可延长抗病毒治疗的疗程,对奥司他韦和帕拉米韦耐药的流感病毒可换用扎那米韦治疗。

2.常用的抗流感病毒药物

抗流感病毒化学治疗药物现有 NAI 和离子通道 M_2 阻滞剂两类,推荐使用前者。NAI 通过抑制病毒包膜上的神经氨酸酶,阻断病毒颗粒从感染的宿主细胞表面脱落,从而阻止病毒在宿主细胞间的扩散。目前国内上市的 NAI 有 3 种:帕拉米韦、奥司他韦和扎那米韦。拉尼米韦于 2010 年在日本上市,目前在我国尚未获批用于流感的治疗。NAI 用于治疗甲型和乙型流感,对目前流行的甲型 H1N1(2009)、甲型 H3N2 和乙型流感有很高的敏感性,对禽流感甲型 H5N1 和甲型 H7N9 也有抑制作用,是目前抗流感病毒的主要药物。国内外研究均证明 NAI 能有效治疗和预防甲、乙型流感,在普通人群和患有慢性心、肺基础疾病的高危人群,于流感发病 48 小时内早期使用均可以明显缩短症状持续时间和减轻症状严重程度,降低并发症发病率,并显示明显减少家庭接触者流感二代发病率。推荐用量为成人口服 75 mg,每天 2 次,连服 5 天,应在症状出现 2 天内开始用药。肾功能不全的患者肌酐清除率 < 30 mL/min 时,应减量至 75 mg,每天 1 次。儿童按体重给药:体重 ≤ 15 kg 者用 30 mg;16~23 kg 者用 45 mg;24~40 kg 者用 60 mg;> 40 kg 者用 75 mg。6 岁以下儿童不推荐使用。本品不良反应少,一般为恶心、呕吐等消化道症状,也有腹痛、头痛、头晕、失眠、咳嗽、乏力等不良反应的报道。

(1)帕拉米韦:成人 300 mg/d,儿童 10 mg/kg,均为单次静脉滴注。推荐疗程为 1 天,症状严重者,可根据病情,每天 1 次,1~5 天连续给药。有严重并发症的患者,成人可用 600 mg/d。帕拉米韦单剂治疗的疗效与奥司他韦 5 天治疗疗效相当,且 300 mg/d 治疗的不良反应显著少于奥司他韦。

(2)扎那米韦:成人及儿童(> 7 岁)10 mg 吸入,每天 2 次,连用 5 天。

奥司他韦和扎那米韦的推荐疗程均为 5 天,对重症流感,疗程可延长至 10 天以上。帕拉米韦和奥司他韦的临床疗效相当,由于是静脉给药,因而更适合用于重症流感患者及幼儿的抗病毒治疗,包括金刚烷胺和金刚乙胺。代表药物是金刚烷胺,可阻断病毒吸附于宿主细胞,抑制病毒复制,早期(发病 24~48 小时内)应用可减轻发热和全身症状,减少病毒排出,防止病毒扩散,缩短病程,但只对甲型流感病毒有效。金刚烷胺推荐用量为成人 200 mg/d,老年人 100 mg/d,小儿 4~5 mg/(kg·d)(最高 150 mg/d),分 2 次口服,疗程为 3~4 天。本品易产生耐药性,不良反应主要有头晕、失眠、共济失调等神经精神症状。

四、预防

(一)控制传染源

及早对流感患者进行呼吸道隔离和早期治疗,隔离时间为 1 周或至主要症状消失。

(二)切断传播途径

流行期间减少大型集会及集体活动,接触者应戴口罩。流感患者的用具及分泌物应使用消毒剂消毒。

(三)保护易感人群

预防流感最基本的措施是疫苗接种。目前我国使用 3 种流感疫苗:全病毒灭活疫苗、裂解疫苗和亚单位疫苗,以裂解疫苗最为常用。

在流感好发季节,给易感染流感的高危人群和医务人员接种疫苗。高危人群:年龄>65 岁;严重心肺疾病患者、慢性肾病、糖尿病、免疫缺陷病患者或接受激素及免疫抑制剂治疗者。不宜接种人员:对鸡蛋或疫苗中其他成分过敏者;吉兰-巴雷综合征患者;孕期在 3 个月内的孕妇;急性感染性疾病患者;严重过敏体质者。

药物预防可使用金刚烷胺 100 mg 口服,每天 2 次,连服 10~14 天,仅对甲型流感有一定预防作用;奥司他韦成人预防用药为 75 mg 口服,每天 1 次,连服 7 天。

第五节 人感染 H7N9 禽流感

人感染 H7N9 禽流感是由 H7N9 亚型禽流感病毒引起的急性呼吸道传染病。自 2013 年 2 月以来,上海市、安徽省、江苏省、浙江省先后发生不明原因的重症肺炎病例,其中确诊人感染 H7N9 禽流感 33 例,9 例死亡,均为散发病例。

一、病原学和流行病学

禽流感病毒属正黏病毒科甲型流感病毒属。H7N9 禽流感病毒为新型重配病毒,其内部基因来自 H9N2 禽流感病毒。

(一)传染源

目前已经在禽类及其分泌物或排泄物分离出 H7N9 禽流感病毒,与人感染 H7N9 禽流感病毒高度同源。传染源可能为携带 H7N9 禽流感病毒的禽类。现尚无人际传播的确切证据。

(二)传播途径

经呼吸道传播,也可通过密切接触感染的禽类分泌物或排泄物,或直接接触病毒感染。

(三)高危人群

在发病前1周内接触过禽类者,例如从事禽类养殖、贩运、销售、宰杀、加工业等人员。

二、临床表现

根据流感的潜伏期及现有H7N9禽流感病毒感染病例的调查结果,潜伏期一般为7天以内。

(一)症状、体征和临床特点

患者一般表现为流感样症状,如发热、咳嗽、少痰,可伴有头痛、肌肉酸痛和全身不适。重症患者病情发展迅速,多在5～7天出现重症肺炎,体温大多持续在39℃以上,呼吸困难,可伴有咳血痰;可快速进展为急性呼吸窘迫综合征、脓毒症、感染性休克,甚至多器官功能障碍,部分患者可出现纵隔气肿、胸腔积液等。

(二)实验室检查

1.血常规检查

白细胞总数一般不高或降低。重症患者多有白细胞总数及淋巴细胞计数减少,可有血小板计数降低。

2.血生化检查

多有肌酸激酶、乳酸脱氢酶、谷草转氨酶、ALT升高,C反应蛋白升高,肌红蛋白可升高。

3.病原学及相关检测

抗病毒治疗之前必须采集呼吸道标本送检(如鼻咽分泌物、口腔含漱液、气管吸出物或呼吸道上皮细胞)。

(1)甲型流感病毒抗原筛查:呼吸道标本甲型流感病毒抗原快速检测阳性。但仅可作为初筛试验。

(2)核酸检测:对患者呼吸道标本采用real-time PCR(或RT-PCR)检测H7N9禽流感病毒核酸。

(3)病毒分离:从患者呼吸道标本中分离H7N9禽流感病毒。

(4)动态检测双份血清 H7N9 禽流感病毒特异性抗体水平呈 4 倍或 4 倍以上升高。

(三)胸部影像学检查

发生肺炎的患者肺内出现片状影像。重症患者病变进展迅速,呈双肺多发磨玻璃影及肺实变影像,可合并少量胸腔积液。发生急性呼吸窘迫综合征时,病变分布广泛。

三、诊断

根据流行病学接触史、临床表现及实验室检查结果,可做出人感染 H7N9 禽流感的诊断。在流行病学史不详的情况下,根据临床表现、辅助检查和实验室检测结果,特别是从患者呼吸道分泌物标本中分离出 H7N9 禽流感病毒,或 H7N9 禽流感病毒核酸检测阳性,或动态检测双份血清 H7N9 禽流感病毒特异性抗体水平呈 4 倍或 4 倍以上升高,可做出人感染 H7N9 禽流感的诊断。

(一)流行病学史

发病前 1 周内与禽类及其分泌物、排泄物等有接触史。

(二)诊断标准

1.疑似病例

符合上述临床表现,甲型流感病毒抗原阳性,或有流行病学接触史。

2.确诊病例

符合上述临床表现,或有流行病学接触史,并且呼吸道分泌物标本中分离出 H7N9 禽流感病毒,或 H7N9 禽流感病毒核酸检测阳性,或动态检测双份血清 H7N9 禽流感病毒特异性抗体水平呈 4 倍或 4 倍以上升高。

3.重症病例

肺炎合并呼吸功能衰竭或其他器官功能衰竭者为重症病例。

四、治疗

早发现、早报告、早诊断、早治疗,加强重症病例救治。注意中西医并重是有效防控、提高治愈率、降低病死率的关键。

(一)临床诊断和确诊的患者

应进行隔离治疗。

(二)对症治疗

可吸氧、应用解热药、止咳祛痰药等。

(三)抗病毒治疗

应尽早应用抗流感病毒药物。

1.抗病毒药物的使用原则

(1)在使用抗病毒药物之前应留取呼吸道标本。

(2)抗病毒药物应尽量在发病 48 小时内使用。重点在以下人群中使用：①人感染 H7N9 禽流感病例。②甲型流感病毒抗原快速检测阳性的流感样病例。③甲型流感病毒抗原快速检测阴性或无条件检测的流感样病例,具有下列情形者,亦应使用抗病毒药物:有密切接触者(包括医护人员)出现流感样症状者,发生聚集性流感样病例及在 1 周内接触过禽类的流感样病例;有基础疾病如慢性心肺疾病、高龄、孕妇等流感样病例;病情快速进展及临床上认为需要使用抗病毒药物的流感样病例;其他不明原因的肺炎病例。

(3)对于临床认为需要使用抗病毒药物的病例,发病超过 48 小时亦可使用。

2.NAI

(1)奥司他韦:成人剂量 75 mg 每天 2 次,重症者剂量可加倍,疗程为 5~7 天。1 岁及以上年龄的儿童患者应根据体重给药:体重不足 15 kg 者,予 30 mg 每天 2 次;体重 15~23 kg 者,予 45 mg 每天 2 次;体重不足 23~40 kg 者,予 60 mg 每天 2 次;体重>40 kg 者,予 75 mg 每天 2 次。对于吞咽胶囊有困难的儿童,可选用奥司他韦混悬液。

(2)扎那米韦:成人及 7 岁以上青少年每天 2 次,间隔 12 小时,每次 10 mg(分两次吸入)。

(3)帕拉米韦:重症病例或无法口服者可用帕拉米韦氯化钠注射液,成人用量为 300~600 mg,静脉滴注,每天一次,疗程为 1~5 天。目前临床应用数据有限,应严密观察不良反应。

轻症病例应首选奥司他韦或扎那米韦。应根据病毒核酸检测阳性情况,决定是否延长疗程。

3.离子通道 M_2 阻滞剂

目前实验室资料提示金刚烷胺和金刚乙胺耐药,不建议单独使用。

(四)中医药治疗

(1)发热、高热,咳嗽,痰少、喘闷,白细胞计数减少或疑似、确诊等患者:疫毒犯肺,肺失宣降证。

症状:发热,咳嗽,少痰,头痛,肌肉关节疼痛。舌红苔薄,脉滑数。

治法:清热解毒,宣肺止咳。

参考处方和剂量:银翘散合白虎汤。金银花 30 g、连翘 15 g、炒杏仁 15 g、生石膏 30 g、知母 10 g、桑叶 15 g、芦根 30 g、青蒿 15 g、黄芩 15 g、生甘草 6 g。水煎服,每天 1~2 剂,每 4~6 小时口服一次。

加减:咳嗽甚者加枇杷叶、浙贝母。

中成药:可选择疏风解毒胶囊、连花清瘟胶囊、金莲清热泡腾片等具有清热解毒、宣肺止咳功效的药物。

中药注射液:喜炎平注射液、热毒宁注射液、参麦注射液。

(2)高热、急性呼吸窘迫综合征、感染性休克等患者:疫毒壅肺,内闭外脱证。

症状:高热,咳嗽,痰少难咳,憋气,喘促,咯血,或见咳吐粉红色泡沫痰,伴四末不温,四肢厥逆,躁扰不安,甚则神昏谵语。舌暗红,脉沉细数或脉微欲绝。

治法:解毒泻肺,益气固脱。

参考处方和剂量:宣白承气汤合参萸汤。生大黄 10 g、全瓜蒌 30 g、炒杏仁 10 g、炒葶苈子 30 g、生石膏 30 g、生栀子 10 g、虎杖 15 g、莱菔子 15 g、山萸肉 15 g、西洋参 15 g。水煎服,每天 1~2 剂,每 4~6 小时口服或鼻饲一次。

加减:高热、神志恍惚,甚至神昏谵语者上方送服安宫牛黄丸;肢冷、汗出淋漓者加炮附子、煅龙骨、煅牡蛎;咯血者加赤芍、仙鹤草、功劳叶;口唇发绀者加益母草、黄芪、当归。

中成药:可选择参麦注射液、参附注射液、喜炎平注射液、热毒宁注射液。

以上中药汤剂、中成药和中药注射液不作为预防使用。

(五)加强支持治疗和预防并发症

注意休息、多饮水、增加营养,给予易消化的饮食。密切观察,监测并预防并发症。抗生素应在明确继发细菌感染时或有充分证据提示继发细菌感染时使用。

(六)重症病例的治疗

对出现呼吸功能障碍者给予吸氧及其他相应的呼吸支持,发生其他并发症的患者应积极采取相应治疗。

1.呼吸功能支持

(1)机械通气:重症患者病情进展迅速,可较快发展为急性呼吸窘迫综合征。在需要机械通气的重症病例,可参照急性呼吸窘迫综合征机械通气的原则进行。

①无创正压通气：出现呼吸窘迫和（或）低氧血症患者，早期可尝试使用无创通气。但重症病例无创通气疗效欠佳，需及早考虑实施有创通气。②有创正压通气：鉴于部分患者较易发生气压伤，应当采用急性呼吸窘迫综合征保护性通气策略。

（2）体外肺膜氧合（ECMO）：传统机械通气无法维持满意氧合和（或）通气时，有条件时推荐使用 ECMO。

（3）其他：传统机械通气无法维持满意氧合时，可以考虑俯卧位通气或高频振荡通气。

2.循环支持

加强循环评估，及时发现休克患者。早期容量复苏，及时合理使用血管活性药物。有条件者应进行血流动力学监测并指导治疗。

3.其他治疗

在呼吸功能和循环支持治疗的同时，应当重视其他器官功能状态的监测及治疗；预防并及时治疗各种并发症，尤其是医院获得性感染。

参 考 文 献

[1] 汪春晖,张锦海,叶福强.传染病诊疗与社区防控指南[M].苏州:苏州大学出版社,2020.

[2] 谭斌,肖智林,张凤田.临床内科诊疗[M].北京:科学技术文献出版社,2019.

[3] 刘文翠.实用内科诊疗[M].北京:科学技术文献出版社,2019.

[4] 周华,徐春军.传染病防治[M].北京:人民卫生出版社,2020.

[5] 王鹏.实用临床内科诊疗实践[M].北京:科学技术文献出版社,2019.

[6] 魏红.现代实用内科疾病诊疗[M].北京:科学技术文献出版社,2020.

[7] 苏小龙.内科诊疗技术与临床实践[M].哈尔滨:黑龙江科学技术出版社,2019.

[8] 杨毅宁,鲁晓擘.如何防治传染病[M].乌鲁木齐:新疆科学技术出版社,2020.

[9] 李清华,田星,侯良.现代临床内科诊疗新进展[M].长春:吉林大学出版社,2019.

[10] 赵粤.现代临床内科疾病诊疗[M].北京:科学技术文献出版社,2020.

[11] 邓辉.内科临床诊疗实践[M].汕头:汕头大学出版社,2019.

[12] 李辉.常见传染病防治技术[M].北京:科学技术文献出版社,2020.

[13] 杜秀华.实用内科疾病诊疗[M].北京:科学技术文献出版社,2019.

[14] 董柏青.传染病预防控制技术与实践[M].北京:人民卫生出版社,2020.

[15] 李姗姗.临床内科疾病诊疗[M].北京:科学技术文献出版社,2019.

[16] 矫丽丽.临床内科疾病综合诊疗[M].青岛:中国海洋大学出版社,2019.

[17] 徐玉生.现代内科疾病诊疗思维[M].北京:科学技术文献出版社,2020.

[18] 王静,何愉胜,岳新荣.传染病学[M].武汉:华中科技大学出版社,2019.

[19] 李欣吉,郭小庆,宋洁,等.实用内科疾病诊疗常规[M].青岛:中国海洋大学

出版社,2020.

[20] 蔡定芳.病证结合传染病学[M].上海:上海科学技术出版社,2019.

[21] 方千峰.常见内科疾病临床诊治与进展[M].北京:中国纺织出版社,2020.

[22] 高志良,任红.传染病学[M].北京:人民卫生出版社,2019.

[23] 钟锋.传染病学[M].北京:科学出版社,2019.

[24] 白志峰,史卫红.传染病学[M].北京:人民卫生出版社,2019.

[25] 孙京喜.内科疾病诊断与防治[M].北京:中国纺织出版社,2020.

[26] 卿周刚,董彩英,苏众祚.传染病预防与控制[M].南昌:江西科学技术出版社,2019.

[27] 刘丽.传染病学[M].上海:上海交通大学出版社,2019.

[28] 张敬芝.内科疾病诊治与护理[M].北京:科学技术文献出版社,2020.

[29] 范新春,高德忠.预防接种与传染病控制[M].乌鲁木齐:新疆人民卫生出版社,2019.

[30] 周光耀.实用内科疾病诊疗技术[M].天津:天津科学技术出版社,2020.

[31] 张海娣.现代传染病防治精要[M].昆明:云南科技出版社,2019.

[32] 白广义.传染病防治与监督管理[M].天津:天津科学技术出版社,2019.

[33] 王桥霞.临床内科疾病诊疗[M].北京:科学技术文献出版社,2020.

[34] 马仲序.中西医结合传染病临床应用[M].北京:科学技术文献出版社,2019.

[35] 王淑萍.实用内科诊疗进展与临床实践[M].长春:吉林科学技术出版社,2020.

[36] 唐强,张伟兰,李辉.甲型、乙型流感病毒性肺炎患者的炎症反应及免疫细胞变化分析[J].西北国防医学杂志,2020,41(12):745-749.

[37] 宗华,许磊,曾德唯.血培养分离出的非 01/非 0139 群霍乱弧菌分析[J].现代医药卫生,2019,35(21):3406-3408.

[38] 郭金锐,黄金秋,刘可,等.冠状静脉窦不同部位起搏拖带心动过速对房性心动过速的诊断价值[J].中国循环杂志,2020,35(3):271-276.

[39] 景钰,宋春兰,陈娜,等.流行性感冒患儿家属流行性感冒相关知识及行为调查研究[J].广东医学,2019,40(22):3225-3229.

[40] 罗盼雨,陈士涵,余叶蓉.体位试验联合肾上腺 CT 诊断原发性醛固酮增多症中醛固酮瘤的价值初探[J].四川大学学报,医学版,2020,51(1):87-91.